空军飞行学员医学选拔丛书

空军飞行学员医学选拔
总　论

总主编　吉保民　邹志康
主　编　吉保民　邹志康

科学出版社
北　京

内 容 简 介

本书共14章，系统阐述了飞行学员医学选拔工作。首先总结阐明了医学选拔的概念、内涵、发展历史及组织管理；突出介绍了飞行学员医学选拔定选、复选、初选的相关内容；同时介绍了与医学选拔紧密相关的心理选拔、政治考核、科学研究及高素质人才培养要求；附录部分收录了我国空军招收飞行学员及飞行人员体格检查标准，此外，还特别列入了美、韩空军飞行人员医学标准。

本书主要适用于我军及民航招收飞行学员医学选拔的工作人员，也可作为航空医学专业的辅助教材。

图书在版编目 (CIP) 数据

空军飞行学员医学选拔·总论/吉保民，邹志康总主编. —北京：科学出版社，2020.9

ISBN 978-7-03-065824-1

Ⅰ.空… Ⅱ.①吉… ②邹… Ⅲ.①空军－飞行人员－临床医学选拔 Ⅳ.R851.3

中国版本图书馆 CIP 数据核字 (2020) 第 145681 号

责任编辑：肖 芳 梁紫岩 杨卫华 / 责任校对：张林红
责任印制：赵 博 / 封面设计：吴朝洪

科 学 出 版 社 出版

北京东黄城根北街 16 号
邮政编码：100717
http://www.sciencep.com

三河市春园印刷有限公司 印刷

科学出版社发行 各地新华书店经销
*
2020 年 9 月第 一 版 开本：787×1092 1/16
2020 年 9 月第一次印刷 印张：19 1/4
字数：430 000

定价：**158.00** 元

（如有印装质量问题，我社负责调换）

丛书编委会名单

分册编委会名单

主　编　吉保民　邹志康

副主编　黄美良　肖　冬　蔡凤龙

编　者　（以姓氏汉语拼音为序）

毕云鹏	蔡凤龙	方传红	高　和
郭小朝	韩学平	黄　明	晋　亮
李　浩	李长彬	李佩惊	李文平
厉晓杰	刘　伟	齐林嵩	奇铁男
史久美	王　玮	王　星	王雪峰
王嫣嫣	吴建国	吴腾云	吴颖超
夏　青	肖　冬	肖年军	谢爱国
徐　珀	杨　俊	杨庆红	叶晓军
袁超凡	张　凌	张艺耀	赵国政
朱　迪	邹志康		

丛　书　序

　　飞行学员选拔是空军主体战斗力生成的基础性、源头性工作，其中医学选拔又是选拔工作中的基础性、关键性维度。空军招收飞行学员体格检查（简称招飞体检）系统的数十名专家经过3年多艰苦努力和科研攻关，编写了这套"空军飞行学员医学选拔丛书"，这是近年来空军飞行学员医学选拔逐步从传统专家经验模式向现代科学精准模式转变的一个标志性成果，是国内外飞行学员医学选拔研究前沿的综合集成，是60多年来飞行学员医学选拔科技创新的全景展现。该丛书的出版和推广应用，为持续提升空军招收飞行学员综合素质奠定了技术基础。

　　近年来，国民综合身体素质的变化对空军招收飞行学员提出了新的挑战，如何精准评价优质生源身体适应性成为医学选拔的重要课题。"空军飞行学员医学选拔丛书"作为我国飞行学员医学选拔的首套专著，着眼于战斗力提升，适应新形势变化，注重传承与创新。该丛书归纳起来主要有以下五个特点：一是内容系统全面，构建了空军飞行学员医学选拔管理、人才培养、航空医学基础、前沿进展及各医学专业常见的200余种异常情况的完整体系，内容全面，重点突出，是各类从业人员必须掌握的专业知识与技能；二是科学依据充分，研究成果先后获得多项全军后勤科研重大课题、重点课题支持，主要内容来源于空军飞行学员前瞻性医学选拔与飞行适应性评价研究，中国、美国、韩国飞行学员医学选拔标准对照实证研究，飞行学员医学选拔综合评定关键技术系列研究，飞行学员医学选拔国内外大批量文献综述研究，飞行部队全系列机种调查研究及大规模专家咨询，循证依据级别很高；三是内容针对性强，着眼于降低飞行学员医学选拔漏诊率和误淘率，系统阐明医学选拔过程中面临的200余种异常情况，对每种异常情况的流行情况、诊断与鉴别诊断、预后判断、体检方法、航空医学考虑、边缘图谱进行了详细分析，完整解决了传统医学选拔中存在的主要问题；四是注重历史传承，鉴于飞行学员医学选拔工作对战斗力的直接影响，该丛书本着战斗力是唯一标准的原则，对60多年来飞行学员医学选拔过程中形成的有效做法、基本经验进行了归纳总结和系统展现，对现代医学研究结论尚不充分的内容依然延续了既往标准，确保内容的权威性和安全性；五是突出模式转变，着眼于未来作战发展形势，将精准选拔作为未来研究发展的主要方向，将高效训练作为医学选拔的出发点和着眼点，对青少年航空学校建设、抗荷体质训练、全样本多阶段精准选拔等进行了介绍，指出了下一步创新发展方向。

　　"空军飞行学员医学选拔丛书"是中国空军的开创性工作，提高招飞整体质量的重要系列专著。空军飞行学员选拔相关部门要自觉学习该丛书先进理论，掌握现代选拔知识，加大推广应用力度，努力将该丛书的先进理念、理论、技术和方法应用到飞行学员选拔实践中，破解制约招飞质量持续提升的重点、难点问题，积极推进中国空军飞行学员医学选拔从传统专家经验模式向现代科学精准模式转变，切实肩负起选准未来空军建设领军人、空军作战指挥员、能打胜仗战斗员的光荣使命。

李中华

2020 年 1 月

丛书前言

经过 60 多年的建设发展,空军飞行学员医学选拔工作取得了显著成绩,总结选拔经验,借鉴国外做法,经过 10 余次的研究修订,建立了比较全面的飞行学员医学选拔标准体系。但是,飞行学员医学选拔是一项系统工程,涉及医学、流行病学、航空医学、数理统计学等多学科专业理论,需要针对实际工作建立完善的理论、标准、技术、方法和操作规范体系,实现招飞标准、飞行学员标准和飞行人员标准体系之间的有机衔接。如果标准体系之外相关内容缺失,医学选拔质量将难以得到长期有效地控制,医学选拔边缘性问题处理尺度也就容易出现明显变化,一定程度上影响招飞质量的持续提升。因此,全面吸收国内外先进研究成果,系统研究中国空军飞行学员医学选拔经验,尽快形成具有中国特色的现代空军飞行学员医学选拔理论技术体系,是巩固国家空天安全的重要之举。

作为航空医学的重要领域,近年来以美国为代表的西方发达国家在飞行学员医学选拔领域的研究十分活跃。一是建立了涵盖招飞、飞行员选拔鉴定在内的分类特许标准指南,160 种选拔鉴定异常情况的依据、标准、原则十分明确,科学依据充分,并结合实际工作需求实时更新,最快 3 个月即更新一次,体现了飞行学员医学选拔工作的规范性和严肃性;二是现代医学研究成果及时在选拔鉴定中得到充分应用,现代脑功能成像技术、运动功能评估技术及循证医学研究成果都及时转化为医学选拔实践,有效扩大了优质生源,减少了误淘率、漏诊率;三是医学选拔鉴定理论研究有所突破,阐明并建立了 6 项飞行选拔鉴定的基本原则,明确了医学选拔鉴定中病史、体征、检验、检查及航空医学考虑的意义,对传统医学选拔标准进行了逐一阐述,推动了飞行员选拔鉴定工作从简单执行标准到综合运用临床医学、航空医学、流行病学、数理统计学等多学科理论的转变。

对医学选拔工作的变革和创新,既要考虑技术本身的准确性,也要考虑选拔实践的可行性。因循守旧不可取,照搬国外的做法也不可行。近年来,在医院的组织下空军飞行学员医学选拔中心开展了飞行学员前瞻性医学选拔与飞行适应性评价研究,飞行学员医学选拔综合评定关键技术研究,青少年航空学校航空医学干预关键技术研究,中、美、韩飞行学员医学选拔对照实证研究,积累了大量飞行学员医学选拔数据,对传统医学选拔存在的不足进行了系统调研分析,提出了推进传统经验医学选拔向现代精准医学选拔转变的策略,适应了空军精英飞行员队伍选拔、培养的发展趋势。集成近年来科学研究成果,形成具有我军特色的医学选拔专著,必将推动空军飞行学员选拔质量迈上一个新的台阶,同时对航空医学的发展也必将起到良好的推动和示范作用。

"空军飞行学员医学选拔丛书"历经 3 年多的时间编著完成,编委会的数十人付出了大量个人时间,无论是国外文献的整理,还是研究成果的梳理,工作量都非常大,丛书的编写倾注了编者大量的心血。在此，对大家表示衷心的感谢。对本丛书存在的不足，本着持续改进的精神，希望再版时进行改进。真诚希望本丛书的出版能够给医学选拔工作者、航空医学专业人员及相关机关领导干部以启发、帮助和提高，对我国空军飞行学员医学选拔迈向国际化有所帮助。

吉保民　邹志康

2020 年 1 月

前　言

　　飞行学员医学选拔是招飞工作的重要组成部分，是航空医学的重要分支，是由现代医学、航空医学、流行病学、数理统计学、神经认知科学等多学科组成的一门交叉学科，是保证航空飞行安全、提高飞行能力水平的基础。长期以来，由于部分学者和从业人员对飞行学员医学选拔的概念内涵及相关理论特征缺乏准确深刻的认识，常常将招飞体检与普通体检相互混淆，忽视两者之间的根本目的、技术方法、流程途径及组织管理等方面的本质差异，一定程度上阻碍了飞行学员医学选拔从传统粗放型向现代精准型转变的进程。

　　《空军飞行学员医学选拔·总论》主要从4个方面对飞行学员医学选拔工作进行了系统阐述。一是总结并阐明飞行学员医学选拔的概念、内涵、意义、发展历史及不同时期的组织机构和选拔分级；二是总结并阐明飞行学员医学选拔定选、复选和初选的相关内容、程序、人员与设备配置等；三是总结并阐明飞行学员医学选拔必须考虑的相关知识，包括心理选拔、政治考核、航空医学考虑、人机工效、体适能，以及科学研究、高素质人才规范化培训要求等；四是提供了以美军为代表的飞行学员医学选拔前沿综述与原文标准条款，力求阐明中美标准之间的具体差异。系统理解总论内容是实现现代飞行学员精准医学选拔的前提，也是持续改进飞行学员医学选拔标准、技术、模式、装备和方法的前提。

　　本书的编写得到了空军招飞办、相关战区空军飞行学员选拔中心、招飞体检队、空军军医大学航空医学研究所，以及科学出版社的大力支持，各位编者为本书的编写付出了辛勤劳动。美、韩空军飞行学员医学选拔标准来自该国官方网站。作为一部旨在推动空军飞行学员医学选拔从传统粗放型向现代精准型转变的专著，我们深感本书还存在某些不足，诚恳广大读者对本书提出修改意见。

吉保民　邹志康

2020 年 1 月

目　　录

第1章

空军飞行学员医学选拔概论

飞行学员是空军战斗力生成的源头，医学选拔、心理选拔、文化考试和政治考核构成了空军招收飞行学员（以下简称招飞）的四个基本维度，其中医学选拔是贯穿招飞全过程的重要基础性工作。中国地域辽阔，生源分布广，招飞环节多，持续时间长，质量要求高，医学选拔难度非常大。加深对医学选拔内涵特点规律的认识，完善各项组织管理规章制度，积极消化吸收现代科学技术发展成果，是推进空军飞行学员医学选拔质量快速提升的重要内容。

第一节　医学选拔的基本概念

一、医学选拔的定义

飞行学员医学选拔长期以来又被学术界和相关部门称为飞行学员招飞体检，随着对飞行学员选拔工作认识的不断深入，体格检查作为健康管理的一项基本医学手段已经难以全面体现飞行学员医学选拔的内涵特点。飞行学员医学选拔是指利用健康体检、数理统计、人机工效评估、飞行适应性评价等现代医学、理学、工程学等相关技术手段对预选对象进行全面检查和鉴定的过程，是对预选对象长期健康与人机适应的综合预测及判断。现代医学模式强调健康不仅是指人体结构和生理功能上的健全，还包括人在生理、心理上与社会相适应的完美状态。飞行学员医学选拔不仅要达到判定和预测预选对象当前及长期健康的基本目的，其更加本质的作用和目的是要通过各类医学相关的手段预测参选对象将来飞行能力的边界值。

二、医学选拔的条件

医学选拔鉴定是指根据医学检测结果确定参选对象是否适宜从事军事飞行的过程。空军飞行学员医学选拔队伍在长期研究实践中，形成了传染性疾病从严、飞行相关功能性和安全性指标从严、器质性疾病从严的医学选拔原则，这一原则充分反映了飞行学员

1

医学选拔的内涵特点，从思想上明确了招飞并非招收完美的人员，也不是招收没有任何身体问题的人员，其飞行能力和作战能力才是医学选拔需要考虑的关键因素。飞行学员医学选拔鉴定要依照飞行学员体格检查标准要求进行评定，并满足以下基本条件。

（1）没有可能危及他人健康的传染病。部队是集体生活场所，训练、生活、作战一体化，传染性疾病历来是影响部队训练作战的重要因素，可导致战争减员甚至战争失败。根据传染病防治法规定，传染病根据传染力和防控措施的有效性分为一类、二类和三类，无论哪一类传染病，都必须减少传染源进入部队。一旦传染源进入部队，必须及时采取早发现、早隔离、早治疗的措施。因此，危及他人健康的传染病是导致参选学员招飞医学选拔不合格的原因。

（2）没有因为需要治疗而长时间缺勤的疾病及生理缺陷。随着医学科学技术的发展，很多疾病和生理缺陷的治愈率越来越高，但是由于疾病和缺陷不同，治疗方式和治疗时间差异也较大，因此在医学选拔鉴定时必须充分考虑入选对象因疾病和缺陷需要治疗的时间与部队作战训练的矛盾，有需要长期缺勤的疾病及生理缺陷者不合格，相反，对于治愈周期短、治疗方式简单、复发率低的疾病或缺陷可以作为鉴定合格的重要依据。

（3）医学上有能力满足所有必需的军事训练。对于四肢、视力、听力、神经精神状态等功能性医学指标，要充分考虑军事训练的承受能力和完成条件，不同的军事训练有不同的要求，地面训练要求四肢必须有良好的活动能力，飞行训练对视力、前庭功能、神经精神状态等的要求更高，医学选拔鉴定训练需要根据实际需要制订相应的执行标准。

（4）医学上能良好地适应军事环境，没有地理区域限制。空军作为战略性军种，地域部署可能遍布世界各地，因此，其身体条件应能够适应各类地域条件，高温、高寒、高湿、过敏等对人体条件提出了特殊要求。例如，对热耐受能力的差异可能导致部分人员在沙漠部署时需要重点考虑；对缺氧耐受能力的差异可能导致部分人员在高原部署时需要认真筛查；容易冻伤的个体不适宜部署到寒区作战，根据部署地域情况分类别选拔适合的飞行人员是医学选拔需要考虑的内容之一。

（5）医学上有能力履行职责，不会加剧已有的身体缺陷和疾病。无论身体存在任何缺陷或疾病，能够有效履行职责是选拔合格的主要考虑。但是与身体完全健康的人员一样，日常训练如果会导致大范围飞行人员受伤或残疾，这反映了制订训练计划的不合理性。但是如果存在身体疾病或缺陷的个体参加正常的作战训练就会加剧既有问题的恶化，则该个体必须鉴定为不合格。如果考虑到训练成本等方面的因素，还必须充分考虑培养成熟期后正常服役的年限，这是飞行学员医学选拔鉴定预测功能的核心要素，随着大数据技术及医学科学技术的发展，这方面的考虑将会得到更加完美的实现。

（6）无突然丧失能力的风险。突然失能是指完全失去支配个人身体和飞行器的能力，如晕厥、心肌梗死等。空中突然丧失能力必然导致严重飞行事故的发生，因此必须严格进行评估，即使是目前医学检测完全正常的飞行员，仍然不能够完全避免空中突然失能。通常国际航空医学"1%"法则认为，只要年发生风险小于1%，即可认为与完全正常人发生风险一致，即飞行过程中因缺陷原因失能的风险将低于一亿分之一。因此，在该原则的指导下，预测空中突然失能的技术条件日趋完善。

（7）发生行为障碍可能性很小，尤其是高空作业时。与空中失能不同，高空作业发生行为障碍是指有碍于正常飞行操作，影响训练和作战效能。人机工效学研究的内容大部分在于高空作业发生障碍的可能，其他心理方面的原因也是导致高空发生行为障碍的重要因素。另外，一些影响穿戴的疾病如痤疮，在高空环境下可能会导致飞行员分散注意力，这也是飞行学员医学选拔鉴定需要重点考虑的内容。

（8）病情缓解、稳定，且在航空环境下仍能保持不变。医学选拔鉴定必须充分考虑飞行员身体疾病或缺陷在高空加速度、低压、低氧等复合刺激下是否会诱导疾病突然加重，或长期刺激时是否会有累积效应，病情能否得到有效控制。

（9）如果存在进展或复发的可能性，第一个症状或体征必须容易检测到，且不对他人或个人的安全构成危险。医学科学技术的发展为疾病的早期和及时发现提供了有效手段，对于达到航空医学准则存在进展或复发可能性的疾病，第一症状容易检测是指飞行人员自身能够及时发现或航医能够提前检测到，且这些疾病不会对地面或空中个人或他人的安全造成危害。例如，冠状动脉相关疾病必须采取侵入性措施才能够明确诊断，且发病突然，因此不适宜飞行。

（10）不需要特殊的测试、定期的侵入性检查，或者不需要疾病稳定性或进展性的监测。飞行员特许鉴定必然存在相应的缺陷，但是如果只有通过侵入性检查如造影、介入等方式才能够确定这些缺陷是否会影响飞行安全，确定这些疾病的稳定性或进展性，则至少在医学发展的这一个阶段不能够作为特许飞行的条件，需要严格把握放飞特许标准。

（11）必须能够适应持续长航时飞行。现代飞行器的发展使得长航时飞行成为常态，飞行人员在持续长航时飞行时需要承受巨大的心理和身体压力，对飞行疲劳、飞行注意力分配提出了诸多挑战，长航时飞行还对一些疾病的发生、发展具有重要影响，必须充分予以考虑，包括各种光照条件下的转换、为了适应排泄需求必须服用功能饮食，以及长航时飞行机上和目的地药品服用及保存等诸多问题，需要根据持续长航时飞行特点和综合保障需求做好不同类别飞行员医学选拔鉴定工作。

（12）飞行器性能特点与普通公民常值。飞行器的性能特点与飞行员身体条件相辅相成，相互促进。飞行器的设计需要考虑普通公民身体测量常值，飞行员的身体测量指标需要适应飞行器的设计要求，如远视力、身高、体重、臂长、臀膝长等，都要考虑飞行器的要求而进行规定。每个国家因为公民身体常值不同，飞机设计尺寸要求也不同，相反，飞行技术性能不同直接决定飞行员医学选拔鉴定标准的差异，必须建立适于我国空军实际的标准体系。

三、医学选拔结论的分类

医学选拔从身体条件的形态和功能上看，理论上应该是缺陷越少越好，但是随着空军武器装备的发展和航空技术的普及，更重要的现实问题为需要考虑两个方面的内容。一方面，没有任何缺陷的个体在数量上是否能够满足建设发展的需要；另一方面，是不是任何形态和功能的缺陷都会影响飞行作战训练。因此，以美国为代表的西方国家在飞行人员医学选拔鉴定上开展了长期的跟踪观察研究，建立了特许飞行指南，对一些超过基本标准的个体如果其对飞行具有浓厚的兴趣爱好，可以从医学上进行缺陷免记，在确保飞行安全的前提下,扩大一大批优质生源和飞行员队伍。随着对飞行训练及其发展使用规律的深入认识,我国空军从文化成绩和心理选拔等方面加大了建设力度,为了适应这一趋势,确保足够的优质生源,参照美军特许飞行的做法,从 2012 年开始,在飞行学员医学选拔过程中采取了"综合评定"办法,在指南文件的研究制定和综合评定内容及范围的确定方面开启了新的领域,提升了医学选拔整体水平。因此,我国空军飞行学员医学选拔结论主要分为三种类型。

(一)合格

飞行学员医学选拔结论为合格,表示该参选对象完全满足《空军招收飞行学员体格检查标准》全部条目要求,并且在标准未涉及的、可能会影响身心健康和飞行训练的相关身体条件方面都不存在缺陷。因为无论是西方发达国家的飞行学员体格检查标准还是其他内容的标准,都不可能将所有疾病和情况完全明确,医学本身的复杂性决定了必须要由相应系统的专家进行全面检查。《空军招收飞行学员体格检查标准》明确,对于标准未涉及的问题,由体检人员根据实际情况,尤其是对飞行影响的程度,进行具体分析、评定和下结论。

(二)综合评定合格

综合评定合格是指参选对象某些指标超标,专家组根据超标内容和超标情况对出现不合格情况的原因、发生发展规律、治疗效果及影响飞行的情况进行综合评价,在认为不影响飞行训练和空中飞行安全的前提下,参照美军缺陷免记的办法对招飞参选对象给予综合评定合格。综合评定合格的学员并非降低医学选拔标准,而是通过科学评价飞行学员身心条件,将文化成绩突出、飞行心理品质优秀的飞行学员录入空军队伍,有效扩大招飞优质生源,为建设强大空军飞行人员队伍做出贡献。

(三)不合格

对超过招飞体检检查标准或确实影响飞行训练和飞行安全,或多项指标超标,综合评价影响成飞培养的参选学员,及时终止进一步相关选拔,给予不合格结论。不合格包括综合评定不合格和直接不合格两类。综合评定不合格主要依据综合评定标准,由专家组讨论给出结论。从招飞初选、复选到定选,视力始终是导致参选学员不合格的主要原因,特别是随着文化成绩的提升,视力成反比下降,近视矫治已经成为欧美国家飞行学员医学选拔的特许项目,随着近视矫治技术的发展和飞行器的进步,为了满足越来越多飞行人员的需求,近视矫治也将成为我军飞行学员医学选拔的重要发展方向。

四、医学选拔的内涵特点

长期以来,飞行学员医学选拔常常被学术界和从业人员误认为体格检查或健康体检。事实上,无论是体格检查还是健康体检都难以全面概括飞行学员医学选拔的内涵特点,医学选拔直接影响选拔结论和相关政策的有效实施。因此,充分认清医学选拔的内涵特点具有重要的特殊意义。

（一）医学选拔与体格检查的区别

国内体格检查早在清朝末期就已出现，到民国时期逐渐开展起来，随着实践的深入，人们注意到体格在种族上的差异，于是开始建立适合中国人自己的体格标准，来作为判断中国人体格良莠的依据，但需要注意的是，首先对中国人身体、体格数据进行收集的并非是中国人，而是在华外国人，他们的研究影响了国人，并促使当时中国医生、教育家等有意识地去统计国人体格的数据。纵观体格检查的发展历史，其检查内容和检查标准主要局限于年龄、身高、体重、胸围、脊柱、视力、眼耳疾、牙齿及内科疾病等项，尽管随着现代医学科学技术的发展，超声、心电图、基因等技术在体格检查中得到充分利用，但本质上仍然以评价发育和体质情况为根本出发点，这一点与医学选拔以评价参选对象是否适于飞行训练、保证飞行安全完全不同，因此在检查项目、评价方法等方面自然存在本质差异。

（二）医学选拔与健康体检的区别

1947 年，美国医药协会针对社会人群首次提出健康体检的概念，并建议 35 岁及以上的健康人，应该每年做 1 次全面的体格检查。目前不论是医院体检机构还是专业体检机构，不仅仅单纯开展健康体检，还配合开展大量检前检后服务工作，包括检前健康咨询、制订科学合理的体检服务并指导体检对象合理选择，检中全过程质量控制及检后的健康分析评估、健康指导、健康危险因素干预和跟踪服务、门诊治疗、入院治疗等，从多方面实现从单纯健康体检向综合性健康管理服务的转变。从健康体检的过程和内容来看，由于健康的内涵不断延伸，评价健康的维度也不断拓展，基本内容主要在于了解身体整个健康状况，达到对疾病早发现、早诊断、早治疗的目的。而医学选拔不但要对参选对象进行健康综合评估，还要对其存在的缺陷和生理变异进行综合评价，分析其发生原因、发展过程、治疗转归及航空医学相关考虑，显然其与健康体检在检查内容、检查程序及评价方法方面均有很大区别。

（三）医学选拔与医学鉴定的区别

医学鉴定通常指对医务人员在经过必要的医学检测后对飞行人（学）员的飞行适应性进行的综合评价，从目的上看，医学选拔与医学鉴定具有一致性，即医学选拔或医学鉴定关注的都不是挑选健康人从事飞行工作，而是选拔适合的人从事飞行工作；选拔的理念不是要求候选者身体没有缺陷，而是要求不能有或者潜在有可能影响飞行任务有效完成，特别是危及飞行安全的身体缺陷或功能障碍。被飞行学员选拔（招飞）淘汰者并不是说该候选者一定存在健康方面的问题，只是因其身体条件不适合飞行工作而已。医学选拔与医学鉴定的不同点在于，选拔包含全面的检查检测过程，鉴定通常仅包括综合评价这一领域，因此两者在内涵上存在差异。

（四）医学选拔的特殊内涵

从医学选拔与体格检查、健康体检、医学鉴定的区别来看，医学选拔突出体现为"3

个特点"：首先是目的特殊，医学选拔的主要目的是提前发现危及成飞身体原因及其危险因素，提高成飞质量，保证飞行安全；其次是方式特殊，近年来始终采用军区空军初选、复选和定选三级选拔模式，对飞行适应性影响较大的项目多次进行检查把关；再次是技术特殊，采用的技术需要以快速、实用、准确为主，先进技术的应用必须结合实际进行研究。正是因为对医学选拔的整体认识存在差异，招飞医学选拔在航空领域的地位还没突显出来，医学选拔从业人员到目前仍然沿用体检队编制名称，招飞体检的本质内涵应该是飞行学员医学选拔，而不应该是体检。从编制名称上来看，体检队难以准确反映招飞选拔的内涵特征，难以准确体现航空医学的本质规律；难以准确体现招飞选拔的技术要求。从航空医学保障的全过程来看，医学选拔、航空医学能力维护与提升、医学鉴定应该是航空医学三大基本职能，而目前航空医学教科书对飞行学员招飞体检的教学内容非常少。从航空医学本身技术要求来看，飞行学员医学选拔除了应具备航空医学的基本要素外，预测功能要求更高，大数据、流行病学等学科交叉性更强，上述内容在医疗、科研、教学和日常保障中都还没有得到正常体现。对医学选拔认识的偏差还体现在医学选拔与招飞选拔的组织领导关系存在不足。长期以来招飞体检队与招飞中心关系上存在多种不一致的管理模式：依托医院模式、依托选拔中心模式、空司门诊部模式、空后司令部模式、空司直属模式、空后卫生处模式、卫生处一体化模式。导致医务人员技术水平、医学选拔质量受到影响，行政管理效率低。

第二节 医学选拔的目的

对医学选拔目的的认识是一个不断深化的过程，从最初单纯的健康体检到航空医学考虑，从实践经验的判断到科学研究总结，无论是形式还是内容都发生了根本性的变化，目前来看，综合起来主要有 7 个方面的目的。

一、评估健康状况

这里所指的健康和现代意义上的健康有所区别。世界卫生组织（World Health Organization，WHO）对健康的定义是"健康是人在生理、心理上与社会相适应的完美状态，而不仅仅是没有疾病和免于虚弱"，因此，WHO 对健康的定义显然已经超出了医学范畴，个体健康与否不能单纯用医学的标准进行衡量，还应当包括心理和社会适应性方面的指标，而这些指标尚难形成共识，是因为其与一个国家的经济水平、社会的文明程度直接相关。因此很难凭借有限的体格检查项目、有限的医学指标对个体是否健康及其健康程度进行准确评定，但是可以从医学角度对其身体情况是否适合其当前岗位工作、是否会危及飞行安全进行评定。飞行学员医学选拔所指身体健康是指保证参选对象能够满足飞行训练必需的健康条件，或存在的疾病或缺陷能够得到有效控制且不影响飞行安全，医务人员在医学选拔过程中必须对参选对象的身体健康情况进行综合评价，必须把存在难以治愈疾病或影响飞行训练疾病的参选对象淘汰，这是飞行学员医学选拔的基本前提。

二、保证飞行安全

开展飞行人员体格检查的初衷来自体格检查大大降低了飞行事故。存在某些缺陷的飞行人员在空中可能发生致命的风险，一些疾病在空中环境的诱发下可能加重，一些疾病在正常情况下出现问题的概率会超出航空医学 1% 法则要求，还有一些疾病在飞行人员操作过程中会分散其注意力，对于全球战略部署的空军，还要考虑部署地点医疗保障能否满足飞行人员相关需求。当然并不是所有疾病都不能执行飞行任务，科学的医学评价能够有效保证飞行安全。例如，房室传导阻滞，空中失能风险航空医学的评价通常不适用一度房室传导阻滞和文氏型房室传导阻滞，因为这两种情况均为正常生理变异，出现空中异常的发生率与正常人群几乎一致，但也可能要求对不寻常的个案进行进一步的评价。莫氏二度Ⅱ型房室传导阻滞有持续和发展为进一步房室阻滞的风险，两种莫氏二度Ⅱ型房室传导阻滞和三度房室传导阻滞有猝死、晕厥、心动过缓、血流动力学有关的症状和心脏衰竭风险，因此，有或无症状的二度Ⅱ型或三度房室传导阻滞者，或有症状的二度Ⅰ型房室传导阻滞者需要禁飞。

三、实现操作可及

人体测量是飞行学员医学选拔的必查项目，不同国家的相关检查标准不完全一致，但均与人机工效中操作可及性相关。随着战机性能的提升，座舱调节越来越人性化，因此对坐高、臂长等方面的要求越来越低，操作可及性的重要性不断发生变化。长期以来我国空军对身高、臂长、坐高、体重均具有严格要求，考虑的主要理由均为座舱设计尺寸，对轰、运、直飞行学员的要求与对歼击机飞行学员的要求差异较大。然而美军飞行学员在操作可及性方面重点考虑体重、坐高、臀膝长等指标，主要依据为弹射逃生研究结果，不同的体重、坐高、臀膝长在不同风速条件下其逃生受伤风险会发生显著变化，因此，我军身体测量指标也应在这方面进行及时修订。

四、评价体质体能

好的体质体能是飞行学员地面训练和飞行操作的基本保证，也是飞行学员医学选拔的重要目的之一。体质是指人体的质量，是人体健康状况和对外界的适应能力，它是在遗传性和获得性基础上表现出来的人体形态结构、生理功能和心理因素的综合、相对稳定的特征。体能是人体对环境所表现出来的综合适应能力，包括健康体能和竞技体能两个方面，是运动员对外界环境刺激或对外界环境适应过程所表现出来的实际能力，与运动能力、适应能力、心理因素（主要指意志力）有关，主要包括速度、力量、灵敏、柔韧、耐力素质和跑跳等基本活动能力等。在飞行学员医学选拔标准中规定了体重范围、扁平足、脊柱形态、下肢形态等方面的指标，一定程度上是满足体质体能的基本需要，也是最初制定该类指标的基本考虑。但是，随着现代科学技术和航空医学研究的深入发展，对体质体能与形态指标之间的关系有了更加深入的认识，扁平足大部分并不会发生扁平足症，因此自然不会影响相关训练,脊柱侧弯在一定的范围内经过科学评估的前提下,其腰疼等症状及相关并发症的发生率并不会升高,因此,我们从保证体质体能的角度将上述有关标准进行科学论证,提出精准评价意见。飞行学员医学选拔标准经历了从严格到科学放宽的历程。

五、进行能力预测

飞行活动是一项脑力劳动和体力劳动高度结合的特殊活动,是在三维空间、高速、低气压、缺氧等特殊环境中所进行的一项特殊的工作。因此,对于从事这一行业的飞行人员在身体条件特别是心理素质方面便有了极其特定的要求,除了具备从事活动所需要的一般能力外,还必须具有飞行这个特殊职业所需要的特殊能力——飞行能力。飞行能力是人们从事飞行活动所应具备的、特殊的心理特征,是顺利完成飞行活动所需要的综合素质,看一个人是否能够成为一名合格的飞行人员,关键是看他是否具备了这一特质,而甄选飞行人员的工作便是对这一特质进行严格的测试。尽管飞行能力预测是以心理选拔为主,但医学选拔仍然具有不可替代的作用,如前庭功能检测,事实证明其与飞行训练抗荷能力密切相关,其他很多功能性指标包括远视力、立体视觉、听力等,都是飞行能力预测的核心指标。随着基因技术的发展,对抗缺氧、抗加速度耐力及遗传性迟发性疾病的筛查检测必将成为可能,这将为真正实现飞行学员医学选拔能力预测提供强大的技术手段。

六、进行风险评估

飞行人员的培养是一项具有重大国防战略意义的高成本、高投入事业,医学选拔必须服务服从于空军战斗力生成大局。因此飞行学员医学选拔需要进行多方面的风险评估。一是要对参选对象近期和远期发生相关疾病的风险进行评估。例如,美国空军在飞行学员选拔时将血脂作为一个淘汰因素,以避免心脑血管疾病高发的风险,此类风险评估随着基因组学、蛋白质组学及大数据风险评估技术的发展将逐步得到有效解决。二是要对存在疾病的参选对象进行风险评估,综合评价该对象疾病控制、治愈及复发的可能性,根据相关概率确定是否值得进行缺陷免记和特许招录。三是要对地面训练和飞行能力进行风险评估,这是技术上最难攻克的领域,也是最重要的方面,尽管心理选拔进行了长期的跟踪实践,仍然难以从根本上解决飞行能力预测评估难题。

七、进行疾病预防控制

与国外相比,我国空军飞行学员选拔从初选到定选一般为6个多月,从入校到参与初教训练为2年,这是我国选拔体制优于国外的一个重要方面,这一优势也为飞行学员医学选拔提供了预防控制的机会。一是随访观察的机会。对一些可能影响飞行安全的隐患,通过两年半的观察,能够从医学上对该飞行学员进行全面的随访跟踪,对其发生疾病的风险能够得出比较准确的结论，通过医学选拔和随访专家的综合评价能够确保医学选拔符合航空医学的放飞原则和标准，有效避免美国等西方国家一次性评价带来的特许风险，确保飞行安全，提高成飞质量。二是疾病矫治的机会。对部分需要矫治的疾病，如疝气、轻度牙颌畸形等，完全可以通过手术进行矫治而且不会影响飞行训练和飞行安全。三是生活方式的干预指导。健康的生活方式是降低发病率、保证身体健康的一级预防手段，通过两年半的有效干预能够促进飞行学员养成良好的生活习惯，对于从长远上提高飞行员的飞行寿命具有重要意义。

第三节　医学选拔的发展历史

医学选拔历史是一部伴随和支撑飞行发展的历史。系统回顾飞行学员医学选拔检测内容、检测手段、检测标准的历史变迁，对改进飞行学员医学选拔体系，提升飞行学员医学选拔质量具有重要指导意义。

一、国外医学选拔历史

飞行学员医学选拔起源于健康体检，也开创了健康体检这门专业。1910 年，德国人首先将健康体检应用于飞行人员，第一次从身体健康上保证了空中飞行安全，提高飞行能力，但是由于对飞行行业内涵特点认识不够，没有建立起真正的检测内容和检测标准，第一次世界大战中对飞行人员的选拔甚至大多数未经过正式的健康体检，因此出现了很多身体原因导致的飞行事故，谁胆大愿意飞就可以当驾驶员，结果出现了色盲缺陷者看不清颜色信号，近视者着陆时看不清跑道等情况。血的教训催生了航空医学，航空医学的第一个重要贡献就是通过体格检查选拔出符合飞行条件的人员。美国 1912 年公布了世界第一个飞行员体格检查规定，当时规定的内容只是检查视力、听力和平衡感觉，之后，根据美国陆军军医局的要求，美国军事航空医学之父 Theodore Lyster 少校创建了体检队并制订了切实可行的标准。1919 年苏联、美国、德国、英国等 30 多个国家的医学界代表在罗马召开国际会议，研究制订了一套飞行人员医学检查标准，当时多偏重于局部，检查手段也很原始，如检查平衡功能是把人装进麻袋里面摇晃或采取打秋千的方法，从 20 世纪 30 年代开始，各国相继设立了飞行人员体格检查中心，战场飞行事故随着航空医学的发展随之减少。飞行学员医学选拔技术和标准也随着军事航空技术的发展不断发展。1930 年，美国 Raymond F. Longacre 引入"军事航空合格等级"（ARMA），该分组由航空医生组织实施,通过对申请参加选拔的人员进行心理 / 性格等检查,从背景评定、精神状态、情绪稳定性和动机因素等方面来确定候选人是否适宜飞行，这一方案为飞行学员心理选拔奠定了基础。第二次世界大战前夕，各国越来越重视空军建设，同时对飞行员的选拔开展了大量的成套试验研究，进一步认识到飞行员的选拔不仅由体格条件决定，同时与性格、智力、情绪等心理特征相关，这一时期美国陆军设计了一套检查分组标准，按照分数高低分为 1～9 个等级，这一体系被称为 9 号标准，研究显示，其与飞行训练成绩有显著相关性。第二次世界大战以来，航空医学在飞行学员医学选拔方面取得了较大进展，更加清楚地了解到导致空中失能的身体原因，以及疾病和服药对飞行安全的有害作用，因而能够更好地从医学上检出和淘汰不适宜飞行的申请人。

二、国内医学选拔历史

国内航空人才的培训起步较早，但医学选拔没有实现同步跟进。1924 年国共第一次合作，在苏联帮助下成立了广州航空学校；1927 年，国共合作破裂后，中国共产党选调 19 人转入苏联空军航校学习；1937 年，第二次国共合作，国民党政府在苏联政府的帮助下边防督办公署航空队下设的航空训练班公开招生，共产党选调了 43 名学员参加培训，这批学员后来成为创建人民空军的骨干力量。1946 年，东北民主联军航空学校在通化正式成立，这是中国共产党领导下的人民军队创办的第一所航空学校，1949 年 3 月，航空学校迁至长春，又称为中国人民解放军航空学校，1949 年 7 月，航空学校经过 3 年的努力共培养航空技术干部 560 名。1949 年 10 月，中央军委批准创办 7 所航空学校。1951 年，选调了 55 名女学员进入牡丹江第 7 航空学校学习，截至 1953 年底，空军各航空学校共培养飞行人员 5945 名，空军组建初期，主要从政治可靠并有战斗经验的连、排干部中选拔，1956 年，为提高飞行学员的文化水平，根据国务院、中央军委通知精神，空军飞行学员改为从地方初、高中毕业生中招收，"文化大革命"时期，选拔对象是部队的战士，"文化大革命"后期改为从地方应届高中毕业生中招收，1987 年以前，军队招飞工作在国务院、中央军委直接领导下，由军委招飞办负责，纳入国防动员体系。

与空军飞行人才培养历史不同，空军招收飞行学员体格检查标准的产生与修订经历了长期的探索。中国空军在建军初期从陆军中挑选飞行员，使用苏联空军的体检标准。1950 年，空军飞行人员体格检查委员会制定了《空勤地勤体格检查标准（草案）》（空军司令部颁发），经过一年的实践，于 1951 年 7 月正式颁发了《空军空勤人员体格检查暂行标准》（空军司令部颁发），1953 年，根据不同机种对身体的要求颁发了《各种不同机种对飞行人员身体要求的特点》（空军司令部颁发），作为正确处理学员分配及现役空勤人员转换机种时的依据，中国空军飞行学员医学选拔的历史正式开启。从 20 世纪 50 年代初期组建空军体检组和制定体格条件标准，到现在经过了近 10 次大的修改。1957 年 4 月颁发了《空勤人员体格标准及健康鉴定工作条例》（空军司令部颁发），1960 年 4 月以国防部名义颁发了《空军空勤学员体格标准（草案）》，1966 年 2 月颁发了《选调飞行学员体格标准》（国防部颁发）。因 20 世纪 60 年代开展"文化大革命"，1968 年起飞行学员改为从部队战士中挑选，1969 年 4 月颁发了《关于挑选飞行学员体格条件的规定》（总参谋部和总后勤部联合颁发）。1973 年 9 月中央军委颁发了《中国人民解放军招收飞行学员体格条件》，并同时在部队战士和地方学生中招飞，1977 年又改回全部从地方高中毕业生中招飞，于 1982 年 2 月又以国防部名义颁发了《招收飞行学员体格条件》，1983 年还在大学毕业生中进行招飞试点，1987 年空军进行招飞改革试点，将招收飞行学员工作纳入全国普通高等学校统一招生序列，由空军统一组织实施，1988 年 2 月以空军名义颁发了

《空军招飞体格条件（试行本）》，与 1982 年颁发的《招收飞行学员体格条件》均简称《条件》，从职业特点对飞行人员身体素质的要求出发提高了体检标准，增加了现代检测仪器手段，招飞体检标准从改革前的 85 条增加到 116 条，平均身高提高了 7cm，并首次规定了身高、坐高、上肢长最低限标准，增加了常规检查项目 B 超、脑电图、电测听、胸部 X 线片、梅毒、淋病、澳抗、尿十项等检查，招飞体制改革后，由平均 5.1 名医务人员招收 1 名飞行学员减少到 0.15 名医务人员招收 1 名飞行学员，并制定了一系列招飞体检保障制度，采取两人交叉检查，科主任负责，主检把关，整体衡量，综合评定的标准。经过 8 年改革实践，1996 年 7 月国防部新颁发了《中国人民解放军招收飞行学员体格检查标准》，适用于陆、海、空三军，比较系统地规定了飞行学员身体条件。民航系统 1983 年 10 月批准生效《中国民航空勤人员体格鉴定标准与规定》。2005 年，为了适应新时期青少年体格条件的变化，空军后勤部卫生部到航空兵部队和有关研究机构进行了调研，了解了飞行人员培训方式，掌握了各型飞行器对人体的影响要求，共修订原标准 79 处 142 条，增加了超声诊断科一章，招飞体检标准由 116 条增加到 129 条，以歼强机为重点，兼顾其他机种对飞行员的要求，将招收男飞行学员身高上限由 178cm 提高到 181cm，同时明确了轰炸机、运输机和直升机学员身高 168 ～ 185cm 坐高不超过 100cm 的条件，满足飞行机种升级换代对人体功能的要求，沿用既往标准书写体例，修订颁布了《中国人民解放军飞行学员体格检查标准》。2008 年，空军招收飞行学员工作从空军军务部转隶空政干部部，2010 年、2012 年，空军根据军委首长提升飞行学员文化成绩的客观需要，在确保不影响飞行安全和飞行训练的基础上，对国防部标准的少数条款进行了修改，部分边缘性的指标由空军专家组进行综合评定，并由空军以通知形式下发试行，有效提升了空军飞行学员整体素质水平。2015 年，空军正式成立空军青少年航空学校，为了积极适应青少年体格发育特点规律，国家研究制定了《空军招收青少年航空学校学生体格检查标准（试行）》，相关内容有望经过 3 ～ 5 年的前瞻性随访和观察得到进一步的修订。

三、医学选拔展望

从国内外百余年来飞行学员医学选拔历史看，特别是从美国等西方发达国家飞行学员医学选拔标准的研究进程看，其内容上呈现出以下趋势：从血的教训中看到了医学选拔的重要意义，从医学研究中不断完善了检测内容和检测方法，从飞行发展中不断提高了体格条件，从航空实践中不断认清了飞行对身体条件的具体要求，从全面建设中不断做到体格标准的宽严有度，从问题导向、目标引领中不断扩大目标人群，保障飞行安全。从宏观领域的展望看医学选拔有以下特点：按照机种分类选拔是医学选拔的主要方向，遵循医学内涵特点是医学选拔的不变主题，深化飞行环境对人体要求的研究是医学选拔的主要进展，提高飞行学员整体素质是医学选拔的终极目标。因此，需要持续加强与飞行活动相关重要器官功能鉴定的研究，充分利用现代医学科技成果对相关机体功能是否影响飞行及影响飞行的程度进行科学鉴定，对较大影响飞行的身体问题严格控制合格标准，对不大影响飞行的身体问题尽可能放宽选拔条件甚至取消选拔限制，最大限度扩大优质生源。同时要着眼于未来技术和战争型态发展趋势，加强多学科交叉变革技术研究，以高效实现精准选拔为牵引，融合生理、心理、生物及现代工程技术，以实现最强生源选拔为根本目标，加快推进空军飞行学员从横断面一次性粗放选拔向纵向多阶段精准选拔转变。

第四节　医学选拔组织机构

组织机构必须与职能任务相适应，本节主要介绍截至目前延续了数十年的医学选拔组织机构基本情况。飞行学员医学选拔组织机构各国不尽相同，以美国为代表的西方国家主要依托指定的军队或地方医疗机构完成医学检测，将检测结果送到空军相关机构进行鉴定评价，评价机构首先评价检测资料是否完整，以及是否需要完善相关检测和检查，并最终根据检测资料确定是否达到飞行学员基本条件要求，从而做出是否录取的决定。我国空军飞行人员医学选拔历来由专门的机构组织医学选拔。空军招飞办公室和各战区空军选拔中心体检科在办公室其他科室宣传发动的基础上具体负责招飞体检的行政管理和组织计划，各学校校医根据要求为参选学员初步筛查视力等基本条件，各战区空军体检队赴各省市的地、县、市集中组织初选，战区空军在初选的基础上选拔适宜地点搭建复选站进行复选或定选，空军体检队根据需要选择适宜地点搭建定选站组织定选，航空大学体检队和空军招飞体检专家鉴定组对入校学员组织复查，对不合格学员组织退学或转入地面院校培训。

一、体检队

体检队是以执行飞行学员医学选拔为核心职能的组织机构，尽管经历了各个历史阶段的变迁，但基本包括内科、外科、神经精神科、眼科、耳鼻喉口腔科、影像科和检验科等科室，影像科包括放射线、超声诊断、心电图和脑电图等专业，编制了队长、副队长及科室主任、副主任等职务。体检队在不同的历史阶段隶属于不同的单位，进入 21 世纪，空军体检队、各战区空军体检队及航空大学体检队等 9 个体检队管理模式如下。依托医院模式：主要是空军招飞体检队、北空招飞体检队、兰空招飞体检队，这种模式平时在医院相应的临床科室工作，对技术保持最为有利，是目前最科学的模式；依托选拔中心模式：主要是济空招飞体检队，隶属于招飞中心；空司门诊部模式：主要是沈空招飞体检队；空后司令部模式：主要是南空体检队模式；空司直属模式：主要是广空体检队；空后卫生处模式：主要是成空招飞体检队；卫生处一体化模式：主要是航空大学招飞体检队。体检队编制体检人员 29 名，各专业根据需求可做适当调整，该编制能够保证完成初选任务，但是无法按照相关要求完成复选和定选任务，只能在体检队之间进行相互借调。各相关专业基本职责是按照体格检查标准具体完成检测任务。各区招飞体检队随着新一轮军队改革的调整也在不断进行优化重组。

二、体检科或体检助理

空军招飞办体检助理和战区空军选拔中心体检科是医学选拔体检工作的具体组织者。空军招飞办体检工作通常由 1 名体检助理担任，战区空军选拔中心体检科由 1 名科长和 1 名或多名助理组成。体检助理和体检科分别在空军招飞办和各战区空军选拔中心的领导下开展工作。

三、学校医务室

按照空军飞行学员招飞选拔宣传发动要求，中学或大学医务室需要对申请参选对象的身高、体重、视力、色觉、血压 5 项条件进行初步筛查，对明显不符合招飞医学选拔条件的对象进行第一次把关，以减少对学生学习和招飞选拔效率的影响。但是随着招飞生源形势的变化，加上由于学校医务室缺编，"五查"缺乏必要的制度保证，因此执行"五查"时大多工作不仔细，检测不准确，致使初检淘汰率居高不下，有的中学推荐学员甚至仅把平时是否佩戴眼镜作为推荐条件，学校医务室的职能定位将会随着招飞选拔体格条件和生源形势的变化不断变化。

四、体检医务人员

体检医务人员是指具体执行体检业务的专业人员。体检人员必须严格按照标准内容和要求如实填报全部检测结果。为了确保检测结果真实可信，在定选体格检查过程中，一般要求落实交叉检测原则，特别是对一些边缘性医学问题，需要同一专业的两名医务人员实行"双盲"检测，并将检测结果真实填写，以备科室主任、科室内部讨论、主检及专家鉴定组确定最终选拔鉴定结果。根据各科室业务量的大小，体检医务人员数量有很大差异，眼科、外科、耳鼻喉科等科室工作量比较大，眼科全面检测或定选检测时要求 8～10 人。

五、专科主任

专科主任是飞行学员医学选拔业务技术检测的具体领导，是与飞行学员直接接触的业务技术专家。专科主任在选拔检测过程中主要负责本科室业务检测的全面管理工作，同时参与具体检测任务，对科室技术人员提出的问题及时予以解决，对边缘性医学选拔问题提出处理意见，组织本专科人员研究讨论边缘性医学问题的科室结论，审核科室成员对每名学员的检测结果，确保科室检测公正可信。

六、主检

主检是飞行学员医学选拔业务检测的组长，一般由 1～2 名成员组成，通常由体检队队长、副队长担任，主要负责协调各科室检测人员、检测条件、设施设备、业务流程等方面的工作，对科室确定不合格的参选学员综合判断其进一步检测的必要性，对各科室均检测合格的学员进行全面评估梳理并做出结论。主检必须全面熟悉医学选拔标准的尺度、依据和原则，系统跟踪了解国内外相关研究进展，定期组织开展各科室医务人员业务培训，及时处理体检过程中发现的各类问题，瞄准空军战斗力的持续提升不断完善标准内容指标和检测方法，为空军主管部门提供相关依据和素材。

七、专家鉴定组

空军招飞定选规定应当成立专家鉴定组，主要职能是对医学选拔定选工作实施全面的监督检查和指导，组织实施并负责完成医学选拔检测结论的鉴定工作。专家鉴定组设组长 1 名、副组长 1 ～ 2 名，成员若干名，通常要求来自相关专业和代表性单位。专家鉴定组形成的结论为医学选拔的最终结论。

第五节　医学选拔分级

分级检测是保证飞行学员医学选拔质量的客观要求，也是适于国情军情的必要之举。每年需要从近千万高考生中选拔出 1000 余名飞行学员，良好的程序设计是保质保量的关键，核心是学生上站或选拔队伍靠近选择对象组织。我国空军飞行学员医学选拔自 20 世纪 50 年代以来始终坚持靠近学校组织初选，就近原则组织复选或定选的办法，有效兼顾了检测站搭建与学生就近的关系，减少无效劳动，提高工作效益，比较高效地完成了空军飞行学员选拔任务。

一、初选

初选又称为初检，是指在学校医务室预选的基础上，由空军招飞体检队赴相关中学所在地进行的医学检测与检查，初检工作是招飞全过程的首要环节和基础性工作，对年度招飞任务的完成数质量至关重要。初检工作需要重点统筹好几个方面的工作。一是科学计划，特别是日上站人数的设定，过多过少都会产生问题，随着一本线文化成绩的提出，对平时文化摸底难以达到一本线附近的学员，需要及时劝退，日检测量在 300 人左右能够保证检测项目设置合理，站上导调要求有序。二是建强队伍，初检时间短，人员多，需要组织精干力量前往，并且随着有效生源的减少，宣传发动和站点设置越来越多，不必要的误淘和误录都会对招飞任务造成影响。三是精减项目，初检项目必须根据生源情况和淘汰原因进行设置，以快速准确为根本出发点，应该在视力、眼位、色觉、身高、体重、臂长、外科观察、耳鼻喉口腔及心脏杂音等检查内容上配备足够的人员数量，同时科学确定相应的检测标准，参照当年标准把握尺度，可变项目适当放宽，不变项目适当从严。

二、复选

复选又称为全面检测，是由战区空军选择适宜地点设置检测站组织初选合格人员上站进行检测的医学选拔阶段。编制体制的调整，体检队编制人员普遍未能达到 19 人，招飞体检站的建设面临考验，按照目前标准组织复选，通常需要 40 人以上才能达到检测时间、质量和数量的统一，因此复选需要从专家库中抽取体检人员，同时减少上站量保证检测质量。做好复选工作首先要合理安排各科室医务人员，眼科、外科等科室人员需求较多，其他科室也要尽量满足双人双检的规定要求；其次要科学调整检测顺序，尽可能安排淘汰率高、检测速度快的项目，确保时间需求长的项目按时完成检测；再次要加强组织领导，及时做好现场人员的分流与分配，有效减少无效劳动。

三、定选

定选是进入 21 世纪空军招飞改革后由空军组织的医学选拔工作，与复选相比，定选在检测内容方面进一步完善了战区空军难以进行的检测内容，在检测标准上统一把握标准尺度，并且增加了专家组的统一衡量和综合评定。定选检测医学选拔由空军统一组织的重要原因是编制体制调整对医务人员进行技术保持造成了较大影响，对一些边缘性的医学问题难以做到准确判定，同时对前沿医学和航空医学的进展了解相对滞后而采取的一项措施，客观上对增加优质生源、提高医学检测质量、科学把握选拔标准具有积极作用，符合国际飞行学员医学选拔思路和做法。

四、入校复查

入校复查包括入校前复查和入校后复查。入校前复查包括招飞工作转隶政治部前对战区空军组织的入校前全面复查，以及 2013 年以来对战区空军组织的部分学员视力、矫治后恢复情况等方面的复查。入校后复查由空军招飞体检队和航空大学体检队承担，航空大学体检队进行全面检测，以空军招飞体检队为主体组织相关专业的专家对各类不合格学员进行鉴定，鉴定结果分为合格、转地面培养、继续观察、矫治后结论及退学等。入校后复查一般要求在军队院校学员军籍确定和地方院校年度招生结束前完成，通常在 10 月前完成。入校复查结果的处理牵涉方方面面的工作，也事关飞行学员个人利益，在检查手段、鉴定组织及程序等方面都必须严格规范。

第六节 医学选拔标准的专业知识

从系统整体论把握军事飞行学员医学选拔标准，是提升飞行学员选拔质量的关键环节。军事飞行学员医学选拔标准是一个复杂系统，其复杂性源于标准内容与形势任务、战争样式、装备性能、相关标准及内部指标之间的相互关联，彼此之间的相互影响，它们因果关系复杂，属于高度线性、非线性多重反馈的复杂系统。随着现代科学技术的快速发展，我军现行医学选拔标准中的一些内容已经不能满足高素质飞行人员选拔需求，特别是在标准整体性、系统性方面，需要进一步理解军事飞行学员医学选拔标准的系统科学结构，阐明医学选拔标准与其他选拔标准之间的相互关系，服务和服从于我国空军发展战略，科学把握标准指标尺度，综合研究指标之间的内部关联，建立完善联合选拔评价指标体系，从源头上保证足够的优质飞行学员生源和理想的训练成飞质量。

一、军事飞行学员医学选拔标准的知识结构

多类学科交叉、多重知识复合，是军事飞行学员医学选拔标准知识结构的根本特点，也是开展军事飞行学员医学选拔标准系统研究的理论基础。从现代战争形态、现代军用飞机特征、现代医学科学技术、现代认知神经科学及现代数理统计科学 5 个维度解构军事飞行学员医学选拔标准的知识体系，有助于理解军事飞行学员医学选拔标准的层次结构，加深对飞行医学选拔标准系统属性的认识。

（一）现代战争形态

战争形态是飞行学员选拔标准知识结构的宏观基础，是不断改进飞行学员选拔标准的根本牵引。随着战争形态由过去的机械化战争向信息化战争转变，多军种联合作战成为未来战争的基本形式，飞行学员医学选拔必须紧紧适应联合作战的特点和原则，适应联合作战对作战人员身体、心理素质要求的转变。信息化条件下的联合作战，飞行人员和无人机操作人员（4 架无人机联合执行任务需要 100 名以上高素质操作人员同时指挥处理）最关键的身心素质是多线程复合信息的快速整合与准确处理能力。因此，飞行学员医学选拔标准、指标和方法首先要以预判高素质飞行人员、高素质飞行指挥人员培养前景为基本出发点，科学解决好飞行学员选拔指标各个维度之间的权重关系。

（二）现代军用飞机特征

军用飞机特别是高性能战斗机的性能特征是飞行学员医学选拔标准的微观基础。以第四代战机为代表的现代战机其过失速机动等超常规机动相关技术指标大大提升，"高过载、高过载增长率、高角加速度、高认知负荷"对飞行人员身心条件提出了新的要求，飞行学员人体尺寸系统、抗荷相关功能系统、生理功能相关系统及特许疾病系统等指标既要充分考虑人体生理、心理特点要求，更要着眼于最大限度发挥现代军用飞机性能特征，飞行学员医学选拔技术、方法和指标的建立都要在现代军用飞机知识基础上进行系统科学论证。

（三）现代医学科学技术

现代医学科技技术知识与现代脑认知科学共同构成飞行学员医学选拔标准的"双核"。现代医学科学技术的发展突飞猛进，身体发育异常的早期发现、早期诊断技术，基因组学、蛋白质组学技术，多系统生理功能客观评价技术等，通过临床航空医学的应用和物化，不断转化为飞行人员医学选拔有形的技术和无形的技术，有形的技术如飞行人

员医学选拔专用装备，无形的技术如指标、方法等。发挥现代医学科学技术知识对飞行学员医学选拔标准的推动作用，既要重视实物形式技术的生产，又要强调非实物形式技术的连接、转换和整合，在标准系统化、科学化进程中发挥最大效用。

（四）现代认知神经科学

现代认知神经科学涵盖了心理学、神经生物学、信息科学等多方面的前沿领域。国内外研究显示，现代认知神经科学相关技术方法的系统运用，是飞行学员医学选拔预测效度最高的指标，其中知觉、注意、意识等基本认知功能是关键选拔指标。随着现代认识神经科学在脑信息处理、相关认知神经机制及认知的科学评价等方面不断取得新的突破，飞行人员医学选拔标准的体系构成、权重分布及具体要求都将发生根本性变化，对医学选拔标准的认识也将向更高层次转变。

（五）现代数理统计科学

数理统计科学的发展，始终密切影响军事飞行学员医学选拔标准及对标准之间关系的认识。从一定意义上讲，选拔的本质就是预测，而预测的科学方法在医学上来自数理统计方法的科学运用。国际上众多的飞行学员选拔研究主要集中为前瞻性跟踪研究、横断面相关性研究，统计学方法主要运用聚类分析、主成分分析、判别分析及回归分析等，随着多因素、多水平模型等数理统计科学的不断发展，在对混杂因素的识别、影响因素的发现等方面不断取得新的进步，预测模型的效度、信度不断提升，已成为推动医学选拔标准科学化进程必不可少的环节（图 1-1）。

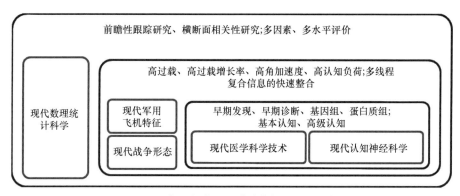

图 1-1 军事飞行学员医学选拔标准知识结构图

二、军事飞行学员医学选拔标准的内部功能结构

正确理解军事飞行学员医学选拔标准功能，是标准制订、修改和开展系统性研究的基础。长期以来，随着军事飞行学员医学选拔标准知识结构的不断进步，从单一学科知识层面研究的标准指标科学性、合理性的研究不断涌现，推动了选拔标准指标体系的不断丰富。但是，客观上也因为大量限制性指标的出现导致了优质生源的减少。必须坚持以系统科学理论为指导认识军事飞行学员医学选拔标准的逻辑结构，科学确定选拔标准

的指标体系及尺度范围。

（一）军事飞行学员医学选拔标准的功能定位

标准的基本功能主要包括疾病筛查和早期发现、人体尺寸工效评价、部分疾病飞行适应性把关及人体各系统飞行适应性预判等。内科、外科和其他学科，都必须首先把过往疾病发病情况、先天性器质性发育不良和具有发展倾向的早期疾病进行有效排除，同时要结合现代军用飞机性能科学地确定人体基本尺寸范围；在完成基本功能检查的同时，医学选拔标准还应具备相应的拓展功能，包括飞行适应性评价、飞行学员培养能力预测等。从目前招飞标准 7 章 118 条来看，基本功能相关的指标体系相对比较完善，而拓展功能相关指标体系尚有待组织进行系统科学研究。

（二）军事飞行学员医学选拔标准的形态指标

形态指标是飞行学员医学选拔标准的主体，也是执行飞行学员医学选拔基本功能的依据，包括人体基本尺寸和各系统疾病的筛查。大部分标准体现为形态学指标的异常，特别是最新执行的飞行学员医学选拔标准，将战机性能的提升与医学科学技术的进步紧密结合，强化脊柱 X 线检查、心血管和腹部超声检查等形态学指标在招飞体检中的地位和作用，大大提升了飞行学员的选拔质量。然而，如何进一步完善形态学标准的指标体系和科学把握指标的宽严尺度，是医学选拔标准需要组织研究的重点课题之一。

（三）军事飞行学员医学选拔标准的能力指标

与形态学指标相比，功能指标更具有飞行学员体格检查的专有属性特点，同时对飞行能力培养质量的影响也更加直接。从理论上看，大部分形态学指标可以直接用"合格"和"不合格"作为体检结论，然而功能性指标得出"合格"和"不合格"结论需要十分慎重，这也是近年来在招飞实践中对功能性指标，包括视力、听力、前庭功能等方面争议比较大的地方，例如，远视力 0.9 和 1.0 成飞培养结果到底有没有差异，如果远视力 0.9 组的学员其他选拔指标均优于 1.0 组的学员，这种差异到底还会不会存在，甚至会不会得出相反的结论，这正是为什么要以系统科学理论来认识军事飞行学员医学选拔标准的重要原因，同时也是需要认真深入研究的重大科学问题。

（四）军事飞行学员医学选拔标准的特许指标

正是因为功能性选拔指标和部分形态学选拔指标的多重反馈性及相互关联性，构成了制订医学选拔标准特许指标的需求前提。以美国为代表的西方国家在飞行学员医学选拔时都设立了相应的特许指标体系和特许指标执行体系，可以纳入特许标准的学员按照相应的特许评估程序能够有效纳入招飞，避免了很多真正适宜进行飞行培训学员的流失，拓展了招飞生源，提高了招飞质量，提升了飞行人员队伍的整体素质。国内由于军用飞机性能的快速提升，飞行学员选拔体制改革的快速推进，招飞过程中出现了高素质生源不足等问题，有必要经过系统科学研究建立适于我国国情的飞行学员医学选拔特许指标体系和特许管理执行体系。

（五）军事飞行学员医学选拔标准的潜在指标

军事飞行学员医学选拔标准知识结构的快速拓展为选拔标准的发展提供了有效手段。从当前知识结构的发展前沿和军事飞行学员医学选拔标准的实际发展水平来看，有两类潜在指标无疑具有良好的创新应用前景。一类是联合选拔指标，目前的医学选拔指标突出特点之一是单一评价性，指标和指标之间的关联性研究不够，发展预测性的指标很少，如视力联合心理、文化成绩等方面的评价指标，听力联合前庭功能评价指标，脊柱发展预测性指标等，需要开展系统科学研究。另一类是现代基因组学、蛋白质组学选拔指标，包括飞行能力相关遗传学指标的筛选与鉴定，迟发性遗传性疾病的早期筛查等，一方面弥补军事飞行学员形态学指标的局限性；另一方面从遗传层面完善功能性指标体系。潜在指标的建立将有望进一步提升飞行学员医学选拔指标的系统性和科学性，并从技术上为飞行学员选拔体制改革提供有力支撑。

三、军事飞行学员医学选拔标准的外部关联结构

军事飞行学员医学选拔标准不是一个孤立的内部指标体系，它与心理选拔标准、文化成绩选拔标准及政治思想选拔标准共同构成相互关联的有机统一体。从外部关联上系统认识军事飞行学员医学选拔标准的宏观结构，通过科学研究阐明各选拔系统之间的深层次相互关系，推动招飞选拔科学化、系统化、综合化进程。

（一）军事飞行学员医学选拔在招飞选拔中的地位

纵观飞行员选拔历史不难看出，医学选拔工作是招飞选拔的基础。20 世纪初出现的飞机，因对驾驶员没有身体要求，故出现了色盲、近视等身体原因酿成的重大事故。在此基础上美国制定了第一个飞行员体格检查，主要包括视力、听力及平衡功能等，尽管选拔标准比较粗糙，选拔手段非常落后，但已大大降低了飞行事故的发生，并有效提升了飞行员飞机作战效能。随后飞行学员认知心理选拔研究大量出现，飞行学员医学选拔标准不断演化为适应飞机性能身体基本条件的把关，以基本认知为基础的心理选拔使成飞预测效度大幅度提升，并在现代选拔中发挥了重要作用。进入 21 世纪，基因组学、蛋白质组学技术的快速发展，飞行学员医学选拔的职能得到进一步拓展。已经有研究显示，以分子遗传学为基础的医学选拔在理论上不断取得新的突破，飞行学员医学选拔的职能作用将随着科学技术的发展不断拓展。

（二）军事飞行学员医学选拔标准与心理选拔标准的关系

心理选拔和生理选拔是国内外军事飞行学员选拔的两个重要维度，生理着眼于身体条件的评估，心理着眼于飞行能力相关认知水平的评价。国内外大多数学者在开展军事飞行学员选拔研究时，习惯于将两者作为独立因素纳入研究模型，并客观评价两者各自在飞行学员医学选拔中的贡献和权重。这类研究对于宏观指导选拔标准的改进具有十分重要的现实意义。由于身体和心理在诸多方面存在相互影响，因此在对身体和心理具体

指标进行综合评价时容易造成干扰。空军特色医学中心前期研究已经发现，随着远视力标准的下降，0.8 低视力组飞行学员心理选拔成绩显著低于 1.0 以上视力组。因此，将视力作为一个独立身体因素放宽其标准显然难以达到提高飞行学员培养效益、提升飞行人员整体素质的根本目的，需要在科学研究的基础上建立相应的联合选拔标准。

（三）军事飞行学员医学选拔标准与文化成绩选拔标准的关系

文化成绩在一定程度上体现出飞行学员的综合素质，高素质的飞行人员队伍需要从整体上提升学员的文化水平。军事飞行学员医学选拔标准与文化成绩选拔标准从内容和结构上形成一对矛盾统一体。身体条件要求过严，特别是视力标准如果要求过严，势必严重影响高素质生源入围飞行学员选拔；身体条件若是放得过宽，又势必会影响飞行学员培养成飞和飞行安全。着眼于提升飞行人员队伍整体素质，必须从宏观上科学建立联合选拔综合评价指标体系，慎重建立单科淘汰性指标下限，珍惜每一名高素质飞行学员选拔生源，以飞行能力预测作为评价飞行学员选拔标准的根本出发点，在提升文化成绩的同时，不断改善飞行学员身体素质和心理认知素质。

（四）军事飞行学员医学选拔标准与政治思想选拔的关系

政治思想选拔是确保飞行人员队伍整体素质的关键，无论是飞行学员医学选拔还是心理认知选拔，都必须在确保政治选拔合格的前提下进行。医学选拔标准和心理选拔标准在"合格"和"不合格"之间都有很长的线性地段，这是需要建立联合选拔指标和进行招飞综合评价的根本所在，然而政治思想选拔只有"合格"和"不合格"之分，在政治思想、道德、忠诚、纯洁等方面，没有弹性的线性地段。这一特点对军事飞行学员医学选拔标准的修订和执行策略具有直接影响（图 1-2）。

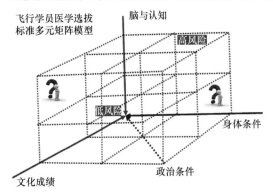

图 1-2　飞行学员医学选拔标准外部关联结构

从军事飞行学员医学选拔标准的系统科学结构可以看出，军事飞行学员医学选拔标准内容需要在科学系统研究的基础上，修订提出具有实际操作性的单科指标。进一步论证建立科学可行的联合选拔指标，如建立 1.0 以下远视力与心理选拔联合评价指标等，可同时解决视力降低与心理品质提升的问题，扩大招飞生源，提高培养质量。开展飞行学员医学选拔潜在指标研究，建立包括基因组学、蛋白质组学等先进的选拔新标准；通过前瞻性医学选拔观察建立达到较高预测效度的医学选拔综合评价模型，形成系统的综合评价标准。关于军事飞行学员医学选拔标准的方法学研究，需要通过组织大规模前瞻性医学选拔实证研究，开展大样本多学科联合交叉评价，促进现代科学技术的融合创新应用。关于军事飞行学员医学选拔标准的执行策略，需要对军事飞行学员医学选拔进行流程再造，身体标准、心理认知标准和文化成绩标准采取逐步收紧策略，尽可能扩大参加终审飞行学员的队伍规模，为科学进行招飞选拔联合综合评价提供更多的优秀学员。

第 2 章

空军飞行学员医学选拔定选管理

纵观招飞改革历史，医学选拔都要求组织定选，只是主管部门、组织形式、检测内容略有不同，基本目的是尽可能确保录入航空大学的学员在身体方面符合飞行训练要求，最大可能地将适合飞行的学员招入航空大学培训，做好入校前的最后一次专业技术鉴定。因此在项目选择、选拔程序方面都需要科学组织和精心安排。

第一节　定选项目

根据《空军招收飞行学员体格检查标准（试行）》（以下简称《标准》）要求，各个时期招飞医学选拔定选项目稍有差异。当然，无论如何规定，都不可能囊括所有不合格的情况，因此定选项目的规定必须要以一定的原则为基础，以 2010 年空军颁发的《标准》为例，总则明确规定，对标准未涉及的问题，由体检人员根据实际情况，尤其是对飞行影响的程度进行具体分析评定和定论。美军的空军招飞原则规定得更为明确，特别是需要特许评定时，必须遵循以下 7 条原则，即是否已完成了常规治疗；治疗后病程和相关的症状治愈或完全受控，须有详细的病程记录资料，能清楚地了解病因、诊断、病情或损伤程度及治愈的全过程；症状完全治愈或改善后有足够的或必要的观察期；病历记录中需有该学员对环境作用因素和应激源做出反应的观察力及行为适应力的描述；评估疾病和症状在环境作用因素／情景下是否存在及其重现的可能性，特许的推荐需符合飞行安全和完成个性化作战任务的要求；不会伤害到别人；综合因素考虑。空军招飞医学选拔定选项目按照专业科室含以下项目。

一、外科与皮肤科

外科定选项目主要包括测量项目和体检项目，测量项目主要有身高、体重、胸围、上肢长、握力、坐高、身高体重比例等。国内外对上述指标的标准不统一，我军随着航空器的发展相关指标也在不断变化，特别是制定标准的依据不一致，我军对上述指标的要求主要考虑体能合格和操作可及性，美军则主要考虑来自安全逃生的需要，理念上的差距体现出科学研究的侧重点不同，需要相互借鉴。例如，美军不要求臂长，但要求臀膝长，提示我军长期开展的人机工效学在理论依据方面需要进一步完善。外科体检项目主要有体型目测是否明显不对称，头颅面部观察是否有发育异常和骨折手术，甲状腺是否有结节等异常，颈部是否存在斜颈、淋巴结、胸廓、胸壁、胸内器官情况，双肩是否等高、乳腺是否发育，是否有腹腔手术史，直肠和肛周疾病情况，各种疝的检测，下肢静脉、精索静脉、痔静脉情况等。生殖系统包括鞘膜、睾丸、隐睾检查等；泌尿系统主要包括结石、肿瘤、阴茎发育等；脊柱情况包括形态、损伤史及活动功能等；腰腿痛及其病史，骨、关节部位活动情况及其病史，四肢形态、功能及损伤病史，肿瘤及其病史，皮肤疖肿、毛囊炎、癣、感染性皮肤病、荨麻疹、湿疹、色素性皮肤病等；是否有影响容貌和功能的瘢痕、皮肤及性传染病、其他影响容貌穿戴或功能的外科情况等。

二、内科

内科检查的关键是病史采集，客观上存在病史可信度不高、不准确等问题。以美国为代表的发达国家由于医疗信息化水平很高，相应的疾病病史采集可以通过全国联网的医疗就诊信息获取，相应系统疾病的规定较我国更为详细和明确。我国采用传统的病史采集表填报，此外还可以通过制订相关的退学奖惩措施、提高问诊技术手段等方法得到有效解决。内科医学选拔的主要项目有血压测量、脉搏测量、心音听诊、心电图检测、次极量运动试验、风湿病问诊、胸部 X 线片拍摄、呼吸系统病史询问及必要的肺功能检查，消化系统病史调查，胆囊、肝脏、胰腺病史调查，肾脏触诊、血液常规、尿常规、感染八项检查，糖尿病、痛风、甲状腺功能、类风湿等代谢、内分泌、结缔组织和免疫系统病史调查，肝炎病史调查和肝功能检查，细菌性痢疾、流行性出血热、钩端螺旋体病史调查，肺吸虫病、包虫病等寄生虫病病史调查，食物过敏史调查等。

三、神经精神科

神经精神病科定选项目包括病史搜集、精神检查、头颅和神经检查、运动检查、感觉检查、反射检查、自主神经一般检查7个方面。飞行学员医学选拔神经病史采集应该着重询问以下内容：童年期的发育情况、学习和劳动情况、性格特征、神经症病史、晕厥史、昏迷史、颅脑损伤史、神经精神病史、家族史等。精神检查主要通过与受检者面对面地交谈和观察其行为表现，以了解和判定其精神状态是否正常，通常包括一般表现、思维、情感、意志等，对受检者精神状态的评定，必须从客观的、真实的情况出发，而不是从主观的愿望出发，切忌仅仅根据某些片面的情况牵强附会，做出主观片面的推测，只有在全面系统分析的基础上做出综合的考虑，才能得到完整的概念，做出正确的判断。头颅检查包括大小是否正常，有无畸形瘢痕、压痛等，神经检查包括嗅神经、蜗神经、视神经、动眼神经、滑车神经、展神经、眼睑、眼球位置及运动、瞳孔、三叉神经、面神经、舌咽神经、副神经、舌下神经等。运动检查包括不自主运动、肌体积、肌张力、随意运动和肌力、共济运动、步态及姿势，感觉检查包括浅感觉、深感觉，反射检查包括浅反射检查、深反射检查、病理反射检查等。自主神经的一般检查包括一般观察皮肤、出汗、脉搏、血压、皮肤划纹等，自主神经的辅助检查包括弯腰试验、眼心反射、立卧位试验、颈动脉窦过敏试验等。

四、眼科

眼科相关检查项目与飞行功能密切相关，在新修订的招飞医学选拔标准中，将裸眼远视力从 1.0 以上放宽到轰炸机、运输机和直升机飞行学员裸眼远视力不低于 0.8，检测设备为国际 Landolt（C 字表）标准视力表。研究显示 C 字表 0.8 与 E 字表 1.0 相当，符合国际飞行学员医学选拔标准要求。眼科检查包括常规检查和特殊检查，特殊检查是指通过常规检查发现异常为进一步确诊做的检查，包括眼压、对比敏感度、眼底造影、光学相干断层扫描（OCT）等，一般不作为常规检查。常规检查项目包括病史搜集，眼部如眼睑、泪器、结膜、角膜、巩膜、眼球、前房、虹膜、瞳孔、晶状体、玻璃体、眼底等的一般检查，色觉检查（色盲本检查法），深度觉、视野、斜视及散瞳验光等。

五、耳鼻喉科、口腔科

耳鼻喉科也是与飞行功能密切相关的科室，特别是前庭功能的检测从招飞医学选拔诞生之日起就引起了航空医学者的高度关注。耳鼻喉科、口腔科检测项目包括病史搜集、耳部检查、听力检查、耳气压功能检查、前庭功能检查、鼻部检查、嗅觉检查、咽部检查、喉部检查等。病史搜集着重采集有无晕车晕船史、运动病史、眩晕史、耳鸣史等；耳部主要观察鼓膜有无充血、内陷增厚、穿孔、瘢痕、石灰质沉着、鼓膜活动及外耳情况等；听力检查一般按照规范要求使用电测听；耳气压功能检查用捏鼻鼓气法，必要时采用低压舱法；前庭功能检查一直使用旋转双重试验；鼻部检查主要使用鼻镜观察色泽和形态；嗅觉检查最初作为必检项目，当前已没有做强制要求；鼻咽部检查项目主要观察黏膜和色泽；龋齿不是需要综合检查评估的重要项目。

六、妇科

女飞行学员医学选拔除了常规生殖系统项目之外，还需要检查以下几类项目，包括月经情况、子宫出血情况、生殖器发育情况、肿瘤、慢性病史等。

七、超声诊断科

超声诊断科是随着超声诊断仪的普及使用新写入标准的检查项目，超声在适宜系统的诊断方面存在准确、快速、绿色等特点，符合飞行学员医学选拔的专业特点需求，因此是飞行学员医学选拔技术发展的一项重要进展。常规检查项目包括肝脏、胆囊、胰腺、脾脏、肾脏，选择性检查项目包括心脏、颈动脉、椎动脉、甲状腺，当其他科室发现异常需要超声诊断时，男性生殖系统、腹腔其他器官等也是超声检测的项目。

八、其他检测项目

在医学选拔过程中发现的异常情况，为了有效保留优质生源，理论上对于现代医学能够完成的检测和检查都可以作为飞行学员医学选拔的项目。X 线检查长期以来都是医学选拔的重要内容，常规用于胸透、脊柱检查，遇到各种骨折修复的情况时，需要 X 线检查评估是否达到医学选拔标准，对于没有症状的中重度扁平足参选者，需要 X 线检查进行综合评估。对于部分有晕厥史的参选对象需要评估其立位耐力情况。其他先进的检查手段比如 CT、MRI 及各类血液、体液化验都在平时飞行学员医学选拔中得到了充分利用。

第二节　选　拔　程　序

科学规范的程序是准确高效地完成飞行学员医学选拔的重要保证，也是树立良好选拔风气的基本保证，必须不断创新检测流程，及时调整检测过程中的问题和不足，持续提升医学选拔质量水平。

一、学员准备

参选学员一般提前一天到达选拔地点，统一安排食宿，统一活动。对于飞行学员医学选拔来说，学员抵达住地后对其的要求和安排，甚至此前一周的每日生活要求对提高选拔合格率都具有重要作用。特别是用眼卫生习惯不良、过度看电视，以及在灯光不合格的条件下用眼，都会大幅度降低选拔合格率，其他包括血压、心率、血液检测等对选拔合格率也有影响，所以必须要求学员注意休息，不允许阅读，不允许饮酒，清淡饮食，切忌暴饮暴食，保证充足睡眠，以免影响检测结果。第二天开始检测前对视力检查等项目进行集中简单培训，对检测中的流程、内容和各科室检测注意事项进行提醒，最大限度提高学员知晓率，使其主动配合各科室医学检测，确保顺利完成各项检测任务。

二、流程构建

飞行学员医学选拔大部分实行单科淘汰制，因此流程构建一般遵循先进行检测淘汰率高的项目后再进行淘汰率低的项目，对于超声、血液化验等检测项目，由于要求空腹，因此也安排在饭前并尽可能提前。对于经过全面检测的学员，远视力检查淘汰率已经大幅度降低，可以将学员进行均衡安排，同步推进，提高效率，对于一次性上站的学员，远视力淘汰率往往很高，有时可在前一天组织集中检测，对明确不符合条件的学员不组织上站入库。当上站人数较多时，除了要优先安排视力、外科、耳鼻喉、超声检测等外，其他科室也要根据排除情况及时调整。当上站人数较少时，可能会存在科室之间争相检测的现象，这时要注意优先满足工作量大、时间要求比较长的科室。例如，眼科散瞳时间较长，要安排学员优先进行眼科其他项目检查，保证医学选拔检测提前完成，为后续心理品质选拔留出更多时间。

三、专科检测

专科检测是飞行学员医学选拔的主要任务，要求参选学员按照定选项目完成相应检测内容。2014 年开始，空军根据招飞学员视力、屈光变化规律，确定由战区空军负责在全面检测时完成屈光等项目的检测工作，空军定选时组织随机抽查以确保招飞整体质量，取得了较好效果，一定程度上节省了招飞选拔人力成本和时间。对于一些具有矫治意义的项目，如假性上睑下垂、鼻中隔偏曲等，治疗成功率高，治疗效果切实，复发率低，对存在上述问题的学员各科室检测时可向学员交代回当地医院矫治，在招飞结束前组织复查，根据结果确定招飞结论，以此保留部分综合素质较好的优质生源。专科检测要建立相应的质量控制体系，对于边缘性问题和特殊情况，必须实行交叉检测，提交科室统一讨论，科室主任要对科室检测的人员进行必要的抽查，最大限度从制度、技术上减少人为因素的干扰，最大限度降低漏诊率和误诊率。

四、主检审批

主检是统筹飞行学员医学选拔组织管理和业务技术的直接领导，必须及时了解检测进度，协调检测力量，解决检测过程中遇到的各种问题。专业科室认定不合格或核的学员，需要到主检室进行确认，对于重要的功能性指标超标的，主检要下达不合格结论，要求学员完成检测离开检测站，对于一些形态学指标，主检要根据其他科室检测结果完成是否继续检测的判断。一般情况下，对于需要综合考虑的指标，可以下达继续检测的任务，让学员继续进行检查，再根据其他科室检查情况做出主检结论。对于全面完成检测项目的学员，主检下达合格结论，并指导学员进行下一步心理品质等相关方面的选拔。主检审批与科室检测全程同步，也是每名参选学员结束医学选拔任务的最终决定环节。

五、专家组鉴定

对每天完成检测的飞行学员，要及时组织专家组会议进行讨论，专家组会议要对当天检测合格、不合格、综合评定合格的学员逐一进行讨论，对没有疑义的学员确定主检结论，对不合格、综合评定合格的学员是否需要继续完善相关检查，是否同意主检结论等进行研究。专家组会议要充分发扬学术民主的精神，积极采纳专业意见建议。因此对专家组成员专业、人员数量和资历提出了比较高的要求，专家组会议必须保证公开、公平和公正，建立科学的质量保证体系，确保每名飞行学员医学选拔结果科学可靠。

第三节　人员配置与环境设施要求

　　检测环境除了场所的设置、器械的准备等硬件环境外，还包括检测秩序、工作协调、激励措施等的软环境。环境和设施要求与招飞体格检查标准相适应，并随着现代医学科学技术和航空医学的发展不断变化，尤其要根据医学科学技术的发展不断改进检测装备，提高检测准确率和工作效率，推进飞行学员精准医学选拔。良好的环境设施是保证飞行学员医学选拔的物质基础，要确保各项设施和环境达到相关标准要求。

一、定选的布局设置

　　定选检测根据项目要求通常包括以下几个常设区域：主检室，内科、外科、神经内科、眼科视力检查室，眼科暗室，耳鼻喉科常规检查室，耳鼻喉科前庭功能转椅室，耳鼻喉科听力检查室，心电图检查室，超声检查室，放射线检查室，抽血化验室。各个区域根据体检设备数量和所能够接受的体检人数通过量进行面积和场地划分，保证体检流程畅通合理。既要注重保护参选人员隐私，也要保证方便快捷，同时每个区域可根据自己的业务特点设置不同的环境氛围，做到布局合理，体现人文关怀。

二、影响检测质量的相关因素

　　飞行学员医学选拔检测质量影响因素众多，主要包括以下 6 个方面。一是温馨舒适的体检环境，这对工作人员和受检人员保持良好的心态具有积极作用；二是科学规范的业务设置，要求符合检测流程，体现每个检测区域的业务特点，并符合检测操作规范；三是素质过硬的专业队伍，包括良好的职业道德和较强的技术水平及丰富的临床诊治经验；四是先进齐全的硬件设施，需要相应的医疗设备及信息管理系统确保检测工作顺利进行；五是高效顺畅的体检流程，根据检测上站人数和检测项目，科学合理组织体检是提高检测效率的必要条件；六是合理完善的检测项目，根据飞行学员医学选拔基本要求和个人情况提出完善的检查项目。

三、人员配置

　　定选检测人员配置根据每天上站规模可适当调整，根据检测工作数量和质量要求，人员资质基本要求：检测医生要具备与所在科室专业相对应的执业医师资格，经相应的卫生行政部门注册，并具有比较丰富的医院临床工作经验和招飞体检经验，条件成熟时要建立检测资质认证制度，完善体检医务人员数据库。人员数量的最低基本配置要求：主检 2 人，内科 3 人，外科 5 人，眼科 9 人，神经内科 2 人，耳鼻喉口腔科 5 人，超声诊断科 4 人，心电图室 3 人，放射科 2 人，脑电图 3 人，检验科 2 人，协调 1 人，合计 41 人。上述人员配置对每天上站人数有严格要求，经过复选的人员总量应不超过 100 人，上站学员合格率低时上站人数可适当增加，相反则需要增加工作人员数量，特别是外科、眼科等项目较多、任务较重，容易漏诊、误诊的科室，要根据情况适当增加人员数量。

四、各科室环境和设施要求

（一）内科环境和设施要求

体检应在适宜的室温和肃静的环境中进行。检查室应以自然光线作为照明，以免因人工光线而影响对皮肤、黏膜和巩膜颜色的观察，检查床和体检桌应置于适当的位置。检测站人员流量较大，血压测量要求能够同时检查两名学员；心脏听诊要在规范的检查床上进行，周围环境要达到听诊的医学检测要求腹部触诊包括卧位和立位，对空间的大小有一定的要求。在设置上述检测要求的环境和设施时，要考虑到医务人员双人互检的要求，充分考虑空间大小和隐私保护的要求。

（二）外科环境和设施要求

外科体检要求受检人员去除全身衣物，因此检测室需要宽敞明亮，室内通风，温度适宜。同时外科检测需要观察步态、肢体活动度等内容，因此检测室面积不少于 $30m^2$，地面要铺地毯，要有门帘和窗帘，还要具备洗手条件和消毒设备。人体轻便磅秤 1 台，身长坐高计 1 个，握力计 1 个，角度尺 2 个，吊线垂 1 个，钢卷尺 3 个，软皮尺 5 根，骨盆测量计 2 个，梯形尺 2 个，手电筒 2 个，肛门镜 2 个，探针 3 根，放大镜 1 个，分规 2 个，指套 50 个，液状石蜡 500ml，图片灯 1 台，诊断床 1 张。

（三）神经科环境和设施要求

和外科检查的要求相似，神经科检查同样要求受检人员去除全部衣物，因此检测室的环境也要求宽敞明亮，室内通风，温度适宜，其面积不少于 $30m^2$，地面要铺地毯，要有门帘和窗帘，洗手条件和消毒设备是大部分检测室的共同要求。基本的检查设备包括叩诊锤、骨针、手电筒、检查床等，有时需要进一步检测立位耐力等，一般不要求检测站常规配置，需要时可到当地医院检查。

（四）眼科环境和设施要求

远视力检查在明室进行，检查室长度不小于 7m，室内光线均匀明亮，用空军统一监制的招收飞行学员体检兰德特环形视标视力箱或空军印制的飞行人员专用环形视力表，在 5m 距离处进行检查，不采用 2.5m 加反光镜的方法，视力表 1.0 行与受检眼处于同一水平线，视力表中间照明要均匀恒定，无眩光，照度不低于 500lx、不高于 2000lx。外眼检查要求在光照良好的环境下进行。角膜检查一般先在明室用聚光电珠手电筒斜照法检查，然后在暗室用裂隙灯显微镜检查，因此暗室的建设是眼科检测的基本要求，暗室面积需要满足 3 ～ 4 人同时检测。前房检查在暗室用裂隙灯显微镜检查。晶状体检查首先在明室用手电筒照明小瞳下检查，然后在暗室做散瞳后裂隙灯显微镜检查。玻璃体检查于散瞳后在暗室进行。葡萄膜检测一般常用裂隙灯检查和眼底检查，必要时还要进行如眼底荧光血管造影等特殊检查，检测站一般不配置，需要时可就近依靠当地医院检测。眼底检查用直接检眼镜于散瞳后在暗室进行。色觉检查采用的是假同色板检查法，以空军后勤部卫生部印制的《色觉检查图》为主要版本，但必须备有另外版本，必要时对照使用，在白天明亮的自然光线下检查，应避免阳光直射，色盲本应保持整洁，弄脏和褪色的版面不宜使用。暗适应检查使用国产 YAK-I 型暗适应客观检查仪，测定快速暗适应时间。隐斜采用隐斜计检查方法，用国产东方红隐斜计在暗室进行检查，隐斜计与光点之间距离为 6m，检查前要校正仪器，先检查体检组医务人员数名，如果上隐斜多数指示 00 处，说明隐斜计是正确可靠的。立体视觉采用空军研制的白噪声立体视觉检测仪检查，主要检测立体视敏锐度，必要时再测交叉视差与非交叉视差，在自然光线或日光灯下（照度为 400～800lx）进行检查。动态视力检查应用 LDS-I 型动态视力仪，放置在无眩光检查室的检查台上，连接 220V 电源。对比敏感度检测应用 CSF-I 型对比敏感度检查仪，受检者要求坐于电视屏幕前 3m 处。屈光检查包括视网膜镜检影法和自动验光仪检查法，必须按照检测规范落实环境和设备要求。

（五）耳鼻喉口腔科环境和设施要求

耳鼻喉口腔科至少需要两间工作室，一间 30m² 左右的较大房间，同时开展耳鼻喉科常规检查和转椅及嗅觉检查；另一间长度需 6m 以上，宽度不限，环境要安静，进行听力检查，要有封闭的标准听力检测室，检测环境的噪声强度应符合国标 GB7583-1987 的规定。每个医生需配备额镜 1 副，电鼓气耳镜 1 套，耵聍钩 1 把，鼻镜 15 把，间接喉镜 1 把，间接鼻咽镜 2 把，枪状镊、膝状镊各 1 把，探针 1 根，喷雾器 2 个，酒精灯 1 盏，卷棉子 2 只，敷料盘 1 只，消毒缸 1 只，器械盘 1 只，台灯 1 个。科室需要配备电动转椅 2～3 个，煮沸消毒器 1 个，压舌板 100 块，长镊 2 把，接线板 3 个，4 个带盖的棕色小玻璃瓶，脱脂棉、纱布、电池、火柴各若干，椅子及长条椅若干。体检需用药品包括 1% 的麻黄碱 500ml，1% 的丁卡因液 100ml，95% 乙醇 500ml，75% 乙醇 500ml，苯扎溴铵 500ml，醋、酱油、汽油各 1 小瓶。

（六）心电图检查环境和设施要求

仪器要求：空军统一配发的电脑多导联心电图仪；仪器的性能必须符合标准；心电图定准电压为 1mV，必要时可为 2mV，纸速一般为 25mm/s，必要时可为 50mm/s。环境要求：心电图检查室要宽敞明亮，通风、安静、温度适宜（温度不低于 18℃），以避免因寒冷而引起肌电干扰；供给电源电压 220V；使用交流电源的心电图仪必须接好可靠的地线；心电图检查室要远离放射、高压交流电源；检查床不能平行应成直角，否则容易产生电磁感应引起交流电干扰；检查床应平坦舒适，宽度要适中，便于肢体放松；心电图检查室的布局要整洁，使用的心电图仪与检查床摆放位置要合理，便于开展工作。

（七）检验科环境和设施要求

实验室设施和环境的必要条件：动力和照明电按 220V 供给；实验室必须恒温、恒湿并配有温度计和干湿度计，对环境条件进行测量并记录；对电磁干扰、灰尘、震动、电源电压等严格控制；相邻区域不相容，采取有效的隔离措施；检测区域与非检测区域必须完全分开，并对检测区域进行有效控制，防止无关人员进入和使用检测区域；配备必要的消防设备，确保检测区整洁、安全、舒适。实验室内务及对检测环境的要求：实验室应清洁卫生、整齐规范，方便检测工作的完成；进入检测区域遵守换鞋制度；其他科室人员不得擅自进入；检测区域一律穿工作服；不得在实验室吃东西、嬉戏、打闹、大声喧哗；离开实验室应切断水、电源，锁好门窗；消防、卫生设施齐全，灭火器不得随意搬动。

（八）放射线科环境和设施要求

仪器要求，X 线透视机以数字化 X 线透视机为宜，X 线摄片机以数字化 X 线摄片机（CR 或 DR）为宜，一般检测站不配置专门的 CT 和磁共振成像（MRI），需要时去就近的医院检测。放射线科其放射性工作环境必须满足国家环境保护和医务人员职业保护的相关要求，同时达到对参检人员拍片和透视的诊疗需求。

（九）超声检测环境和设施要求

检查室内应安装空调，保持室内温度在（25±5）℃，一般使用耦合剂直接探测，必要时在探头与人体之间插入水囊，各种探头频率齐全。

（十）脑电图检测环境和设施要求

配置符合国家医疗仪器设备要求的全数字视频脑电工作站。脑电图室的位置应具备几个条件：远离其他较大电器设备，尤其是功率大、频率高的电器设备；远离高压线电路及变电器；能接专用电源线；有优良的接地线；无噪声，不嘈杂的地方；室内温度适宜无冷热感，空气新鲜无异味，通风好，光线强弱适宜无刺激感。工作站操作温度范围为 15～35℃；操作湿度范围＜85%。脑电图机必须要有良好的接地线，否则会产生交流电干扰影响记录；电源电压为（220±10）V；50Hz。仪器设备避免阳光直接照射，避免键盘受潮，避免显示器与强磁场接近，仪器使用完毕后，应切断主机、显示器及打印机电源，用柔软布覆盖，以防灰尘。

第四节　信息化管理

信息化技术的飞速发展，为提高飞行学员医学选拔检测质量提供了良好的手段和平台。加强飞行学员医学选拔信息化建设和管理既是提升招飞医学选拔本身质量水平的客观需要，更是构建飞行员身心健康全流程、全维度维护管理的起点和基础。飞行学员医学选拔信息化建设必须坚持高标准、规范化、全维度、全流程基本要求，致力于构建具有我军特色的高水平飞行人员信息力量管理平台。

一、飞行学员医学选拔信息化建设的内容和意义

飞行人员是国家特殊的宝贵财富，长期以来，由于编制、体制等原因，飞行人才建设单位各管一段，异构数据分散，缺乏必要的数据跟踪与分析平台，导致人才建设规律提炼周期长、反馈滞后、覆盖面窄，医学选拔规律的研究发现主要依靠个体分析、专家共识、历史总结或少量的抽样信息推断，飞行人才的选拔、培养和使用相对比较粗放。以飞行学员医学选拔实际情况和信息特征为基础，对信息进行合理、规范、科学的评价和处理，进行有效共享和交换数据资源，不断规范和完善飞行学员医学选拔信息管理体系，同时加强内部和外部数据的交换与联系，使医学选拔、心理选拔、文化选拔、政治审核等得到更好的信息化管理服务。这不但是加强飞行学员医学选拔信息化建设的基本内容，也是构建集招飞、院校培养、基地改装、部队使用于一体的飞行人才培养信息系统闭环的重要内容。医学选拔检测管理信息系统、进度监测管理信息系统、数据分析管理信息系统、医学随访管理信息系统、结果与标准核查管理信息系统等，是内部管理所包括的内容。飞行学员医学选拔与其他业务选拔、飞行学员培养训练、作战指挥等之间的信息化管理等，是外部管理所涵盖的内容。飞行学员医学选拔的发展和完善，是内部管理和外部管理相互作用、共同促进的结果。信息化管理系统还可以为决策使用者提供科学参考，统筹微观管理与宏观调控的任意活动，全方位、高质量地完成医学选拔任务。加强飞行学员医学选拔信息化建设主要有4个方面的重要意义。一是现代化空军建设的需要。空军作为技术密集型军种，飞行人员作为战斗力生成的核心，在身心健康维护方面需要数字化、信息化。二是飞行学员医学选拔工作改进提高的需要。信息化管理机制支撑着整个选拔的日常运行，与招飞选拔资源共享、内部信息传递、人力资源管理、健康档案传递、各类消耗材料的控制管理等息息相关，更新速度快、来源渠道全是信息化管理的优势，医学选拔的发展需要强大的信息支持。三是进一步加强医学选拔监测控制的需要。外部和内部联系的主要纽带就是信息，对医学选拔各种各样的情况在第一时间做出反应，这样就可以根据信息反馈的情况，让管理者做好宏观调控和统筹管理，在选拔中出现的各种弊端就能够得到及时、有效的解决。四是提高医学选拔效率、效益的需要。与以往全人工检测相比，信息化大大节省了检测的人力资源，同时解决了人工统计难以完成的大量数据分析，为实现经验选拔向科学选拔奠定了基础。

二、飞行学员医学选拔管理信息系统

2009年，空军招飞局组织力量研发了飞行学员医学选拔管理信息系统，首次实现了飞行学员医学选拔检测过程的信息化管理。该系统以飞行学员医学选拔全项目全过程检测为基本内容，以双人双签、全程监督为基本理念，以角色、主任、主检三级检测为基本流程并根据需要授予不同权限，实现了受检人员数据的实时采集与动态处理。虽然在使用过程中发现了很多不足，但有望在升级版本中得到不断完善。

三、档案管理与信息化

传统的飞行学员医学选拔的档案是纸质管理方式，这种档案管理方式的不足之处是仅能够对合格学员进行低效率、准确完整的档案溯源，对不合格学员或未录取学员的信息难以做到长期保存，因此难以对医学选拔进行全方位的分析研究。新的信息系统投入使用以来，基本能够实现全样本、全项目的数据存储，奠定了飞行学员医学选拔档案管理数据基础。加强飞行学员档案管理信息化建设是时代发展的必然要求，档案信息化建设是飞行学员医学选拔现代化发展的必经之路，也是提升档案信息管理水平的重要手段和必要方式，档案信息化建设在一定程度上满足了空军发展对现代飞行学员医学选拔的要求和需要，一些选拔和管理中的难题及边缘性问题的病例等，通过档案信息化建设的发展，检测人员能够得到有效参考和借鉴，极大地提高了工作效率和检测水平。档案信息化建设有效提升了飞行学员医学选拔的服务质量，特别是对于家属和社会的信息公开方面，为业务工作的顺利开展提供了强有力的保障和支撑，可以说档案信息化建设已然成了当前及未来很长一段时间内选拔信息资源服务社会的有效途径和方法。飞行学员医学选拔信息系统建设需要遵循相应的原则：一是操作要规范，必须按照程序进行操作管理；二是保证安全性，确保选拔档案信息的安全不受到挑战；三是具有一定的战略性，档案信息管理旨在长远发展，具有很高的战略意义和价值；四是坚持归档双轨制原则，既要有电子版，又要有纸质版；五是协作沟通要及时、有效；六是有实用的价值，坚持实用性是档案信息化的基本准则；七是储备原则，档案信息的重要功能便是储备，信息化建设同样要遵循这个原则不动摇。在加强信息化建设的过程中，各部门人员应充分重视，制定合理完善的档案管理制度，及时组织档案信息化管理培训，加大资金和技术支持，及时满足工作中的各种需求。

四、医学选拔信息化建设相关问题展望

与信息化技术发展相适应，飞行学员医学选拔信息化建设需要及时吸收现代科学技术成果，持续提升信息化整体水平。一是标准的信息化控制问题。飞行学员医学选拔标准包括硬性标准和软性标准，硬性标准包括身高、体重、视力等测量和功能性硬指标，软性标准包括需要专家评定的疾病稳定性等指标，对于硬性标准，通过信息化控制可以实现自动校对，进一步减少错漏率，提高检测质量水平。二是检测过程的自动控制问题。大批量的学员上站检测，客观上难以做到对人员流转的精准安排，科室之间、检测人员之间的工作数量、质量难以做到准确安排，参选学员也不能够准确了解各科室存在的学员数量，通过增加检测信息的自动计算和显示功能能够有效提高检测效率。三是检测结果的智能化分析问题。对检测合格情况、区域情况、年龄情况、科室情况、来源情况等做到及时准确的分析是信息化建设的必然要求，需要针对医学选拔要解决的关键工作问题和核心科学问题进行宏观设计，为检测人员提供简明高效的数据支撑。四是检测数据的自动流转与随访问题。目前仅能够做到选拔检测的保存与简单分析，飞行学员基础训

练、初教训练、高教训练等后续管理仍然以纸质管理为主要方式，信息化的设计需要考虑各阶段数据的兼容和自动流转问题。使飞行学员医学选拔真正成为飞行员全程身心维护的全新起点。五是检测工作的物联网问题，飞行学员医学选拔大部分基于现代医疗仪器设备的检测，当然也存在大量专家组的客观评估，将大量视力检查、身体测量、各科室检测的数据直接通过仪器设备转入检测系统并实现与标准相关的自动分析，将大大提升飞行学员医学选拔自动化信息化水平，同时为中国青少年体质相关研究奠定大数据基础。

第五节　综合评定

体检综合评定是指为适应医学本身复杂性、多样性特点，对《标准》未涉及、难以枚举或难以具体明确，但不影响飞行安全和地面训练的边缘性、疑难性问题，由鉴定专家组对其进行综合评估鉴定的过程。综合评定是飞行学员医学选拔定选检测的一项重要工作，根本目的是对不影响飞行训练的缺陷进行综合评价予以特许，最大限度将适宜飞行的学员纳入选拔对象。

一、综合评定的权力机构

综合评定是选拔和保留高素质飞行人才的一种重要方式，但是由于技术要求高，世界各国均对综合评定权力进行了有效限定。空军招飞局是招飞体检综合评定的主管部门，负责综合评定的组织协调、监督管理和各项保障。空军后勤部卫生局负责建立体检专家库，参与制定综合评定规章制度，监督综合评定程序方法落实，评价体检质量。空军招飞体检队负责承办上级机关下达的各项体检任务，提出体检鉴定专家组人选建议，组织实施招飞体检鉴定业务培训，开展综合评定学员的跟踪随访及科学研究，及时反馈招飞体检综合评定过程中出现的困难和问题，提出改进工作的意见和建议。空军招飞体检鉴定专家组负责具体实施体检综合评定工作，对边缘性、疑难性问题进行研究；对综合评定的内容、标准与方法提出修订意见和建议，对工作现场进行技术指导和监督，对有关体检问题的申诉进行受理，对主检组做出的结论进行审议并提出处理意见，及时向空军招飞局和空军后勤部卫生局汇报综合评定结果。

二、综合评定的基本原则

综合评定事关飞行学员医学选拔质量，体检综合评定工作应本着"坚持战斗力唯一标准，着眼长远质量，确保飞行安全，严格规范管理，公平公正公开"的基本原则，与飞行关系密切的重点项目从严，与飞行关系不大的一般项目从宽；病理性的体征从严，生理性的体征从宽；慢性、难以治愈、易复发、易留后遗症的病症从严，反之从宽；影响功能的从严，不影响功能的从宽；影响整体素质的从严，不影响整体素质的从宽。综合评定具体执行以下技术要求：①没有可能危及他人健康的传染病；②没有因为需要治疗而长时间缺勤的疾病及生理缺陷；③身体上有能力满足所有必需的军事训练；④身体能良好地适应军事环境，没有地理区域限制；⑤身体上有能力履行职责，不会加剧已有的身体缺陷和疾病；⑥无突然丧失能力的风险；⑦发生行为障碍可能性很小，尤其是在飞行作业时；⑧病情缓解、稳定，且在航空环境下仍能保持不变；⑨如果存在进展或复发的可能性，第一个症状或体征必须容易检测到，且不对他人或个人的安全构成危险；⑩不需要特殊的测试、定期的侵入性检查，或者不需要疾病稳定性或进展性的监测；⑪能够适应持续长航时飞行；⑫具有良好的操作可及性。

三、综合评定的组织管理

（一）鉴定专家组组成

鉴定专家组由具有丰富招飞体检经验的专家组成，含 1 名组长、2 名副组长和若干名专家、副组长可兼任专家，但总人数应为单数，同时要求包括内科、外科、神经科、眼科、耳鼻喉科、超声科、放射科、检验科、心电图等专业的专家。

（二）鉴定专家组的产生

鉴定专家组从空军招飞体检专家库中抽取，其中高中生、大学生定选和入校复查全部由空军指定，必须包括 3 名（含）以上空军招飞体检队之外的成员，组长由空军后勤部卫生局指定；副组长兼体检选拔复查组主检由空军招飞体检队队长和航空大学卫生处处长（或体检队队长）担任；初中生定选组长由空军指定，同时必须包括 3 名（含）以上区外专家。

（三）鉴定专家组的主要职责

对工作现场进行技术指导和监督；对边缘和疑难问题进行研究；对有关体检问题的申诉进行受理；对主检组做出的合格结论进行审查；对主检组做出的待结和不合格结论进行审议并提出处理意见；具体参加体检工作。

（四）鉴定专家组工作流程

鉴定专家组在每天体检具体工作结束后以鉴定会议的形式组织工作，由专家组组长主持鉴定会议，专业组检查结论为合格的为一次性审核通过；专业组检查结论为待结和不合格的，逐一分别讨论，逐一讨论具体流程如下。专家组组长介绍各专业组检查结果；根据初检结果发现的问题，由相应专业专家组专家任主评发表意见；对主评专家意见没有疑义的，按照主评专家意见形成结论；有两名以上专家不同意主评意见的，在充分征求相关专业专家意见的基础上集体讨论做出结论；每次会议形成的全部结论输出纸质文件经签字后由招飞中心存留。

四、空军飞行学员医学选拔第一批开展的综合评定项目

在规定相应综合评定项目内容和范围的同时,《空军招收飞行学员体格检查综合评定指南》,正式实施了第一批综合评定项目,即胸围、阑尾炎腔镜术后、痔、肛裂、精索静脉曲张、胸腰椎侧弯、膝内外翻、腰椎峡部裂、椎体融合、髂胫束发育不良、胫骨结节、下蹲功能不全、肾下垂超标、转氨酶增高、心脏杂音超标、心电轴偏移超标、一度房室传导阻滞、偶发期前收缩运动后不消失、慢性非萎缩性胃炎、人工荨麻疹、立体视觉、上睑下垂、虹膜囊肿、瞳孔残遗、晶状体周边部混浊、视网膜脉络膜病变、视盘杯盘比超标、鼻中隔偏曲、牙颌畸形、口腔正畸、裂纹舌、肝内钙化灶、肝内血管瘤、胆囊息肉、脾大超标、脂肪肝、肾囊肿、肾钙化。

第3章

空军飞行学员医学选拔复选管理

空军飞行学员医学选拔复选是由各战区空军招飞选拔中心根据年度工作计划安排，报空军及战区空军相关部门同意后，组织初选合格学员进行的全面医学检测。复选工作具体由各战区空军招飞体检队依据《空军招收飞行学员体格检查标准》全面组织实施。复选一般在本战区内定点设站，集中学生统一上站进行检测选拔。医学选拔复选科目及流程与空军定选相似，时间一般为 3d，第 1 天学生报到并办理相关手续，第 2 天持体检表上站进行医学检测，第 3 天进行医学选拔结论，合格者进入心理选拔。复选是空军招收飞行学员医学选拔中的重要环节，一方面有助于空军相关部门对学生身体状况进行全面了解和掌握，另一方面有助于学生获得珍贵的医疗矫治和医学观察机会。因此，复选有助于空军进一步遴选高素质飞行学员。

一、复选前准备

复选开始前要进行认真细致的准备工作，确保复选内容全面实施，复选质量有效控制，具体需要做好以下 6 个方面的准备工作。①确定复选科室及专业：一般尽可能包括 6 个科室 9 个专业，即外科、耳鼻喉科、眼科、内科、神经精神科、生理实验科（心电图、B 超、放射、检验）；②确定复选工作人员，根据工作需要确定参加复选的医护人员数量；③进行复选前器材设备准备；④进行复选前动员，对各科室提出具体要求；⑤确定复选流程，即学生报到集合→体检科或体检队长讲解复选项目及注意事项并发放导检单→内科、外科、眼科明室、耳鼻喉、神经科、心电图、超声、放射等检查同时交叉进行→眼科暗室→检验科→主检室；⑥组建复选体检组，设主检 2 人（战区空军招飞体检队队长、战区空军招飞选拔中心体检科长），主检助理 1 人（具有丰富经验的科室主任或专家），复选实行单科淘汰及主检评定制。

二、复选地点

复选地点的安排对学员上站率有一定的影响，一般复选地点离学生所在地越近，上站率越高，各战区内省会城市或交通方便的城市均可选择。根据年度工作计划安排，一般选择在 3～4 个城市开展复选工作为宜。

三、复选时间

复选时间原则上各战区空军初选结束后即可展开，一般在 1～4 月份，具体时间安排由各战区空军招飞选拔中心依据工作计划确定。

四、复选对象

参加复选的学员主要是初选合格的学生，对参加初选合格同时文化摸底考试达到合格线的学生进行通知并组织参加复选。当然，由于宣传发动不可能做到不漏一人，因此，对因特殊情况未能参加初选且品学兼优的学生，空军将开辟"绿色通道"，由学生本人向所在学校提出报考申请，学校对照报考基本条件检查合格，可与本学校或本地市参加复选学生同一时间报到参加复选检测。

五、科室及专业管理

（一）内科

内科检室条件，要求有 2 间诊室，每间面积 20m^2，配备工作台、电源，要求房间光线充足，温度适宜。检查设备主要包括诊断床 2 张，听诊器 4 副，水银血压计 4 个，计时器 2 个，体温计 1 个。检查科目主要包括病史询问、测量脉搏血压、内科物理检查。规范检查流程：进入诊室→休息 5min →询问病史→测脉搏→测血压→内科系统检查→保存结果→结论。为了保证内容检查质量，要求必须做到以下几点：病史询问不合格时，需嘱学生自己做笔录，并保存；脉搏血压不合格时，需休息 30min 后复查，必要时进行相关进一步临床检查，谨慎做出结论。

（二）外科

检室条件方面，要求面积 8m×5m 以上，能够摆放足够的工作台，对学员步态、身体情况能够进行良好观察，温度适宜，自然光线明亮，通风良好。检查设备方面，需要卷尺 4 个，直尺 2 个，软尺 1 个，体重计 1 个，方凳 1 个，握力计 1 个，大三角尺 2 个。检查科目方面，必须包括病史询问，身高、体重、四肢长度测量，皮肤及外科全身查体。检查流程方面，要详细询问外科相关疾病病史及手术外伤史，常规物理测量包括身高、体重、坐高、四肢长短等，身体功能检查包括四肢活动、身体发育、肌肉力量等，相关疾病筛查包括骨科、普外、肛肠、泌尿、皮肤等。外科检查时需要认真执行以下基本要求，对明确患有影响飞行及飞行安全疾病者予以淘汰，对于难以确定的疾病或功能状况，在进行必要的相关检查后，根据结果进行诊断及评定；部分边缘性问题，可根据实际情况提请主检组组织科室讨论，予以保留或淘汰；对于经治疗后可痊愈或通过锻炼可改善并恢复正常的情况，可予以保留；检测过程需要更加认真细致，对于部分疑难问题可咨询相关专业的专家后进行综合评定；判读本科室申请的 X 线片并做出结论。

（三）耳鼻喉口腔科

耳鼻喉口腔科检室条件，要求面积 20m² 以上，摆放适量的工作台，具备电源，温度适宜，自然光线明亮，通风良好。检查设备包括光源、额镜、头灯、电耳镜、鼻镜、压舌板、纱布、棉球、3% 麻黄碱喷鼻剂、75% 乙醇、酒精灯、喷壶、鼻内镜、探针、耵聍钩、鼻咽镜、间接喉镜、听力检查仪、电动转椅。检查科目包括询问病史，检查耳郭、外耳道、鼓膜、纯音测听、前庭功能，检查外鼻、鼻腔、鼻道、鼻甲，检查口咽、鼻咽、喉咽，检查会厌、声带，检查口腔、唇、牙齿、舌、下颌关节。检查流程包括病史询问，主要询问相关疾病病史，手术史及治疗情况，运动病史，耳鸣、眩晕等病史；常规耳鼻喉科目检查，包括鼻腔鼻道情况、外耳及鼓膜情况，口腔牙齿情况等；电动转椅、鼻内镜、纯音测听、耳气压功能检查。为了保证检测质量，耳鼻喉口腔科检查要求做到以下基本要点，即详细询问如运动病史、耳鸣、眩晕、变态性鼻炎、慢性鼻窦炎等病史；部分边缘性问题，可根据实际情况讨论后予以保留；涉及标准但可矫治的疾病，要进行前瞻性评估，并对矫治方法、时间、要求提出具体意见，同时向学生说明可能出现的情况，可暂时予以保留；转椅检查对于可疑前庭功能不良的学生，详细询问运动病史，进行综合评定，必要时可于第 2 天复查；听力检查要求隔音室达标，必要时可复查。

（四）眼科

眼科检室条件，要求面积 8m×5m 以上，摆放适量的工作台，具备电源，暗室要求 50m² 以上，房间明亮，无阳光直射视力表和学生面部，温度适宜。检查设备至少包括视力表、遮眼板、检查棒、电筒、色觉检查图、裂隙灯、隐斜仪、检眼镜、散瞳剂、电脑验光仪。检查科目主要有视力、色觉、外眼、隐斜、眼底、屈光、晶状体、玻璃体。检查流程一般按照下列方式进行，1 名医生查色觉，1 名医生查外眼，并填写结果；2 名医生负责检查视力，并填写结果，视力不足 0.8 者须复查，一般不超过 3 遍；2 名医生行裂隙灯检查，观察角膜、晶状体、玻璃体等；2 名医生行电脑验光；2 名医生行隐斜仪检查；下午所有医生行散瞳后眼底检查：玻璃体、视网膜、脉络膜等。为了保证检查质量，眼科检测要注意以下要点，即视力在 0.6 以上者可复查，必要时进行屈光检查后判定，视力 0.7 以上且屈光不超标的学生暂予保留，低于 0.6 者一般不复查，对于色觉外眼淘汰者不予复查；视力复查一般放在最后集中检查；视力复查达 0.8 以上者，需核实本人照片及相关信息，并排除佩戴各种眼镜后方可做出结论；对于某些难以判断的功能情况，可进行进一步相关检查后评定。

（五）神经精神科

神经精神科检室条件，要求至少有 3 间诊室，每间面积 20m²，配备工作台、电源，并且房间光线充足，温度适宜（22～25℃）。检查设备主要包括叩诊锤 3 个，骨针 3 个，手电筒 3 个，加湿器 3 台，毛笔 3 支，大头针 3 个，小直尺 3 个。检查科目主要有神经精神科病史询问、中枢及周围神经系统检查、平衡功能检查、肌肉发育及肌病情况检查。检查流程一般按照如下程序：进入诊室→神经精神科病史问诊→脑神经、脊神经及周围神经功能检查→生理病理反射检查→肌肉相关肌病检查→自主神经功能检查→保存结果→

结论。为了有效保证神经精神科检查质量，病史询问不合格时，需嘱学生自己做笔录，并保存；遇不合格情况时，须多次复查，必要时进行相关临床检查，谨慎做出结论。

（六）放射线科

放射线科检室条件，要求达到透视、拍片相关的国家和军队规定要求。检查设备至少要配备透视机器、照相机器，工作台 1 张，椅子 2 把，台灯 1 个，电脑 1 台。检查科目主要包括胸部正侧位 X 线片，颈椎、胸椎、腰椎正侧位 X 线片及科室申请的其他 X 线检查。检查流程如下：进入诊室——胸部正侧位 X 线片，颈椎、胸椎、腰椎正侧位 X 线片——医生阅片——保存结果——结论。遇不合格情况者，须进行复查，必要时进行相关临床检查，谨慎做出结论。

（七）超声诊断科

超声诊断科列入招飞必查项目，为提高招飞质量起到了重要的推动作用。超声诊断科检室条件，要求独立暗室一间，面积约 30m²。检查设备和耗材主要包括超声诊断仪，超声偶合剂、纸若干，工作台 2 张，诊断床 2 张，椅子 2 把，台灯 2 个，电脑 2 台。检查项目主要包括肝、胆、胰、腺、脾、肾（女性飞行员子宫附件），按照内科和心电图要求心脏彩超检查。检查流程如下：受检者平卧——肝、胆、胰、脾、肾等依次检查——记录结果及结论——提交结果。按照超声检查规范要求，检查需要空腹进行，须复查者按要求当日或次日早晨复查。

（八）心电图

心电图检室条件，要求面积不少于 30m²，配备工作台、电源，房间光线充足，温度适宜。检查设备和耗材主要包括空军统一配发的三导、单导心电图机各 1 台，木制二阶梯 2 个，诊断床 2 张，工作台 2 张，椅子 2 把，台灯 2 个，电脑 2 台。检查项目包括静息心电图检查、常规登梯运动试验（必要时加做平板运动试验进一步检查）。检查流程如下：进入诊室→静息心电图检查→登梯运动试验→保存结果→结论。遇不合格情况者，须进行复查，必要时进行相关临床检查，谨慎做出结论。

（九）检验

独立的检验科实验室面积至少要求 30m²，配备工作台、电源，房间光线充足，温度适宜。检查设备和耗材主要包括真空采血管、采血针、医用棉签、止血带、尿管、碘伏、实验用离心机 1 台，显微镜 1 台，诊断床 1 张，工作台 2 张，椅子 2 把，台灯 2 个，电脑 1 台。随着科学技术的发展，也可以完成抽血后依托当地高质量的实验室进行检测。检查项目主要包括血常规、尿常规、肝功能、乙肝表面抗原，以及其他科室要求检验的项目。检查流程如下：进入诊室→抽血、留中段尿→进行样本检测→保存结果→结论。为保证检验质量要求检查抽血必须空腹，遇不合格情况者，须进行复查，必要时进行相关临床检查，谨慎做出结论，须复查者按要求当日或次日早晨复查。

六、复选后的工作

复选合格后，如何针对复选和定选期间学习压力大、健康管理难的问题，开展针对性的健康维护，是提高空军招飞体检合格率、促进整体招飞质量提升的重要工作，必须协同招飞中心共同开展好个体化、针对性的健康维护。每名通过复选的学生均给予针对性意见和建议，并对需要治疗、功能锻炼等特殊情况的学生，密切追踪，随时掌握其身体状况。对所有通过复选的学生进行身体情况汇总，并进行分类，指定专人负责保健跟踪，如视力保健、鼻中隔矫治、体重控制等。选送空军参加定选前，对所有学生逐人进行分析、了解，对必要项目进行复查，如鼻中隔矫治情况、体重情况、视力维护情况等。

七、复选医务人员职责

高质量完成复选工作必须在密切协同的基础上，明确各类人员的基本职责，并把职责完成情况作为科室和个人考核的基本依据。

1. 主检职责

（1）负责招飞体检的全面质量检查与把关。

（2）负责对体检考生的过目审定，签署总结论。

（3）负责协调各科室的关系，掌握体检进度。

（4）组织解决体检其他问题，决定考生取舍。

（5）负责推荐体检合格考生。

2. 科主任职责

（1）在主检的领导下，组织安排本科（室）的体检工作。

（2）负责本科（室）的业务工作，保证质量完成任务。

（3）正确处理疑难性、边缘性问题，稳妥做出结论。

（4）指定专人负责本科（室）体检器材的管理、维护和保养。

（5）掌握本科（室）各项登记统计、资料积累等有关情况，负责经验总结工作。

3. 体检医师职责

（1）在科主任领导下，完成本职工作。

（2）熟练掌握体检标准，做到检查细致、认症准确、结论稳妥。

（3）在体检工作中，遇到疑难问题及时请示汇报。

（4）负责本科（室）设备器材的管理工作。

（5）负责本科（室）各项登记统计和资料积累工作。

4. 技师（技术员）职责

（1）在科主任领导下，完成本职工作。

（2）严格操作规程，保证安全、准确、可靠。

（3）熟练掌握有关体检标准，写出检测报告。

（4）遇到疑难问题，及时请示汇报。

（5）负责体检仪器的检查、维护与保养。

（6）负责特殊检查的登记统计和积累工作。

第4章

空军飞行学员医学选拔初选管理

空军招收飞行学员的初选工作是选拔工作的起点，是动员优质生源参选的关键环节。初选工作的质量不但关系到招飞任务能否完成，也对复选、定选效率、效益产生直接影响。招飞初选工作的重点是宣传发动，根据当年政策要求，最大限度动员更多学员参选，医学选拔服从于初选工作要求，尽量将不可变超标项目及时鉴别淘汰，准确识别可变项目的矫治变化范围，精准保留优质生源，以建立雄厚空军航空人才储备为目标，切实做好"发现好苗子，保护好苗子"工作，为后期进一步筛选提供充足储备。

招飞初选工作开始前，选拔中心统一部署，认真学习空军对新一年招飞工作的指示要求及年度招飞任务。结合以往招飞工作中遇到的问题，根据形势任务谋划年度工作，具体实施办法分为以下几个方面。

一、初选前期准备

1. 宣传发动 宣传发动要结合地方实际，充分利用各种手段开展高效动机扭转工作。同地方教委通过座谈、宣传研讨、会议总结等多种形式加强沟通，积极听取建议，加强军地协同，打开招飞工作局面。以省级规范化学校（示范性高中）为重点，扩大宣传动员的影响力和实效性。初选与宣传发动工作相结合，将宣传发动贯穿于初选检测的始终。通过深化宣传进一步促进检测，达到减员增效、事半功倍的目的。宣传方法要有针对性，采用校内面对面座谈方式或通过电视网络、新闻媒体等宣传，还可以通过短片、纪录片等形式加强招飞工作宣传。根据当地情况协调电视台、报社等媒体参与初检过程，实时宣传，吸引考生及其家长。

2. 体检准备 初选工作开始前，体检科应根据空军年度招飞任务，结合具体情况制订体检工作计划并印制体检中所需各类图表（体格检查表、各科室注意事项简介表等）。与体检队共同确定初检人员组成，初检组的人员由体检科和各科室检测人员共同组成，其中要有一定比例的骨干参加。主检、各科室负责人必须由有招飞体检经验的人员担任。体检队组织初检组成员招飞前业务技术学习，对各科室的业务及初选阶段的检测标准进行梳理和指导，对一些检查项目可能出现的边缘问题统一标准。参加初选的各科医务人员不得少于2人，新参加检测的医务人员需组织试检，试检时间为 3 ～ 5d，人数一般不少于 100 人。各科室指定专人对初选体检所需的设备器材进行检查和维护保养。对于消耗性器材、试剂、药品及需要协调厂家重新校验的仪器等在招飞前报体检科，体检科负责检查、购置、维护，确保初选物品的齐备及仪器设备处于良好状态。根据各地区情况，有计划地对校医进行集训指导。各学校自行组织招飞体格摸底工作。考生必须严格按《空军飞行学员自荐条件》进行自我对照，符合条件者，采取自愿和班主任推荐相结合的方式报名。校医按照《空军招飞考生体格摸底条件》对考生进行检查。符合条件者，将检查结果填入《空军飞行学员考生报名表》。学校招飞领导小组对体格摸底合格者签署意见并盖章，合格学生作为初选对象。

3. 测试现场工作要求　初检站根据招飞生源分布情况，设置在生源比较集中、交通比较方便的省（市）重点中学。体检科要根据各学校的不同条件，结合初选阶段的体检要求，选择体检场所。检测场地要求地面平坦，宽敞明亮，通风良好，面积不应小于 100m²，便于测试仪器的摆放、人员的组织和分流。外科检测场地需设置窗帘或屏风，尊重学生隐私，如果当年招收女学员，外科检查时须按性别分开进行。如果需要组织文化摸底考试，应选择在较为安静的场所或区域进行。初选组体检人员负责布置本科室检测场地。初检日检量通常安排 200～300 人，组织学生上站后要根据检测场地的布局、参检科室的检测时间和淘汰率，合理安排工作流程和进度，保证检测工作的质量。各个科室须规范操作，严格执行各项技术标准，不得擅自改变检查内容、测试方法及质量要求。工作人员提前 30min 进入体检场所，做好检查仪器等各项准备工作，所有工作人员须佩戴统一制作的工作证。参检学员需携带填好基本信息的《空军飞行学员考生报名表》，工作人员认真核对信息后方可安排学员按次序进入检测站。由于初选时学生到场时间不定，要注意避免个别学生重复上站。开始体检前，工作人员应向参检学员简要介绍检测流程、项目，科室布局及各科室检查注意事项。体检过程中，工作人员应耐心热情，细致认真，不得轻易淘汰参检学员。

二、初选体格检查

1. 体检项目的设定　初选的目的是利用最短的时间、最简便的方法淘汰一些明显不符合招飞标准的学生，筛选出有可能达到《空军招收飞行学员体格检查标准》的飞行苗子，为提高复选的合格率做准备。因此初选项目的设立要选择淘汰率高、简便易行、针对性强的检查项目。根据早期所有科室参与初选后的数据统计，淘汰率最高的 3 个科室分别为眼科、外科、耳鼻喉口腔科。其中远视力不足的学生淘汰率在眼科淘汰率中占到 60% 以上，因此远视力检查为初选的必查项目。而外眼及色觉检查因几乎不需要仪器设备、检查方法简便易行且短期内变化不大，也可作为初选眼科的检查项目。多人同时进行的外科初筛可以高效地筛选出明显不符合招飞标准的学生，因此可将身高、体重、胸廓、脊柱等作为外科初选的检查项目。耳鼻喉口腔科主要对外耳、中耳、鼻腔、口腔及颌面部明显不符合要求的参检者进行筛查。对重点学校、重点班级及普通高中学习成绩班级前十名学生，各科室、各科主任无权直接淘汰重点生源，必须由主检综合评定后方能做出淘汰结论，切实做好保苗工作。

2. 体检流程（图 4-1）

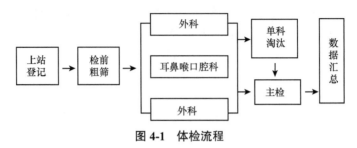

图 4-1 体检流程

检前粗筛即体检前在外科对明显身高、体重不合格，面部痤疮，少白头，面部不对称的学生进行挑选；耳鼻喉口腔科对牙列不齐、反颌、开颌等口腔结构不好的学生进行挑选；眼科对未经学校筛查，网上报名自行上站的学生进行检查。以上几种情况的学生分别优先到相应科室检测，相应科室检查通过后，再进入另外两个科室检测。

3. **体检项目的检查方法及标准把握** 以《空军招收飞行学员体格检查标准》为检测标准，对参检学生进行初筛，为复选提供学生储备。

（1）眼科

1）病史搜集。搜集病史时应尽可能全面，可着重注意以下方面。以往患过何种眼病，有无因眼病住院史，眼外伤史特别是角膜屈光性手术、角膜塑形治疗史及眼病家族史，另外，平时有无视物模糊，视物不能持久现象；视物有无变大、变小、变形或变色现象；阅读书报时有无串行或复视现象；有无眼痛、眼胀、虹视、视野缺损现象；有无眼红、眼痒、畏光、异物感、烧灼感及分泌物增多现象；眼部是否发生肿块、经常性流泪、溢泪或流脓现象；眼前有无活动性黑影或飞蚊现象；夜行时，有无眩光、夜盲等不适感。

2）远视力检查。远视力检查要求在长度不小于 6m 的明室进行，室内光线均匀明亮。采用空军统一配发的招收飞行学员体检兰德特氏环形视标视力箱或空军印制的飞行人员专用环形视力表。检查距离为直线距离 5m 处。受检者取站立位，受检眼同视力表 1.0 行同一水平线，先查右眼，后查左眼。视力表照明要求均匀恒定，无眩光，照度在 300lx 左右。指认视标时，一般可自 0.5 行开始，每一视标检查时间一般不应超过 3s。因为条件的限制，以及远视力测试的变异性，流行病学调查显示，初选合格标准一般定为 0.6 为宜，过高则容易误淘，过低则复选、定选时合格率过低，影响整体效率。记录方法：以全部认出的一行为基础，加紧邻的视标开口更小的一行的视标个数。如全部认出 0.8 行并能认出 0.9 行部分视标时，记录为 0.8+1、0.8+2……复查对于视力未达到合格标准，但不低于合格标准两行，可在受检查者休息 20min 后进行复查。复查时先查视力不好的一眼，再查另一眼。复查次数不超过 2 次，2 次均达到合格标准者方可评为合格。远视力检查注意事项：①检查前应在外边等候，以防个别受检者背诵视标；②嘱受检者勿用遮眼板重压眼球，检查时注意盖眼情况；③当视标认错时，指示棒不要在原处停顿或重复指点。

3）视野检查。一般只查面对面对照视野。该法只能粗略地估计视野的概况，发现视功能破坏广泛的较大缺损。

4）色觉检查。以空军后勤部卫生部印制的《色觉检查图》为主要版本，但必须备有另外版本，必要时对照使用。明亮的自然光线下，采用假同色板检查法。检查距离一般为 75cm。每版辨认时间一般不超过 5s。色觉检查需要注意的事项：①避免日光直射，色盲本同受检者的视线成直角，不能歪头斜视；②色盲本应保持整洁，弄脏和褪色的版面不宜使用；③色觉检查须单个进行，防止多人同时检查互相干扰。

5）眼部一般检查。按先右眼、后左眼，由外向内，从前到后的顺序进行检查。眼睑：注意有无眼睑闭合不全、上睑下垂、内翻、外翻、倒睫，睑缘有无潮红、鳞屑、肥厚、溃疡、色素痣及其大小。泪器：触摸颞上方眶缘，确定有无肿物；注意泪小点有无外翻、狭窄、闭塞或赘片增生，泪囊区有无红肿、压痛或瘘管，挤压泪囊部有无分泌物自泪小点流出。结膜：翻转上、下眼睑，注意睑结膜及穹窿部结膜有无充血、水肿、乳头、滤泡、瘢痕、结石及睑球粘连。巩膜：分开上、下眼睑，嘱受检者向各个方向转动眼球，注意巩膜有无充血、黄染、局限性结节、隆起、溃疡、色素斑块及肿瘤等。眼球检查：注意眼球大小、形态和位置，有无突出或内陷、震颤；眼球各个方向运动是否到位。怀疑眼球突出者可用眼球突出计测量。眼位检查：嘱被检查者双眼注视 1m 处光点，观察有无明显的光点偏移；继用单眼遮盖和去遮盖法初步判断受检者有无斜视，是隐斜还是显斜。内聚力检查，一般掌握在 7cm 左右，注意观察眼位变化。

（2）外科

1）病史搜集。外科病史搜集时应着重询问以下几个方面：①有无颅脑损伤、脊柱损伤、骨折或关节脱位等外伤史，发生的时间和原因；受伤的部位和程度；治疗经过和效果；有无后遗症等。②有无慢性腰腿痛或关节痛史，有无便血、脱肛或血尿史，发生的时间、原因、症状和程度；与劳动、运动和气候变化的关系；治疗经过和效果；对活动的影响等。③是否有手术史，手术的时间、经过和效果；有无后遗症等。

2）外科常规检查。男性受检者必须在裸体情况下进行，女性受检者可穿短裤、背心。①头、面、颈部和头皮检查：头外伤，发癣、斑秃、脂溢性皮炎或脱发、少白头、颅骨骨疣、头皮瘢痕等。颅骨畸形、颅骨凹陷、骨质的缺失或先天缺如等。持续性或慢性的颈肌收缩。影响正常功能或装备佩戴的颈部瘢痕挛缩。头或颈部结构的任何解剖学的或功能上的异常，干扰正常的言语、中耳通气、呼吸、咀嚼、吞咽或航空和其他军事装备的佩戴。②躯干检查：胸廓发育情况，观察受检者是否有扁平胸、鸡胸、漏斗胸、桶状胸或胸廓发育不对称等。注意有无因锁骨骨折引起的两侧锁骨不对称，有无胸肋关节处明显隆起（肋软骨炎），两侧肋弓下缘是否对称，有无一侧过分突出畸形等。对于胸廓的评定主要查看胸廓骨骼发育状态，胸部肌肉的发育状态只作为参考。腹壁检查：注意有无疝、手术瘢痕和腹壁静脉曲张等。发现手术瘢痕时应询问其病史、治疗经过和效果，有无后遗症。脊柱检查：嘱受检者背向检查者站立，注意观察脊柱的发育状态，有无驼背、脊柱胸腰段后凸、腰椎过度前凸、腰椎生理弯曲变浅或消失、棘突排列不整齐、脊柱侧弯；有无两侧腰背肌不对称、胸廓变形、骨盆倾斜和双下肢不等长现象。有脊柱侧弯者，应分别在直立位和向前弯腰时观察脊柱侧弯能否自行矫正。嘱受检者做脊柱前弯、后伸、侧弯活动，并于骨盆固定时做左右旋转活动，观察腰部的活动有无受限，并询问有无自觉症状。③四肢检查：注意观察四肢骨骼和肌肉的发育状态，并须与对侧比较。观察有无畸形，手指、足趾有无残缺及指（趾）甲癣；有无肘内翻、肘外翻、膝内翻、膝外翻、扁平足、鸡眼等；有无胫骨结节粗大、胫骨骨疣、腱鞘囊肿、小腿外侧肌疝等。可以预料到影响飞行任务的需淘汰。上肢功能检查包括手指活动，两手握拳与伸指，两拇指尖弯到小指底部，两手指分开与并拢，腕关节活动，腕关节伸、屈、旋转活动；肘关节活动，肘关节伸直、屈曲至两手指尖触摸同侧肩部，两臂下垂，屈肘约 90°，紧靠躯干两侧，做前臂旋前、旋后活动，前臂伸屈抗阻活动。下肢功能检查包括足趾活动，抬腿屈膝，足趾伸屈活动；足踝部活动，抬腿屈膝，做足的背伸、屈曲、内翻、外翻、内旋、外旋活动；膝关节活动，做伸直、屈曲活动，通过连续的下蹲活动观察有无关节弹响，下蹲功能不全及髂胫束发育不良等；髋关节活动，做前屈、后伸、内收、外展、内旋、外旋活动；下肢联合活动，两足尖分开着地及两足并拢放平，各尽力下蹲数次，盘腿坐下，纵跳并使两足跟尽量叩打臀部，两足并拢，用力跳远数次，在室内来回走和跑数次，注意有无跛行。④生殖器和肛门检查：男生殖器检查时要注意阴茎有无畸形，包皮是否过长，有无包茎，必要时翻转包皮检查；注意阴囊有无皮肤病，检查睾丸的大小、硬度、有无压痛、是否已下降到阴囊内；检查附睾有无肿大、硬结，精索有无压痛、增粗，有无精索静脉曲张和鞘膜积液。肛门检查时受检者背向检查者站立，两足分开，向前弯腰约 90°，两手尽量分开臀部暴露肛门。注意观察有无湿疹、白斑、白癜风等肛周皮肤疾病，有无痔、肛瘘、肛裂、脱肛等。注意事项：女学员初选时不行妇科检查。⑤皮肤检查：需观察全身皮肤有无广泛而深的瘢痕或粘连性瘢痕、溃疡、瘘管、皮下静脉曲张或皮肤病等。

3）人体测量。身高测量：初选时由于人员较多，嘱受检者赤足立正姿势站好（上肢自然下垂，足跟并拢，足尖分开约成 45°），目测出身高高于或低于合格范围的学生进行测量，测试人员读数时双眼应与压板水平面等高。以厘米为单位，精确到小数点后一位。确实超出标准者予以淘汰。体重测量：受检者在杠杆秤或电子体重计的踏板中心直立站稳，测出体重读数。注意事项：①测量体重前受试者不得进行剧烈体育活动和体力劳动；②受试者站在秤台中央，上下杠杆秤动作要轻。

（3）耳鼻喉科

1）病史搜集。病史搜集的主要项目：运动病病史（晕车、晕船、晕机史）、眩晕病史、耳鸣病史、鼻出血病史、耳鼻喉科口腔科其他病史及手术治疗史。需要注意的几种疾病如下。①经常性耳鸣的判定：耳鸣为听觉功能紊乱所致，其病因复杂，既有耳部病变引起的耳源性耳鸣，也有全身因素引起的非耳源性耳鸣。经常性耳鸣严重影响学习、工作及休息，临床上该病有随年龄增长呈进行性加重的特性，目前尚无特效的治疗方法，如近 3 年内，每周发生 2～3 次，每次耳鸣持续时间数小时，可判定为经常性耳鸣，应予淘汰。②运动病病史的判定：注意询问发生的时间、次数，车船的行驶里程，晕车、晕船时的具体症状，排除偶发性病史及假阳性病史。着重询问近 3～5 年的情况，如有 2 次以上明确的晕车、晕船史可判定为运动病病史。疑似者，可结合科里奥利加速度耐力试验结果判定。③反复鼻出血的判定：应详细询问鼻出血的诱因、出血的时间、出血的次数和出血量的多少。青少年的鼻出血，多数为黎氏区黏膜出血所致，少数为鼻腔其他疾病或全身性疾病所致。对于前者可结合鼻中隔及黎氏区黏膜情况综合判定；对于非黎氏区黏膜出血的鼻出血病史可结合鼻腔的检查情况（前鼻镜、鼻内镜、鼻窦影像学检查等）综合判定。下列情况一般应判定为反复鼻出血：近 2 年内，每月出血 3～4 次，每次出血量较多；近期内，每周鼻出血 1～2 次，鼻腔各项检查未见异常，鼻出血原因不明；鼻出血病史伴有黎氏区黏膜出血倾向（黎氏区锐性中隔嵴突、黏膜糜烂等）。

2）耳部检查。①外耳检查：观察双侧耳郭是否对称，有无耳郭畸形，有无副耳郭及内有无软骨，是否影响佩戴耳机等通话设备；观察有无耳前瘘管，是否反复感染，是否手术，术后手术效果如何；观察乳突有无明显红肿，有无压痛，有无异常的耳后淋巴结肿大，有无中耳及乳突手术瘢痕；观察外耳道有无湿疹，有无分泌物、有无外耳道真菌病；观察有无外耳道狭窄。②中耳检查：清理外耳道耵聍，使之不影响中耳检查。清理方法不可粗暴，以免伤及外耳道、鼓膜。大块难以清理的耵聍栓，可用药物软化后再行取出；选用大小适中的电耳镜头，使之既能观察到鼓膜全貌，又能较好地封闭外耳道，必要时可加用橡胶圈；观察鼓膜有无充血、穿孔、钙斑、增厚、混浊、内陷、粘连、萎缩、菲薄瘢痕;观察中耳腔内有无积液、积血（蓝鼓膜）、增生物、搏动（颈静脉球体瘤）等。注意事项：耳郭畸形、副耳以不影响较长时间佩戴耳机、不明显影响仪容为判定的出发点。③耳前瘘管：若瘘管较浅、局部无红肿、无自觉症状、无感染史，仅在挤压时有少许黏液、皮脂样溢出，或手术切除后瘢痕不明显者，应予以合格。如反复感染者（因反复感染局部皮肤红肿，或切开引流后局部皮肤瘢痕化），或手术切除后局部皮肤瘢痕明显者，应予以淘汰。④外耳道狭窄：用最小号的鼓气电耳镜，经多次变换耳镜检查角度，可看到鼓膜全貌者，可判定为合格；仍不能看到鼓膜全貌者，可判定为不合格。⑤重度外耳道真菌病：整个外耳道壁均有黄黑色（黄白色）霉苔，并波及鼓膜表面，或病变虽未波及鼓膜，但外耳道痂皮过多，取出痂皮后皮肤糜烂，上述情况可判定为重度外耳道真菌病，应予淘汰。⑥鼓膜耳硬化症趋势也是应考虑的因素之一。

3）鼻、鼻窦检查。鼻外观检查：有无明显鼻部畸形、外伤及手术瘢痕；观察并触诊检查上颌窦发育情况；触诊观察上颌窦、额窦有无明显触压痛。鼻腔常规检查：①观察下鼻甲有无肥厚性鼻炎体征，有无萎缩性鼻炎体征，包括下鼻甲肿大的程度；下鼻甲表面黏膜有无结节状变性；探针触诊下鼻甲，观察黏膜弹性及是否为骨性肥大；用 1% 麻黄碱溶液鼻腔喷雾或棉片填塞，观察收敛情况；下鼻甲小、表面痂皮、恶臭、鼻腔内宽敞可看到鼻咽部等体征应考虑为萎缩性鼻炎。②观察鼻腔黏膜有无苍白、水肿等变应性鼻炎及血管运动性鼻炎体征，如发现以上体征，应详细询问有无慢性鼻塞、阵发性喷嚏、鼻漏和流泪等病史，必要时通过复查、跟踪观察的方法明确诊断。③观察鼻中隔有无偏曲、弯曲、嵴突、棘突、穿孔、粘连等。判断和评估鼻中隔异常对窦口鼻道复合体引流的影响、对通气功能的影响、是否造成鼻出血倾向、是否压迫鼻甲从而出现反射性头痛等。对影响鼻腔、鼻窦功能的鼻中隔偏曲应从严掌握：重度高位鼻中隔偏曲、中鼻甲下缘以上区域的鼻中隔偏曲，用 1% 麻黄碱充分收缩鼻甲后，中鼻甲大部分仍被挤压，影响窦口鼻道复合体引流者应予以淘汰；低位鼻中隔偏曲，如发现影响鼻腔通气功能、引起鼻出血倾向及压迫下鼻甲变形导致反射性头痛者应予以淘汰；鼻中隔穿孔、鼻腔粘连者，无论何种原因均应淘汰。④观察窦口鼻道复合体有无结构性阻塞（钩突肥大、筛泡大、中甲异形、中隔高位偏曲等）情况，有无慢性炎性及增生性阻塞（鼻息肉，中甲、筛泡、钩突的慢性炎性水肿及息肉样变）等情况。

4）口腔检查。颌面部外观检查：观察有无因颌骨发育不佳而造成的颌面部明显畸形、不对称，有无唇、腭裂等畸形；观察有无外伤、手术后瘢痕，以及是否影响面容、功能，手术瘢痕要核实手术名称、时间、手术地点等信息；观察开口、闭口运动时，颞颌关节有无异常摆动、弹响及疼痛等，凡有下列情况之一应判定为颞下颌关节慢性疾病：①下颌关节强直；②习惯性关节脱位；③颞下颌关节功能紊乱，观察并触诊颌下腺及腮腺有无肿大（肿瘤）、触压痛（炎症）等。牙齿、牙周及咬合情况的检查：检查应在充分的自然光线下进行，也可用辅助光线照明：①牙，应注意有无龋齿、残根、缺齿和义齿等。②牙龈，正常牙龈呈粉红色，质坚韧且与牙颈部紧密结合，检查时应注意有无增生、水肿、萎缩等，压迫牙龈有无出血及溢脓，有无牙龈色素沉着、瘘管、龈缘出血等；③咬合情况，咬合关系是否良好，有无深覆颌、开颌、反颌、锁颌等，是否影响咀嚼功能及面容。局限性牙周病，原因明确，预后良好者从宽掌握；弥漫性牙周病，原因复杂，预后不良者应从严掌握。活动义齿对飞行影响大，应从严掌握，上、下切牙的缺失、镶补情况除考虑对咀嚼功能的影响外，还应考虑其对面容的影响。

5）舌、咽部及口腔黏膜的检查：①观察舌的运动情况及有无地图舌、裂纹舌、舌肿瘤等。舌系带短，影响发音，手术难以矫治者应予以淘汰；重度地图舌一般应予以淘汰；重度裂纹舌一般应淘汰；舌部血管瘤一般应予以淘汰。②观察口腔黏膜有无慢性溃疡、白斑等口腔黏膜病等。上述病症反复发作，不易治愈。慢性黏膜溃疡，经长时间观察不能愈合者，应从严掌握；口腔黏膜溃疡，需考虑除外全身疾病。③观察咽部有无异常增生、扁桃体有无异常肿大。单侧扁桃体Ⅱ度以上肿大应除外扁桃体肿瘤可能；双侧扁桃体Ⅱ度以上肿大者，应结合全身其他情况综合考虑（如有无腺样体肥大等）。

6）喉部检查。喉部发音情况的检查可在询问病史时进行。

4. 数据统计　各科室及体检科初检期间每天要按要求做好逐日统计和阶段各类数据的汇总，并填写体检报表。这对于积累资料，研究分析问题，指导、改进招飞体检工作具有很重要的作用。初检结束后体检科要做好各科室淘汰情况分析表，特别是要重点做好学员不合格原因的分类统计。登记统计工作要做到情况可靠，认真填写，数据准确，要认真整理、分类、归档，妥善保管。

秉承"精招精选、强我空军"理念，以建立雄厚军地航空人才储备为目标，初选的项目制定，初选的形式安排都可以根据国家发展进行调整，并不一定一成不变。例如，将初选重点放到宣传发动上，增强学生、家长、学校等对成为空军飞行员的荣誉感，提高全民对空军飞行人员的认同感和使命感。在此基础上，依托当地市定点医院体检，学生、学校可根据自身情况自行安排体检时间。在截止时间前由学校统一将学生体检结果及学生成绩情况交到选拔中心。各选拔中心根据学生身体和学习成绩情况做出复选安排。最终目的是提高招收质量，确保招收的学员高起点、高标准、高效益。

第 5 章

空军飞行学员入校复查组织管理

入校复查是空军招收飞行学员经历航空大学入校新训后，但正式获得军籍前，为了将难以跟上军事训练、不适宜飞行的学员提前转入其他学校，最大限度减少身体原因带来的飞行培养损失，由空军和航空大学相关专业专家共同组织的医学检查。根据年度部队招生工作整体安排，入校复查工作通常在每年的 8 ～ 9 月完成。

一、入校复查的目的意义

入校复查工作充分利用我国空军飞行学员选拔从定选到入军籍前之间这一观察期，从医学上进一步观察招收学员对航空大学培养体制的适应程度，发挥招飞、培养体制优势，从医学上确保飞行学员航空培养成飞率，是与西方发达国家培养体制相比的重要优势之一。

（一）入校训练适应性的综合评价

好的开端是成功的一半，飞行学员从入校到入校体格检查之间一般经历了 2 个月左右的训练，能够基本反映出飞行学员对航空大学训练内容、训练强度和日常生活的适应程度，特别是身体各系统器官对训练内容的反应程度，能够作为今后训练能力水平的综合反映。从具体复查结果可以看出，新发病是入校复查最主要的不合格病种，半月板损伤、晕厥、心肌酶增高、运动后偶发期前收缩、癔症等均与训练或生活适应程度密切相关。对照招飞体检标准和综合评定指南项目，属于定选漏诊的项目一般小于 1‰，充分体现了我国空军飞行学员医学选拔在质量把关方面的严谨性与严肃性。

（二）正式入军籍前的医学把关

身体原因导致的停飞不但影响飞行学员的培养问题，也影响学员下一步职业选拔和上学问题，包括学员择校自愿问题、专业选择问题、军人保障问题、年度招生计划问题等。因此，在正式入军籍前，必须将确实不适宜飞行训练的学员转入地面或地方院校。对于符合《军队院校招收学员体格检查标准》的学员，一般转入地面专业；对于不符合《军队院校招收学员体格检查标准》的学员，协调地方招生教育部门转入相应的地方大学。

当然，由于牵涉方方面面的政策和意愿问题，对于入军籍前的医学把关必须做到科学合理，并严格按照相关政策办事。每年入校复查需要退学或转地面的学员，都需要招飞系统、航空大学、地方教育部门及家庭的通力协作才能得到圆满解决。

（三）医学选拔标准把握尺度的系统回顾

公开、公正、公平是招飞体检工作的基本要求，确保"一把尺子量到底"是招飞医学选拔坚持的一贯原则。鉴于医学选拔工作的多样性与复杂性，每年的招飞医学选拔都要在诸多边缘性问题上统一要求，统一尺度。入校复查结果是尺度把握是否做到一致性的最直接体现。通过对入校复查结果的系统分析，全面衡量各战区、各体检组、各医务人员在标准把握方面的差异，对医学检测工作做出全面科学客观的讲评，是持续改进招飞医学选拔工作的有效做法。

（四）年度体检质量的再次审查

招飞工作是战斗力生成的基础性工作，必须切实做到尽最大努力，招最好学员。尽管传统上的招飞医学选拔经过了初选、复选和定选，但是建立完善的监督考评机制仍然十分必要，通过背对背的入校复查并建立科学规范的专家组工作机制，是提高飞行学员医学选拔质量的重要方式。一方面，对新发病例进行回顾性分析，反思复选、定选检查技术适宜性，改进飞行学员医学选拔技术手段，提高预测水平，减少入校复查淘汰率；另一方面，对漏诊、误诊情况进行研究，对医学选拔人员技术水平、检测作风、客观条件、上站规模等方面进行反思，持续提升招飞整体水平。

二、入校复查连续 4 年常见疾病谱

长期入校复查结果显示，各个时期的疾病谱和鉴定数量存在显著差异，在文化成绩要求不高的招飞时期，身体条件很少考虑飞行适应性和训练适宜性，一般宁可误淘，不可误诊，因此，招飞学员入校复查基本上均为新发病。按照空军招飞从传统经验模式向现代科学模式、从传统粗放模式向现代精准模式转变的发展趋势，减少漏诊率和误淘率成为必须同时追求的目标。自 2008 年招飞转隶改革以来，入校复查的疾病谱变化客观上说明上述转型的不断过渡，漏诊率始终保持在较低的水平，误诊率实现了大幅度下降（表 5-1 ～表 5-4）。

表 5-1　2009 年入校复查鉴定疾病谱

序号	检查科室	病因	例数	鉴定结论
1	外科	半月板损伤	2	观察矫治
2	外科	重度扁平足	1	观察矫治
3	外科	腰椎间盘突出	6	观察矫治
4	外科	枕大池蛛网膜囊肿	1	退学
5	内科	预激综合征	1	观察矫治

续表

序号	检查科室	病因	例数	鉴定结论
6	内科	冠状动脉供血不足	1	新发病退学
7	神经内科	双上肢功能障碍	1	新发病退学
8	耳鼻喉科	鼻息肉	1	观察矫治
9	耳鼻喉科	鼻中隔嵴突	2	观察矫治

表 5-2 2010 年入校复查鉴定疾病谱

序号	检查科室	病因	例数	鉴定结论
1	外科	右半月板损伤	1	转地面
2	外科	右胫腓骨骨折	1	转地面
3	外科	肛瘘, 外痔	1	转地面
4	外科	头部瘢痕	1	新发病退学
5	内科	慢性胃炎	1	转地面
6	内科	高血压	2	观察矫治
7	内科	预激综合征	1	新发病退学
8	眼科	共同性外斜	7	转地面
9	眼科	远视力不足	7	转地面
10	放射科	双侧峡部裂	3	转地面
11	心电	运动后偶发期前收缩	1	转地面
12	B 超	肾钙化灶	1	转地面
13	化验	转氨酶升高	1	转地面
14	化验	心肌酶高	1	转地面
15	神经内科	晕厥	1	新发病退学
16	神经内科	眩晕症	1	新发病退学
17	神经内科	神经症	1	新发病退学
18	神经内科	焦虑症	1	新发病退学

表 5-3 2011 年入校复查鉴定疾病谱

序号	科室	病因	例数	鉴定结论
1	内科	心肌炎	1	观察矫治
2	内科	低血压	1	观察矫治
3	外科	精索静脉曲张	1	观察矫治
4	外科	右足外伤	1	观察矫治
5	外科	髋关节损伤	1	观察矫治
6	外科	腰椎间盘突出	2	观察矫治
7	外科	斜疝	1	观察矫治
8	外科	颈椎病	1	观察矫治
9	神经内科	晕厥	2	观察矫治

序号	科室	病因	例数	鉴定结论
10	神经内科	枕大池囊肿	1	观察矫治
11	神经内科	椎基底动脉供血不足	1	观察矫治
12	神经内科	癔症	1	观察矫治
13	眼科	共同性外斜	3	观察矫治
14	眼科	右眼上睑倒睫矫正术后	1	观察矫治
15	心电	室性期前收缩	1	观察矫治
16	心电	预激综合征	1	新发病退学

表 5-4　2012 年入校复查鉴定疾病谱

序号	病因	科室	例数	鉴定结论
1	内科	胸闷气短	1	新发病退学
2	内科	心肌劳损	1	新发病退学
3	内科	可疑心肌炎	1	观察矫治
4	内科	恶心	1	观察矫治
5	外科	半月板损伤	3	新发病退学
6	外科	骨髓炎	1	新发病退学
7	外科	椎间盘突出	1	新发病退学
8	神经精神科	晕厥前状态	1	转地面
9	神经精神科	晕厥前状态	1	观察矫治
10	神经精神科	晕厥	8	转地面
11	眼科	黄斑条状玻璃膜疣	1	观察矫治
12	眼科	外斜视	1	观察矫治
13	放射科	左上肺炎	1	观察矫治
14	放射科	右肺门处结核球	1	新发病退学

分析连续 4 年入校复查疾病谱情况和鉴定情况，每年鉴定人数在 10 ～ 20 人，占总人数的 1% ～ 2%，退学人员 5 ～ 10 名，外科、内科、眼科、神经内科是入校复查不合格的主要科室，鉴定过程中，功能性疾病是造成不合格的主要方面，也是鉴定中的难点问题，相反器质性疾病鉴定矫治较容易。新形势下入校复查鉴定主要有以下 5 个方面的原因。

（一）学员自身的主观能动性

无论器质性损害还是功能性疾病，在入校复查中都不可避免碰到部分客观检查与主观症状之间不一致的现象，如胸闷气短、恶心、椎间盘突出、半月板损伤等，医学检测结果有时难以解释主观症状的严重程度。深入调查发现，要求鉴定的部分学员存在飞行动机不够强烈的问题，这一现象与招飞学员文化成绩大幅度提高有一定的关系。动机是飞行心理素质检测的首要内容，解决这一问题需要进一步突出心理素质检测在飞行选拔中的地位和作用。

（二）新发损伤及其他疾病

心肌炎性反应主要是较高强度训练诱发的结果，按照国际相关医学指南，大部分有心肌炎性反应者能够在适应之后得到有效恢复。半月板损伤大多来自跑步训练，从鉴定的 10 余名学员看，大部分损伤经治疗后不影响军事训练，腰椎间盘突出与招飞时检测结果没有显著关系，腰肌劳损的临床诊断意义更为明显，其他如足外伤、骨髓炎、晕厥前状态都是训练适应阶段的特发不适。在做好密切观察的前提下经适当治疗能够有效治愈。

（三）检测内容覆盖面不全

招飞医学选拔技术要求快速、准确和实用，一般一天的检测时间很难完成所有需要检测的项目，对于飞行影响不大、检出率低的项目，一般在飞行学员医学选拔中难以得到充分利用。例如，在入校复查中曾查出胫腓骨肿瘤及头颅枕大池囊肿，头颅 CT 或 MRI 显然难以在招飞选拔中普遍应用，全身骨扫描应用于招飞同样也会得不偿失。

（四）标准本身的科学性问题

对标准本身认识的不足也是导致入校复查不合格的重要原因。例如，每年都有晕厥前状态的患者转地面院校，但是研究美国空军招收飞行学员标准可以发现，美军规定不明原因的晕厥（因诱因不明，不可控）、直立性低血压晕厥（飞行环境下易诱发）、反复发作的晕厥（可能存在器质性疾病）等不合格，其余如血管穿刺、长时间站立等诱因明确且可控的原因导致的晕厥单次发作，符合标准。由于晕厥前状态不伴有意识丧失，大脑供血还足以使其保持清醒，正常人体可以快速调节而恢复，此外导致晕厥前状态的原因很多，可能合并有天气炎热、空腹、紧张等，而这些原因均是可控的，也可以通过反复的训练改善，飞行环境下并不会增加其风险，故美军标准中未提及晕厥前状态。同时专项研究及文献证实，尚无文献报道因静脉穿刺、长时间站立等所致晕厥前状态的人群再发晕厥的风险高于普通人群。晕厥及晕厥前状态航空医学需要考虑的是，任何飞行过程中发生的晕厥及晕厥前状态均会严重影响飞行，因此，对于有过地面晕厥前状态病史的学员，我们需要关注的是两点：导致晕厥前状态的诱因是否明确且可控；在飞行环境下是否会增加其复发的风险。对于第一点，如果是医学无法解释的，即不明原因的晕厥前状态，自然也就无法预测其复发风险，也无法进行有效的预防；伴有器质性病变的晕厥前状态，如心脏或脑部疾病引起的晕厥前状态，需要治疗，且较普通人群有更高的复发风险；反复发作的晕厥前状态，即使原因明确且可控，如颈动脉窦敏感引起的晕厥前状态，本身具有易复发性，以上这些情况都是不符合要求的。对于第二点，在飞行环境下，由于缺氧、加速度、高空减压等因素，容易诱发空中晕厥，因此，如患有直立性低血压，在加速度下更容易诱发晕厥前状态甚至晕厥，应严格做不合格处理，除此之外，其他任何诱因明确且可控、单次发作的晕厥前状态均应该进行综合评定，加深对标准的认识以利于科学控制和减少入校复查鉴定人数。

（五）医学检测的漏诊问题

目前的医学尚无法绝对避免漏诊的发生。漏诊一般包括 3 种情况：一是诊断技术要求较高，对医务人员资质有特殊要求，如焦虑症、癔症等神经精神症的诊断，飞行学员医学选拔缺乏专业人员；二是该缺陷本身存在可变性，如共同性外斜，特殊情况下难以检出异常情况，只能按照相应的检测规范通过较多次数的检查才能保证安全；三是检测人员因疲劳等原因导致的漏诊，如黄斑条状玻璃膜疣、鼻息肉等，都难免出现漏诊，但均应控制在非常低的范围内。

三、入校体检的组织实施

入校体检一般由航空大学具体组织实施，需要鉴定的人员报空军招飞鉴定专家组统一鉴定。

（一）组织领导

入校复查检测工作由卫生处根据检测内容抽调 30 名左右的医务人员成立入校体检队，由航空大学体检队队长任主检，负责实施入校体检工作。卫生处具体负责起草制定并下发入校体检工作安排的通知，协调教务部门调整课时计划，各相关学员队认真做好参检学员体检前思想教育，端正态度，实事求是，努力配合好体检工作。

（二）时间

检测前要求整理好受检学员健康档案，布置好体检场所，准备好所需设备及消耗用品，负责体检期间工作秩序，协调传表员工作；检前组织（由参检学员队干部、航医、体检队队长构成）参加入校体检工作协调会，进一步了解学员在校期间的身体情况，指导参检学员队做好入校体检前的教育动员，配合搞好入校体检工作。体检时间一般安排在上午 8 ：00 开始，体检前一天参检学员应避免剧烈的体育活动，抽血前应禁食、禁水。

（三）地点

检测地点一般安排在距离学员住宿较近的检测站，检测站要求具备入校复查的场地设施、仪器设备和信息化装备。入校复查场地、设备、内容等原则上与定选体检要求一致，确因人员或设施设备不足的，结合与飞行训练的关系做出适当取舍。

（四）检测项目

入校复查工作执行《空军招收飞行学员体格检查标准》内容。按照标准应成立内科、外科、神经精神科、眼科、耳鼻喉口腔科、超声诊断科、检验科、放射科、心电图室等，并根据检测规范要求配置相应的设备和检测场地条件，内科测血压、听诊心脏；外科测量身体尺寸并进行体格检查；神经精神科进行神经系统检查；眼科检测视力、外眼、眼底；耳鼻喉口腔科检查鼻腔、外耳、前庭功能、口腔情况等，另外还要完成心电图、腹部超声、胸部透视、脊柱拍片、血液常规和生化等检查。为了达到统一科学鉴定的目的，检测标准和规范必须与招飞定选一致。

（五）信息化管理

持续改进飞行学员医学选拔必须建立集招飞初选、复选、定选、入校复查、转校体检及飞行员成飞后一系列体格检查于一体的信息系统。招飞定选实施信息化管理以来，大大推进了飞行学员生源基本情况的研究，但是由于入校后长期形成的体检本管理模式，很大程度上制约了飞行学员健康鉴定跟踪随访，难以在实践过程中提出具有更高证据级别的科学依据。因此，建立与飞行学员健康管理、鉴定、科学研究要求相适应的信息系统势在必行。

四、入校复查的专家组鉴定

对照《空军招收飞行学员体格检查标准》和相关综合评定指南，航空大学体检结果将形成合格、综合评定合格、不合格三类结论，对于不合格和部分综合评定合格的学员，报空军招飞局组织空军专家组进行医学鉴定。

（一）提出鉴定需求

航空大学提交鉴定的需求要包括以下内容。①学员姓名，鉴定组需要回溯定选和复选检查结果；②不合格诊断，描述不合格诊断的具体内容，专家鉴定时尽可能根据体检内容做出正确的判断，必要时增加检查项目；③必要的支持材料，如晕厥及晕厥前状态要求提供原始证明材料，心电图原始图、影像资料等；④鉴定学员及带队干部对学员飞行动机的基本评价，特别说明学员进一步飞行愿望的强烈程度；⑤体检组初步鉴定意见。

（二）成立专家组

根据航空大学提出的鉴定需求，按照专业覆盖面要全、专家权威性要高、符合空军相关管理规定的原则，成立由组长 1 名，副组长 2 ~ 3 名，组员若干名组成的专家鉴定组，在专家的选拔上，可以在空军招收飞行学员鉴定专家库中抽取，也可以根据鉴定内容临床抽调空军相关领域的权威技术专家，对鉴定难度较大、鉴定人数较多的，可以一个专业邀请多名专家参与，为了实现招飞鉴定标准的统一，专家组组长原则上由空军招收飞行学员医学选拔鉴定专家组组长担任，空军招飞体检队队长、航空大学卫生处处长及体检队队长要求参与专家组工作。

（三）组织鉴定

专家鉴定项目通常都会包括内科、外科、眼科、耳鼻喉口腔科、心电图、放射等专业，因此，鉴定场地和设施与入校复查要求一致。专家鉴定通常按照以下程序组织。

（1）查看资料，专业领域专家详细查看相关学员的体检资料，包括检验检查项目、主诉病史资料等。

（2）现场体检，对查看资料无法完成鉴定的学员，组织学员进一步进行体检，完善相关病史、体征。

（3）补充检查，对需要进一步检查和观察的项目，下达进一步检查的申请单。

（4）逐个研究讨论，完成上述检查之后，专家组成员按照逐个研究的程序进行讨论，听取专业专家意见，按照《空军招收飞行学员体格检查标准》《军校学员体格检查标准》及相关综合评定指南规定，经专家组集体研究提出相应结论。

（四）鉴定结果

专家组鉴定结果即最终鉴定结果，一般情况下包括五类。

（1）合格，符合招飞标准要求，可以继续参加飞行训练和地面训练，身体上可以立即获得飞行学员入校军籍。

（2）综合评定合格，根据飞行适应性评估考虑，结合相关综合评定指南，专家组认定学员能够达到飞行和训练要求，从飞行适应性和航空医学方面考虑，身体条件与合格为同一类型。

（3）观察矫治，对于部分心肌酶增高、轻度半月板损伤、鼻息肉等矫治适应效果确切的项目，专家组下达观察矫治结论，大部分学员矫治完毕后能够达到合格或综合评定合格条件要求。

（4）转地面，对于部分不适宜高空飞行训练，但不影响地面训练的学员，如昏迷、共同性外斜等，转入地面院校或航空大学地面专业。

（5）不合格退学。对于传染性疾病及严重影响军事训练的疾病，按照军队相关标准必须退学者，按照身体条件标准要求做不合格退学处理。

第6章

空军青少年航空学校学生医学选拔概述

建设青少年航空学校，是从源头上提高飞行人才选拔培养质量，加强空军主体战斗力精英飞行员培养做出的一项重要决策部署，从总体上认清青少年航空学校学生培养的特点规律，制订科学合理的医学选拔和健康维护技术措施，是顺利实现青少年航空学校培训目标的重要保证。

第一节　青少年航空学校成立背景

早期培养是空军主体战斗力生成的客观规律。世界空战史表明，能打仗打胜仗的王牌飞行员不是天上掉下来的，他们中的多数都在青少年时代就被植入了热爱蓝天、决胜蓝天的基因。像苏联的阔日杜布、德国的埃里希·哈特曼等二战最著名的 10 名王牌飞行员，大多十几岁就从事相关飞行实践，成为世界顶尖级飞行员的平均年龄仅为 26.5 岁。当前，世界各主要军事强国都高度重视飞行人才早期培养，美国、俄罗斯、英国、法国分别建立了初级后备军官训练团、少年航空学校、空军学员组织、飞行之家等机构，组织青少年开展飞行训练。由于有了这样雄厚的"草根"阶层，这些国家招收的飞行学员大都在入伍前就掌握了比较成熟的飞行技术，为从源头上建设强国空军提供了坚实的塔基保证。我们党对飞行人才培养极富远见卓识，早在 1924～1937 年，就不失一切时机先后选送 5 批 72 名优秀年轻共产党员或红军官兵学习飞行，超前储备人民空军火种；新中国成立初期，从陆军 18～20 岁打过仗的优秀连排干部和老战士中选拔培养飞行员，他们把丰富的作战经验带到空军，在朝鲜战争空战中以敢于空中拼刺刀的精神，取得击落击伤敌机 425 架的辉煌战绩，涌现出的 6 名一级战斗英雄和 12 名二级战斗英雄，首次击落敌机时平均年龄仅 24.3 岁，授称时平均年龄才 24.9 岁；1955 年开始，在毛泽东主席等党和国家领导人的亲自推动下，实行全党办空军，先后建立了 70 余所滑翔学校（航空俱乐部），招收初中生进行培养后参加招飞选拔，至 1979 年共输送 12 000 余名飞行学员，支撑了空军主体战斗力和民航事业的大发展、大提高，孕育了一大批高级将领和优秀飞行人才。实践启示我们，早选苗、早培养是加快飞行人才成长进步的重要途径，是锻造决胜空天飞行人才的成功经验，遵循规律做好相关工作是时代赋予我们的庄严使命。

早期培养是从源头上提高飞行人才质量的有力保证。要建设"思想政治要过硬、打仗本领要过硬、战斗作风要过硬"的飞行人员队伍。实践证明,"三过硬"的优秀飞行人才,都是思想、技术、作风、身体、心理缺一不可的"合金钢"战士,15~18岁年龄段的青少年正处于身心发育的快速成长期,思想单纯、反应敏捷、精力充沛、好学上进,可塑余度大,是学习知识,掌握技能,塑造世界观、人生观、价值观的最佳时期。空军党委认识到,在特殊人才培养问题上,往往选路重于走路,经过广泛调研,决定依托军民融合式发展的大战略,在我们国家,以开办青少年航空学校为平台,把最优秀的青少年们集中起来加强培养,来激发他们的飞行兴趣、开发他们的飞行潜质、塑造他们忠于党的飞行事业和效命祖国蓝天的精神追求。

早期培养是抢占飞行人才选拔先机的迫切需要。强大的空军需要一流的生源。在市场经济条件下建设空军、发展空军,必须牢固树立与清华、北大等高校名校和快速发展的民航抢人才的强烈意识。以民航为例,民用飞行人员需求正在逐年大幅增加,截至2013年民航局发放民航驾驶员执照数量已达35 000余本,比2009年增长近70%。尤其是随着低空空域管理改革持续深化,通用航空事业发展已进入蓄势待发的战略机遇期。截至2013年,我国获得经营许可证的通用航空企业近200家,在册机队总数达1650余架,较2012年增长23.2%,连续5年保持高速增长。这种发展势头已经对军事飞行人才选拔带来较大影响和冲击。此外,国家正在推进考试招生制度改革,探索招生和考试相对分离、学生考试多次选择、学校依法自主招生的运行机制,这一改革将使学生自主选择余地更大,优质生源竞争将会更加激烈。形势逼人、时不我待,只有顺应时代潮流,前移选拔关口,尽早锁定优质生源,才能牢牢把握人民空军长远发展的战略主动权。

第二节　青少年航空学校学生医学选拔特点

空军青少年航空学校建设特殊的目的意义和政策要求,直接决定其医学选拔与飞行学员医学选拔的异同点。从医学选拔的基本目的上看,都是为了选拔有适宜航空飞行身体条件的学员,在充分考虑年龄结构及国家教育政策的前提下,最大限度提高培养成飞的概率水平。以这一目的为基本前提,青少年航空学校学生医学选拔与飞行学员医学选拔有以下相同点和不同点。

青少年航空学校学生医学选拔与飞行学员医学选拔主要包括标准体系、检测流程、检测组织、检测场地人员要求等。标准体系均包括了总则、外科、皮肤科、内科、神经精神科、眼科、耳鼻喉科口腔科、超声诊断科及附则。总则均明确规定,体检人员要正确理解和掌握标准,对病史调查材料和检查结果要具体问题具体分析,全面衡量、综合评定,除个别明显不符合标准的病症外,一般不实行单项淘汰,避免片面性和局限性,对标准未涉及的问题,由体检人员根据实际情况,尤其是对飞行影响的程度,具体分析、评定和下结论。外科、皮肤科均包括以下内容:身高、体重、坐高、上肢长、握力、胸围、体型、头部、颈部、淋巴、胸廓、腹腔器官、直肠、肛门、肛周、生殖系统、泌尿系统、脊柱、骨、关节、韧带、四肢、肿瘤、皮肤病、性病等。内科均包括以下内容:血压、心脏、血管、风湿、心电图、呼吸系统、胃肠道、肝胆、胆囊、胰腺、肾脏血液、内分泌、感染、寄生虫、食物过敏等。神经精神科均包括以下内容：中枢神经系统、周围神经系统、自主神经系统、肌病、昏迷、晕厥、癫痫、睡病、头痛、梦游、遗尿、神经精神症、病理反射、脑电图等。眼科均包括以下内容：视力、屈光、视野、色觉、斜视、立体视觉、眼睑、结膜、泪器、角膜、巩膜、葡萄膜、晶状体、玻璃体、青光眼、视网膜、视神经、肿瘤等。耳鼻喉、口腔科均包括以下内容：听力、耳气压功能、前庭功能、外耳、鼓膜、嗅觉、鼻、咽喉、口腔、牙、涎腺等。超声诊断科均包括以下内容：肝、胆、胰腺、脾、肾、颈动脉、心脏、甲状腺等。检测流程初选检测项目与高中生一致，定选流程均为角色检查、科室主任核查结论、主检审查、专家组会议。检测组织均由招飞中心具体组织学员上站，各级体检队按专业科室负责具体检测。检测场地、设施、人员的要求，青少年航空学校学生定选体检与飞行学员定选体检的要求也基本一致。

青少年航空学校学生医学选拔与飞行学员医学选拔的不同点在于管理模式、执行标准等方面。在管理模式上，空军青少年航空学校的具体建设和管理明确"空军主导、战区空军负责"，因此，其学员选拔无论初选还是定选均由战区空军负责，空军主导主要体现在负责标准的起草修订，对战区空军医学选拔进行技术指导和帮带，并成立专家组对定选体检进行最终审定，同时对年度体检结论进行技术把关，确保各项结论科学可靠。在选拔模式上，青少年航空学校的选拔执行初选和定选两级模式，没有设置复选，同时定选不做脑电图筛查。在具体标准上，因为年龄特征差异和培养周期增加了 3 年，所以选拔标准必须充分考虑到学员 3 年间的变化趋势，认真做好预测评估，最大限度提高学员因自然成长超过招飞标准的比例，同时最大限度减少优质生源的误淘率。第一版《空军青少年航空学校招生体格检查标准（试行）》与同期招飞体检标准相比具有以下主要差异：身高、体重、臂长、坐高根据青少年生长特点进行了下调；视力、屈光、血压、脊柱侧弯、脾大小等根据青少年用眼需求和发展趋势进行了调整，远视力提高到 1.0，屈光近视规定了 −25°，单纯性远视放宽到 +225°；检查矫治项目，对于某些难以预测结局或矫治结局风险较大的，也和高中生执行标准有所差异，如鼻中隔偏曲不允许手术。当然，因为青少年航空学校学员的成长和培养是一项全新的工作，相关的体格检查标准本身就需要进行专项科学研究，随着标准研究的不断深入，相应的区别点也将呈现出不同的特点。在综合评定范围方面，第一批综合评定内容范围小于招飞定选范围，高中生第一批综合评定范围超过 50 条，初中生实际执行的范围仅 18 条，主要包括身高、体重、臂长、脊柱侧弯、反颌、屈光、肝钙化灶、胆囊息肉、肝肾囊肿、肝血管瘤、单纯性脾大、转氨酶、胸围、膝内外翻、扁平足、重度脂肪肝、晕厥前状态等，总体上看，对于可变项目必须为 3 年的成长留出科学的余地，对于招飞定选标准明确不合格的项目，必须从严把握。检测上站设置方面，因两级选拔合格率较低，每天上站人数较招飞定选多，医务人员规模可以适当减少。总之，因为招飞医学选拔与青少年航空学校学生医学选拔目标不同（即选拔飞行学员与飞行学员预备对象），选拔年龄特征具有差异，决定了医学选拔工作必然存在显著差别，深刻理解选拔目标和选拔年龄差异，是制订把握好青少年航空学校学生医学选拔标准、结合实际开展科研技术创新、选拔培养高素质飞行学员后备人才的关键。

第三节　青少年航空学校学生健康维护

青少年航空学校学生能否成为高素质的飞行学员关键在于高水平的文化教育和针对性的健康维护，只有保证身体条件能够达到招收飞行学员的基本要求，同时根据身体发育特点提早塑造出适宜的航空体质，才能实现培养高素质飞行人才的最终目标。

一、年度体检

年度体检是空军青少年航空学校学生健康维护的基本措施，根据《空军青少年航空学校学生年度体检实施办法》，年度体检工作以《空军招收飞行学员体格检查标准》及综合评定管理相关规定为依据，坚持以培养高素质空军飞行学员为根本目的，实施标准化、个体化、精细化鉴定、矫治与维护。空军青少年航空学校学生年度筛选体检工作，由空军招飞局和空军后勤部卫生局共同研究确定检测方案和评判标准，按照相关规定成立体检鉴定专家组，检查指导体检工作组织实施，审定核准体检结论，各招飞选拔中心负责相应学校体检工作的组织协调工作。空军招飞体检队根据机关相关规定要求提出标准、流程的修订意见和建议，具体负责专家组的组织工作，指导各区体检队科学开展体格检查，科学制订纠正矫治方案；各区体检队负责体检工作的具体实施和矫治观察学员的跟踪落实，指导驻校管理干部和中学校医系统做好学生身体健康维护。年度体检工作流程参照招飞体检入校身体复查工作程序，由各选拔中心会同战区空军体检队按照科室具体检测、主检综合判定的模式，确定学生年度体检初步结论，空军专家组对体检初步结论进行审议核准后确定最终体检结论，空军后勤部卫生局和空军招飞局依据最终体检结论确定学生筛选分流意见。

空军青少年航空学校学生年度体检检查项目及方法原则上与空军青少年航空学校学员入校定选体检相同，确因场地安排困难或与教学计划冲突的，采取必要措施按照时间节点完成必查项目。年度体检的必查项目包括外科身高、体重、坐高等，内科血压，眼科视力、屈光、隐斜、眼位，腹部超声，常规心电图，以及其他新发病或影响正常训练的项目，对入校体检结论为综合评定合格学生，其综合评定项目进行针对性检查。

年度体检参照招飞体检入校身体复查做出结论，分为合格、综合评定合格、观察矫治和不合格四类。体检结论不合格的项目主要包括新发的和变化的不可逆情况：不符合招飞体检相关标准的不可逆项目，如身高、坐高超标（身高超过185cm，坐高超过100cm）；新发的难以治愈或治愈后影响训练飞行及健康的疾病；经过观察矫治较长时期经专家组鉴定预后难以达到招飞体检标准的项目；其他经专家组认定的不合格项目。体检结论观察矫治的项目主要包括视力明显超标；体重偏轻、超重、体型不良；国家法定的传染性疾病；阑尾炎、疝气等容易治愈的疾病；其他专家组认定的观察矫治项目。

二、易淘项目保健

结合文化与飞行教学计划安排，空军机关、空军招飞体检队、各战区选拔中心、各承担学校密切协作，集中培训师资队伍，购置完善设备设施，共同采取有效措施。开展易于执行的健康维护，重点解决学员培养期间远视力下降、听力损失等易淘问题，减少远视力、听力淘汰率，具有直接的重要意义。

在远视力维护方面，充分利用课间休息每天保证 2h 左右的户外活动时间，课间休息必须要求学员走出教室。室内要求使用高亮度全光谱灯照明（有 Full Spectrum 标志的灯），其中教室的课桌面上照度要求达到 300lx，卧室的阅读桌面照度要求达到 150lx。发现远视力低于 0.9 且屈光度小于 −25D 或微小斜视的，由空军招飞体检鉴定眼科专家提出方案进行个体化针对性维护。结合年度体检定期监测学生的屈光度（Rx）、相对周边屈光（RPRx）、调节滞后及调节稳定性、波前相差、眼轴长度（AL）、前房深度（ACD）、晶状体厚度（LT）、晶状体前表面曲率及晶状体后表面曲率等指标变化情况，尽量做到超早期发现和超早期干预。指标变动警界值包括 Rx > 0.25D/a、RPRx > 0.20D/a、AL > 0.10mm/a、ACD > 0.025mm/a，符合上述条件的学员在家长同意的前提下使用特别设计的阅读用框架眼镜，控制近视进展，减缓眼轴增长。少吃糖、糖类或烧煮过度的蛋白类食物。

在其他易淘项目保健方面，预防听力损失，禁止佩戴大音量耳机，远离爆竹烟花场所。注意监测体重变化情况，偏轻和超重的学员组织饮食、体育锻炼等方面个体化针对性干预。

三、航空适宜体质医学矫治

结合年度体检检测学生颈围、上臂围、胸围、腰围、大腿围等身体部位尺寸，检测颈部肌肉、上肢肌群、下肢肌群、呼吸肌等肌肉力量，检测俯卧撑、仰卧起坐、引体向上等徒手项目，拍摄颈椎、腰椎 X 线片。

结合青少年航空学校体育课程安排具体坚持以下原则：一要紧紧抓住敏感窗口期训练。敏感窗口期是指特定行为和能力发展的最佳时期，敏感窗口期所对应的身体素质能力发展相对迅速，在对应能力的敏感窗口期发展相应的能力素质将为今后的职业打下良好的身体基础。男孩力量训练的敏感窗口期在 13 ~ 18 岁，耐力素质训练的敏感窗口期在 14 ~ 16 岁，并且这个年龄段节奏感和空间定向能力好，可以为前庭稳定性训练提供较好条件。空军青少年航空学校的成立，大部分学生处于 15 岁左右，仍然还处于抗荷力量、前庭稳定性训练的较好阶段，充分抓住该时期按照科学的方法组织训练，必将起到事半功倍的效果，夯实飞行训练抗荷基础，实现飞行员基础性抗荷体质的高效训练。二要推进前庭功能稳定性主动与被动联合训练。空晕病仍然是导致我军飞行学员飞行训练停飞的首要原因，目前世界各国都广泛开展了提高飞行人员前庭功能稳定性的训练，训练方法主要包括体能训练、四柱秋千训练、旋梯训练、固定滚轮训练、三维滚轮训练及空间定向障碍模拟器训练等，飞行人员通过前庭功能训练，可产生前庭习服，从而提高前庭功能的稳定性。在飞行员职业生涯中，特别是在青少年航空学校阶段及飞行学员基础训练阶段，在敏感窗口期结合实际条件组织主动训练与被动训练相结合的训练，能够快速提高飞行学员精准医学选拔和基础性抗荷体质高效训练水平。三要科学组织有氧与无氧训练。首先，要正确搭配有氧与无氧训练，基础训练实践中，因为训练时间少等原因，有氧与无氧训练往往被安排到一起训练，有氧训练结束立即进行无氧训练，或者无氧训练结束后立即组织有氧训练。其次，要吸收应用科学方法，特别是与飞行载荷高度一致的离心训练，飞机超机动加速时，飞行员为了维持稳定和保持姿态，往往被动完成颈部及腹部肌群的离心收缩，平时加强离心训练能够大幅度提高训练针对性和时效性；结合日常训练教学计划开展的静力练习，能够有效解决训练时间不够的难题；其他比如通过科学控制训练强度，不断增加力量训练阻力，正确应用核心区力量训练方法等，都能够起到立竿见影的训练效果。四要将抗荷动作训练融入日常训练。抗 G 收紧动作（anti-G straining maneuver，AGSM），通常简称为"抗 G 动作""抗荷动作"或"对抗动作"。AGSM 是以收紧肌肉、升高血压、提高飞行（学）员抗荷耐力为目的的某种特定的对抗载荷的动作。AGSM 是提高飞行（学）员抗荷耐力的一项重要措施，也是飞行（学）员自身抗荷技术方法中最重要的一项技能，熟练掌握并实施 AGSM 能够有效对抗 2.0G 左右的载荷，在做高载荷机动飞行时，飞行（学）员必须做 AGSM 才能耐受持续性高载荷的作用，从而避免黑视或 G-LOC 的发生，将抗荷动作融入敏感窗口期的日常抗荷体质训练，是实现抗荷体质高效训练的一条有效途径。

第7章

空军飞行学员心理选拔概述

　　心理选拔与医学选拔是军事飞行学员选拔体系中十分重要的两个方面。近年来的研究显示，心理选拔能够更有效预测飞行学员的成飞结果。在实际工作中，心理选拔一般安排在医学选拔之后，既节省了选拔工作的成本投入，也解决了心理选拔专家人力要求难题。随着飞行心理选拔研究的不断深入，心理选拔必将在飞行学员选拔中发挥越来越重要的作用。

一、飞行学员心理选拔的理论依据和遵循的原则

　　招飞心理选拔是根据飞行职业特殊需求，采用心理学方法，对考生心理运动水平、飞行潜在能力进行评估与预测的飞行人才选拔模式。其理论依据是心理学系统理论、专家系统理论和模糊数学方法，具体为"系统理论观点""专家经验模型""模糊数学概念"。这也是西方航空发达国家在招飞时使用的理论，实践证明这套理论是成熟先进的，为综合筛选、准确预测适合飞行职业的人才提供了理论支撑。实施选拔遵循的基本原则为标准化原则、系统性原则、公正性原则和发展性原则。检测内容、程序、测量工具、评价方法及相关要求主要依据国家军用标准 GJB 3725—1999《招收飞行学员心理检查要求与方法》执行。

二、飞行学员心理选拔历史沿革

　　我国军事飞行人员心理选拔研究始于 20 世纪 50 年代至 60 年代初，中国科学院（简称中科院）心理所与空军航空医学研究所（原空四所）提出了"飞行能力"概念，并由空军航空医学研究所推出 5 项纸笔测验，1978 年军队招飞中增加了智力测验项目，80 年代初又推出 6 项仪器检查方法在招飞中试用，但都未列入招飞检测正式内容，只作为录取的参考条件。1987 年空军自主招飞后，心理选拔被正式列为招飞选拔的重要内容并于 1989 年正式列标。1993 ～ 1996 年，空军组织中科院心理所、北京大学心理系、北京师范大学心理系、第四军医大学航空航天医学系、空军指挥学院研究部、空军第四飞行学院、空军航空医学研究所等军内外科研单位和院校的上百名心理学、航空医学、计算机工程学专家及飞行专家集体攻关，研制出了涵盖飞行职业需求（包括基本认知能力、个性特征、飞行特殊能力、飞行综合潜能）的《招收飞行学员心理选拔测评系统》，经 1997 年、

1998 年两年试点，于 1999 年在全空军招飞中全面推广使用。1999 年，空军制定了首部招飞国家军用标准《招收飞行学员心理检查要求与方法》（GJB3725—1999），获军队科技进步奖二等奖。之后的 10 年间，空军对该系统进行了多次全面升级改进，以此为基础扩展研究的国家课题《中国军人医学与心理选拔系统及标准》，2010 年获国家科技进步奖一等奖。

三、飞行职业基本胜任要素

在招飞心理选拔中，对考生做出职业适应性结论的根本依据为飞行职业基本胜任要素。具体内容：①接受、理解、记忆和模仿能力；②思维反应、动作反应和动态操控能力；③灵活性和协调性；④空间感知、定向和注意品质；⑤情绪反应与控制；⑥动机与意志品质；⑦形态和体质。只有具备基本飞行职业潜质的人，才能胜任飞行活动的特殊要求，并在复杂的对抗环境中克敌制胜。随着科学技术的迅猛发展，高精尖技术应用于军事，使现代战争无论是形式上还是内容上都发生了巨大的变化。在空、天、网一体的今天，只有具备全信息战略预警、战略打击、战略投送和战略威慑等核心能力才能取得战争的主动权。由此，现代战机也由独立的作战单元，演变为信息作战的重要平台。飞行员也不再是单打独斗的空中勇士，而是集驾驭操控、战斗攻击、作战协同、信息处理、决策指挥等多重任务于一身的作战平台管理员。由此，对飞行职业的素质需求也发生了较大变化。具体为"四突出"：一是突出了智能化信息管控能力；二是突出了决策指挥能力；三是突出了心理负荷承受能力；四是突出了人格与个性等非智力因素。

四、空军飞行学员心理选拔的现状

目前，我国空军使用的"空军招飞心理选拔测评系统"由 4 个检测平台、1 个主检平台和 1 个专家鉴定组构成。其中，第一平台基本认知能力检测、第二平台飞行特殊能力检测为客观量化检测；第三平台模拟飞行检测、第四平台专家面试检测为客观量化与教学考查综合类检测。主检平台采用信息化管理模式，将客观量化检测与专家教学、面试检测相结合，对考生的职业适应性心理素质水平及发展潜力进行综合评估，最后由专家鉴定组出具终审结论。专家鉴定组由具备丰富选拔经验的资深飞行专家、心理学专家和招飞专业人员组成。

（一）基本认知能力检测平台

基本认知能力检测平台由空军招飞办、第四军医大学和北京师范大学共同研制开发，属于客观检测项目。经过 3 次全面升级，从最初的纸笔测验、人工判卷，到 DXC-6 型、大屏幕呈现试题，考生以按键反应答题，并通过有线、无线方式采集数据，再到现在检测模式由群体测量改为个体单机测量，发挥了第一级门槛把关作用。测试项目包括基本认知能力测验及改进后的卡特尔 16 种人格测试（16PF）。检测时间为 2h。

平台特点：一是检测程序在独立操作系统下运行，进入检测后，全程无人为干预，程序自动运行，最大限度地减少了各种干扰。考生通过触摸屏点选答案，操作更加灵敏、简便，可有效消除反应时延迟误差，避免操作失误。二是进入检测时，考生通过刷卡进行身份认证，系统自动分配检测终端，每名考生只能登录 1 次，不能重复测试。检测结束，数据自动处理，实时传送至招飞信息管理系统数据库，成绩即时呈现。数据开放端口全部封闭，检测结果不可更改。三是设置平台服务器，通过无线网络自动管理检测终端和加密设备，考生在检测终端平板电脑上独立完成测试。由服务器在加密状态下向终端自动分配题目，随机组卷，考生随到随检，组织方式更加科学、高效。

（二）飞行特殊能力检测平台

飞行特殊能力检测平台由空军招飞办、北京大学心理系、中科院心理所和空军航空医学研究所（原空四所）共同研制开发，属于客观检测项目。经升级改进，从最初简单的追踪和应激水平测试，逐步演变为应用自适应技术，在友好飞行界面下实施多重任务测试。测试项目包括模拟飞行任务模块和加法计算模块。检测时间为 40min。

平台特点：一是任务规则简单，尽量与被试的日常经验一致，易于理解，只考察被试的能力，不成为记忆负荷。二是操纵任务与飞行要求相似，通过自适应技术在双重或多重任务中的应用，了解考生心理负荷极限，有效区分考生的个体差异和剩余能力。三是排除知识经验和技能训练影响，系统设置了单项及多重任务练习和操纵反向设置，使没有游戏类操作经历的孩子与有经历的孩子起点同步。四是系统自动评分，结果不能更改，检完即呈现成绩，考生一目了然，体现了公开透明。

（三）模拟飞行检测平台

模拟飞行检测平台由空军招飞办与哈尔滨飞行学院联手，在空军航空医学研究所专家的协助下研制成功，也称为"飞行综合能力评估系统"，主要用于模拟飞行筛选。实验及调研结果显示，模拟飞行检测与实装飞行直接相关，在很大程度上提高了心理选拔预测的把握性和准确性。实施程序包括集中授课、地面预习、座舱实习、正式检测。测试项目包括飞参评价动作和考官考查动作两部分。教学考查与正式检测时间为 2h。

平台特点：一是模拟飞行仿真度高，与实装检飞一致性好，有利于发掘和甄别考生是否具备飞行潜质；二是由一线飞行教员、指挥员承担教学及考核任务，经验丰富，评价信度高；三是该系统核心是具备了飞参客观评价与飞行教官教学评价双评价系统；四是检测结束随即显示、播报检测成绩。

（四）专家面试检测平台

专家面试是招飞心理选拔的主要内容和重要方式。本平台以心理学职业选拔理论为指导，以飞行专家经验模型为参照，从作战训练实际需求出发，遵循整体性、动态性和发展性原则，综合评价考生心理素质水平和飞行潜能。面试专家由资深飞行员和心理学专业人员组成。两类专家上岗前须经专业培训和一年见习期，经空军资格认证并取得资质后方可担负检测任务。检测项目主要包括动态行为考查、无领导团队考查、心理会谈和单项心理测试四部分。具体内容如下。

（1）动态行为考查——由主试人员在动态环境下观察、判断被试心理过程、收集被试心理潜质水平在行为上的反应信息，通过比对加工，做出职业适应性初步判断的评估过程，侧重于与飞行相关的动态能力潜质的考查。活动内容大体分为五类，均为能有效反映考生心理素质水平的活动项目，包括准备活动、学做动作、游戏活动（分为无器械游戏和有器械游戏两种）、球类活动和综合体能测试（包括俯卧撑、仰卧起坐、立定跳远、闭目单脚站立、地转和 25m 折返跑）。动态行为考查时间约为 1h。

（2）无领导团队考查——是专家面试的一部分，它侧重于是否适应飞行的个性特征方面的考查。实际上就是采用情景模拟方式对考生进行的一场集体面试。活动时，考生每小组 3 ～ 4 人，每 2 个小组为 1 个活动组（6 ～ 8 人），给考生一个与报考飞行职业相关的任务或问题，由考生在无领导集体活动中自主发挥和表现。考查时间约为 1h。

（3）心理会谈——是专家面试的核心部分，是通过半结构式谈话和必要的辅助手段，进一步收集考生心理素质信息，进行系统分析和综合判断的过程。它侧重于飞行综合潜质考查。心理会谈分为小组会谈和集体会审两种方式。小组会谈，每组 2 名专家，负责与本组考生逐个谈话。集体会审，由专家鉴定组（成员 5 名或 7 名）完成，由 2 名专家主试，其他成员在单向可视听空间共同参与评定，专家鉴定组意见为终审结论。会谈、会审时间分别为 30min 和 40min。

（4）单项心理测试——是专家面试辅助考察项目。它的作用在于运用心理学经典测试，对专家把握不准的单一素质水平进行客观验证。测试涵盖感知觉、注意力、心理运动和情绪控制四大类，单项测试时间均在 10min 以内。第四平台专家面试总检测时间约为 2.83h。

（五）主检平台

主检平台主要担负组织实施、进程控制及数据管理。一方面，大屏幕 9 个分屏可对各检测场所进行实时监控，了解掌握各项检测进展情况，科学分配检测资源，合理调整检测进度；另一方面，可汇总各检测平台成绩，由专家鉴定组对面试高分考生、拟淘汰考生和边缘考生进行集体会审，并对检测结束的考生出具终审结论。同时，可完成检测数据统计分析、批次总体质量评估及后期录取学员心理档案管理工作。

招飞心理选拔成绩评定采用国际通用的 9 级分制，考生的心理选拔成绩代表了其综合能力在参选考生中的位置。整个检测采用"两段四级"模式，第一阶段第一、二平台两级检测在各选拔中心复选阶段完成，检测场所全程录像，考生一旦进入检测，程序不可逆改，成绩即时呈现，结束后考生即可看到检测成绩。主试、被试相互监督，从技术手段上保证公平、公正。第二阶段第三、四平台两级检测在空军定选阶段完成，面试小组由不同部门、不同专业（或不同机种）专家组成，开检前使用编号程序确定批次，对考生进行随机分组，面试专家不了解考生的基本信息，不知道待检号，只对考生编号号码打分。专家鉴定组定人、定位、分大组实施监督，一批检测结束，即时公布检测结果。心理健康筛查分别在复选、定选两个阶段实施，目前采用的方法是复选阶段进行初步人格筛选，并做出重点标注，定选阶段对重点考生进行深入测试和评估诊断。心理选拔总检测时间约为 7.5h。

五、新形势下招飞心理选拔的发展与对策

针对我国青少年心理、生理健康状况不容乐观及飞行人力资源极度匮乏的严峻形势，

开启人岗相适、人尽其才的选拔策略是招飞心理选拔发展的重要途径。

（1）走体系化选拔之路。①完善分层筛选和量才分类培养机制。借鉴外军先进理念，瞄准训练需求，紧贴飞行实际，与初教机检验飞行有效衔接，尽快将模拟飞行筛选纳入正式检测项目。进一步规范检测方法、评定内容及综合评定标准，在模拟器上全面完成基本驾驶术、自主领航、搜索攻击、综合任务 4 项由易到难的模拟飞行任务。把模拟飞行检测定位为招飞心理选拔的终极筛选。提升飞行人才选拔技术含量和系统的科学性、完整性，逐步实现精选、选优和分类、分机种选拔的目标。②完善心理健康筛查方法标准。采取分阶段筛查的方法，复选中使用修正后的卡特尔 16 种人格测试（16PF）量表进行初步筛选，并对个性和人格方面有阳性特征的考生，通过新设置程序进行标注。在定选阶段，使用明尼苏达多项人格测试（MMPI）量表，对复选标注的重点考生进行心理疾病的深层次筛查，并组织临床心理专家对有阳性特征的考生进行心理访谈，把住心理健康关，消除安全隐患。③规划选拔程序，完善综合筛选标准。参照航空发达国家"学习 - 筛选"的做法，重新规划检测程序，适当延长检测时间，为考官评定提供足够的信息量，提高评价预测的精准度。同时，细化综合筛选标准，提高选拔阶段淘汰率，前移并逐步减少训练阶段的淘汰比例，使筛选效益最大化。

（2）走专业化选拔之路。①重视心理选拔队伍建设。随着招飞形势任务的变化与拓展，心理选拔专业队伍与专家队伍数量规模不足、结构层次不合理、管理与保障不合拍的矛盾越发突出。在今后一个时期，进一步扩大专家队伍规模、优化队伍结构、建立管理保障制度已成为迫在眉睫的重要任务。②重视专家型人才的培养使用。加强与科研院所协作，继续聘请知名专家组成招飞心理选拔顾问组，从科研入手，展开高端合作与交流，采取送学深造、课题牵引、高手帮带的做法，给任务、压担子，培养一批在专业方面有理论、有观点、有经验，具备传授和探索本专业及相关专业未知领域的能力，有科研成果并参与把科研成果转化为选拔效益的专家。③让人才出质量效益。全力支持鼓励科研创新，尤其是长期跟踪、潜心研究并转化成质量效益项目，使之制度化、常态化。

（3）走科研化选拔之路。①开展飞行作战训练特殊需求和青少年生源群体生理心理特点的研究。一是针对新武器装备、新战场环境、新作战训练模式，在全军范围内展开收集整理尖子飞行员、优秀指挥员、优秀试飞员职业胜任要素调研；二是针对我国青少年生源群体心理、生理变化的新特点，研究应对措施，并运用调研成果，创新检测方法，修订原有标准（国军标），使心理选拔手段建设走上"使用一代，改进一代，研发一代"的良性循环。②开展综合择优的研究。针对人的心理过程和行为反应是智商、知识、能力、体质、技巧、个性和状态集合体的特性，加强综合择优的研究，细化各单项素质水平对飞行成才的贡献率，先在心理选拔系统内综合，再扩展到与文化和体质综合，并出台综合择优办法。③开展身心综合性筛选课题研究。根据人的身心特征是可以相互影响和相互转化的特性，加强生理与心理综合筛选，针对身心相关的领域，如眩晕与空间定向、体质与意志力、神经精神类人格与个性等，开展体格检查与心理选拔综合性创新方法课题研究。

总之，无论军事变革和形势任务怎么发展变化，即使全部实现无人机作战，选拔问题始终是专业人才生成链条的第一环节。通过我们的不懈努力，一定能够使招飞职业选拔形成机制健全、政策配套、手段先进、科学高效的完整体系。

第8章

飞行学员医学选拔相关人机工效学

飞行员驾驶飞机在空中翱翔，完成各种飞行任务，这既是有志青年报效国家、弘扬自我、实现壮志凌云远大志向的有效途径，也是飞行员和飞机带着任务在特定飞行环境里充分施展系统效能、追求人 - 装（备）完美结合的动态过程。飞行员处于人、机、环境诸要素构成的复杂大系统中，作为复杂甚至超复杂武器装备系统的操作者、使用者，会面临诸多方面的机遇和挑战。在飞机设计日益强调以人为本、面向用户的大趋势下，新技术革命和应用可以有效应对飞行员所面临的许多挑战及问题，提升军用飞机在作战使用中的宜人性，但是技术设计不可能解决所有使用问题，还需要从人员选拔、技术培训、组织管理等方面集智攻关，形成合力，增进航空人 - 机 - 环境系统综合效能，不断提升部队新质战斗力。

第一节　人机工效学中的飞行员

一、基本概念

人机工效学（ergonomics）是一门应用范围极为广泛的边缘性学科，美国亦称之为"人的因素"（human factors）。国内沿袭欧洲"ergonomics"一词，也有"人类工效学"或"工效学"的译名；借鉴美国"human factors""human factors engineering"等，还有"人的因素""人因工程"等称谓。实践中也用"人机工效"作为简称。

1961 年，国际工效学会（International Ergonomics Association，IEA）在建会章程中把人机工效学定义为，研究人在工作环境中的解剖学、生理学、心理学等诸方面的因素，研究人 - 机器 - 环境系统中交互作用的各组成部分在工作条件下、家庭生活中、休闲环境里如何达到最优化（高效、健康、安全、舒适）问题的一门学科。2000 年，国际工效学会对人机工效学（ergonomics）和人的因素（human factors）做了等同描述，统一定义为，人机工效学（或人的因素）是研究系统中人与其他各组成部分间相互作用的一门科学，是将有关理论、原则、数据和方法运用于设计以优化改进人的幸福安康和系统整体绩效的专门职业。美国接受这个定义，已将原来人的因素协会（Human Factors Society）更名为人的因素与人机工效学会（Human Factors and Ergonomics Society）。

国际工效学会认为，人机工效学包括三大专业领域：①认知工效学（cognitive ergonomics）。主要研究影响系统中人与其他各组成部分间相互作用的心理过程，如感知觉、记忆、推理、运动反应等。主题包括与人 - 系统设计有关的心理负荷、决策、熟练绩效、人 - 计算机交互、人的可靠性、工作压力和培训等。②人体工效学（physical ergonomics）。主要研究与体力活动有关的人体解剖学、人体测量学、人体生理学和生物动力学特征。主题包括工作姿势、躯体操纵、反复运动、肌肉骨骼工伤、工作岗位布置、职业安全与健康等。③组织工效学（organizational ergonomics）。主要研究社会技术体系优化，包括其组织结构、政策、过程等。主题包括通信交流、班组资源管理、作业设计、工作时间设计、多人作业、参与式设计、社区工效、虚拟组织等。

二、历史渊源

航空人机工效学（Aviation Ergonomics 或 Aviation Human Factors）起源于第二次世界大战期间的英美国家。早期是航空心理学的一部分，后来向人体测量学、组织管理学延伸拓展，与航空生理学、飞机设计等交叉融合，逐渐成为一门以飞行环境生理学、工程心理学、人体测量学、生物力学等为基础的多专业交叉学科。

二战期间，由于飞行员误读仪表等人的失误导致飞行事故增多，英美国家开始研究设备设计中的心理学问题。1940 年，英国剑桥大学建造一个模拟座舱，开展飞行员暗适应、飞行疲劳和仪表认读等应用实验心理学研究。领军人物是巴特雷特（Sir Frederic Charles Bartlett，1886 ~ 1969，图 8-1）和科瑞克（K.J.W. Craik，1914 ~ 1945）。巴特雷特在 1943 年完成英国皇家空军《仪表控制与显示——高效人力操作》研究报告，1947 年发表《显示与控制问题》《人类技能的测量》，1951 年发表《飞行对人绩效的影响》。1948 年，巴特雷特被英国女王册封为爵士。

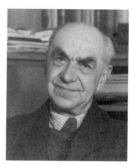

图 8-1　Sir Frederic Charles Bartlett（1886 ~ 1969）

美国航空人机工效学的先驱人物以费茨（Paul M. Fitts，1912 ~ 1965，图 8-2）为代表。费茨本是 1941 ~ 1946 年在美国陆军航空司令部服役的心理学博士，二战期间开始关注航空装备中的心理学问题。1945 年夏天，美军启动航空心理学项目（army air forces aviation psychology program）。为此，费茨被调任怀特空军基地航空医学实验室第一任心理科主任，并牵头负责"设备设计心理学研究"子项目。费茨 1946 年发表《航空设备设计中的心理学要求》，1947 年发表《陆军航空兵设备设计中的心理学研究》并主编完成《设备设计心理学研究》子项目报告。退役后，费茨到俄亥俄州立大学任教，继续为美国军方做了大量的航空人机工效学研究。20 世纪五六十年代，不仅提出了著名的费茨定律（Fitts law），而且在研究飞机座舱"三针式"仪表认读错误和飞行员视觉扫描模式的基础上，助推产生了影响深远的 T 型仪表板布局

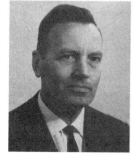

图 8-2　Paul M. Fitts（1912 ~ 1965）

（图 8-3），那是二代机"空分制"座舱仪表排列的基本遵循。

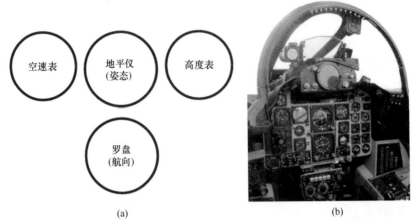

图 8-3　传统飞机座舱 T 型仪表板布局

（a）仪表板示意图；（b）美军 F4 飞机实例

　　1954 年 8 月空军航空医学研究所成立，下设有航空心理研究组。但是，航空人机工效研究实际上发端于国产歼 -10 飞机研制。20 世纪 80 年代，在《歼击机座舱仪表的工程心理学分析》等基础上，研究了《不同飞行状态飞行员所要求的仪表信息》《电 / 光显示汉字的瞬时视觉量与排列格式》，开展《模拟歼击机主仪表板各视区视觉效果的研究》《VDT 不同颜色显示的视觉工效比较》《VDT 背景色的视觉工效比较研究》，一度还提出了《飞行座舱设计的工效学要求》。自 21 世纪以来，结合歼 -10、歼 -11 系列军机升级换代和预警机、舰载机、四代机研制，在飞机座舱显示控制人 - 机界面优化改进、飞行员人体测量与操作使用评估、多人机组资源管理等方面完成了大量更加系统的专业论证、试验评估、特需研究等工作，学科领域持续拓展深化，通过不断促进人 - 装（备）匹配，在催生部队新质战斗力方面发挥了倍增器作用。

三、飞行员的角色和地位

　　航空人机工效学是在航空人 - 机 - 环境系统中研究人与系统其他各组成部分间的相互作用，研究人的特性、人与系统间接口及其对系统效能的影响，寻求人、机、环境优化匹配以达到"安全""高效""舒适""经济"目标的学科。它既是人机工效学的一个分支，也是航空医学的一部分。在这里，飞行员是整个系统的主体与核心，"安全"是指人机系统运行的底线，"高效"是指又好又快地完成任务，"舒适"是指能够预防人员疲劳和损伤，"经济"是指研制、训练、使用成本可被用户接受。

　　从理论上讲，军事航空中的人机工效学总是从这样两个方面着手进行的：依据飞行员特性设计飞机座舱，使座舱人 - 机界面设计尽可能符合飞行员的使用特点；针对系统设计特点选拔、训练飞行员，寻求人 - 机系统间的最佳匹配和系统效能的最大发挥。

（一）飞行员是作战使用中的核心与主宰

1984 年，英国的 F.H.Hawkins 在《欧洲航空运输人的因素教育》中提出"积木模型"理论（图 8-4），指出人的失误源于硬件与人（H-L）、软件与人（S-L）、环境与人（E-L）、人 - 人之间（L-L）的失匹配。下面借用这个理论，说明飞行员在航空人 - 机 - 环境系统中与其他各组分间的人 - 机界面关系及飞行员的核心地位和作用。

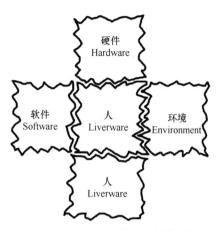

图 8-4　Hawkins 的"积木模型"

1. 飞行员特性　飞行员是人 - 机 - 环境系统的核心，飞机系统设计必须符合飞行员属性和特性，主动与用户特点相匹配，如飞行员人体尺寸和形状、感知输入特性、信息认知加工特性、认知决策及反应输出特性、生存条件要求、对不良环境的耐受力等。

不过，无论是身体条件，还是视觉、听觉等心理认知特性，人和人都不一样的。"量体裁衣"要求裁缝做出的服装要合体，但"人尽其才"必然意味着选拔、培训和改变。

2. 飞机装备与飞行员特性相匹配　首先需要与系统核心——飞行员特性相匹配的就是各种硬件设备的性能设计。例如，飞机座椅设计要符合飞行员的坐姿特征，椅背调节应满足不同飞行员的使用需求等。

3. 软件与飞行员使用特点相吻合　"软件"主要指航空系统中的非实体方面，如驾驶手册、操作规范、检查清单、图例符号、飞行程序和指令等。采用计算机显示 - 控制、信息可视化、虚拟现实等技术的人 - 机界面设计，应研究解决人机交互中的便捷性、自然性和人机交互效率等问题。

4. 飞行员对环境的适应　飞行员戴上防护头盔以衰减航行中进入耳内的噪声水平，穿上抗荷服以防护加速度过载对人体造成的可能伤害，通过供氧面罩吸取氧气以对抗高空缺氧等，都是为了使飞行员能够更好地适应各种不良飞行环境。座舱环境的宜人化正在成为趋势，飞行员有望在相对舒适的座舱环境里完成各项操作任务。

5. 人际关系协调　飞行机组作为一个集体，有着领导和下属之间的等级区分，相互之间既有分工又有合作，人与人之间的关系如何无疑会影响机组的作为。教官与学员间的默契配合、飞机编队飞行员之间的协同与配合、空 - 地通信和交流等，都是值得关注的问题。

（二）飞行员是飞机设计人机闭环的关键

在以用户为中心的设计（user-centered design，UCD）理念中，飞机设计就是一个接一个的人 - 机对接、优化迭代过程。设计方从捕获用户使用需求入手，再通过用户使用评价结果验证产品设计的合理性，从而完成人机闭环。

1. 用户使用需求源于飞行员群体　在以用户为中心的设计活动中，用户使用需求构成设计输入（图 8-5）。例如，军方要求满足 90% 的人群使用，或许意味着必须选取

GJB4856 中第 5、第 95 百分位飞行员身高数据为设计边界，确定具体设计指标。

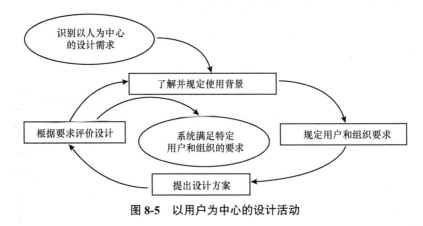

图 8-5　以用户为中心的设计活动

2. 飞机座舱布局及显示 - 控制设计　飞行员的工作特点就是在临空的驾驶舱环境里，通过观察舱内显示信息和舱外战场态势获取作战训练所需的各类信息，下定决心，再把这个决心以人工指令方式通过特定控制器件传达给飞机，实现自己的决策意图。因此，显示控制是很重要的人机接口。

（1）飞机座舱尺寸和座舱布局：设计眼位（design eye position，DEP）和座椅参考点（seat reference point）是飞机座舱设计中的两个重要参照点。设计眼位是飞机处于水平飞行状态（如巡航）时飞行员处于正常驾驶姿势时的眼睛位置，是座舱布局设计的基准点。座椅参考点是座椅调节处于中立位置时飞行员坐面切线和靠背切线在飞机对称面内的交点，标志着座椅的安装位置，决定着座舱控制器的布局。

座舱几何尺寸的选择应考虑到与飞行安全、遂行任务、应急离机等有关的显示 / 控制设计及座舱布局的所有方面。它与飞行员的人体尺寸、身体形态、四肢长度和可达范围等密切相关。设计眼位一旦确定，不同坐高的飞行员就只能通过升降座椅把眼睛位置调整到设计眼位这个最佳观察点上，否则会使舱内舱外观察的视野受限。座椅位置一旦调定，四肢长度不同的飞行员在实际操纵各类控制器件时难易、舒适程度可能也不一样。

（2）显示器设计：显示器是以编码形式间接传递信息的装置。显示器设计的人机工效学目的是以符合飞行员感知觉特点的方式快捷、明了地呈现信息，提高人机之间的信息交换效率。根据信息接收通道的不同，显示器可分为视觉显示器、听觉显示器和触觉显示器。显示器设计应当根据信息的性质和任务要求采用适当的显示形式，切实做到及时、准确、简明、易懂、可靠，不同信息的显示便于区分和综合。

人们总是根据自己的先前经验或知识将某些刺激特点固定地与特定的含义联系起来，因此，显示器编码应与飞行员已有的思想概论保持一致。因此，显示器或信息显示设计不仅与飞行员的视觉特性（如视力、色觉、注意选择和分配、知觉加工、暗适应等）、听觉特性（如听力、注意、听觉加工、适应等）、触觉特性密切相关，而且与飞行员对视觉、听觉、触觉信息的理解、认知、决策有关。

（3）控制器设计：控制器是把飞行员下定决心后的人工指令作为决策输出转换输入飞机系统，实现人对机器控制功能的装置。座舱控制器设计应考虑飞行员人体测量尺寸，符合飞行员人体运动特征和相关部位的生物力学特征。为了避免不同控制器之间相互混淆，提高操作效率并防止误操作，应当对控制器进行编码。控制器阻力的大小不宜过大或过小。

出于实际操作和控制反馈两个方面的需要，飞机座舱显示器和控制器通常是在一起使用的。一般来讲，显示器与控制器的联合配置，应做到空间布局兼容、运动概念兼容和控制 - 显示比合理，空间布局应尽量符合飞行员连续操纵使用的预期。

3. 飞行员人机工效评估　设计验证是评判设计输出是否符合设计输入的过程。在飞机设计的不同阶段，可能开展飞行员人机工效评估，采用试验对比手段，检验设计符合性。

飞行员人机工效评估通常会根据试验目的、规则，从现役飞行员群体中选取一定数量的飞行员代表参与现场试验评估。这样抽取的飞行员子样相对于当时的飞行员群体无疑具有较好的代表性，但是由于人数较少，随着飞机使用年限延长，十年甚至几十年前的试验结论可能未必适用于年轻一代的飞行员。

第二节　飞机设计关注的体格条件

了解有哪些飞行员人体尺寸直接制约着飞机设计方对各项设计参数、指标的选取，有利于弄清楚设计定型后的一款飞机最适合于哪些飞行员操纵使用，也有助于确定招飞选拔或改装体检中应当关注哪些体格条件。

一、歼（强）击机

（一）歼（强）击机座舱尺寸

GJB 35B—2008《歼（强）击机座舱几何尺寸》规定了歼（强）击机座舱设计中与飞行员相关的几何尺寸要求，适用于单座或串列双座杆式操纵歼击机、强击机、歼击轰炸机及上述飞机的教练机。

与该标准相关的歼（强）击机飞行员人体尺寸数据共 15 项，见表 8-1。

表 8-1　GJB 35B—2008 选用的歼（强）击机飞行员人体尺寸数据　　　　（单位：mm）

项目代号和名称		均值	标准差	P_1	P_5	P_{50}	P_{95}	P_{99}
2.1	身高	1705.0	36.6	1617.0	1646.9	1704.0	1765.2	1790.0
3.1	坐高	924.3	21.9	871.0	888.0	925.0	959.2	972.1
3.2	坐姿眼高 I	812.3	21.4	761.0	776.9	813.0	846.0	857.1
3.4	坐姿肩高	604.3	21.4	556.0	568.0	605.5	640.0	655.0
1.39	眼突枕突距	189.0	7.0	173.0	178.0	189.0	200.2	207.0
2.51	最大肩宽	445.7	18.0	408.0	417.9	444.0	477.0	493.0
2.52	肩宽	388.9	15.9	349.0	363.0	389.0	415.0	428.1

续表

项目代号和名称		均值	标准差	P_1	P_5	P_{50}	P_{95}	P_{99}
3.22	臀膝距	565.7	18.1	526.0	538.0	565.0	597.0	612.0
3.17	上肢前伸长	830.1	26.7	768.0	788.0	829.0	877.0	899.0
3.18	上肢最大前伸长	876.0	29.3	806.0	831.9	875.0	928.0	951.0
3.19	上肢功能前伸长	729.3	27.5	667.9	687.0	728.0	777.0	801.0
3.20	背肩峰距	112.9	16.2	75.0	84.0	114.0	139.0	151.1
3.25	坐姿下肢长	979.5	28.5	916.0	935.0	979.0	1030.0	1053.0
4.39	足长	251.6	8.6	232.0	237.9	252.0	266.0	271.0
5.1	体重（kg）	68.0	7.6	53.4	56.5	68.0	81.5	88.3

注：表中 P_1、P_5、P_{50}、P_{95}、P_{99} 表示第1、第5、第50、第95、第99百分位数值

（二）歼（强）击机座椅尺寸

GJB 19B—2007《歼（强）击机座椅几何尺寸》规定了歼（强）击机座椅设计与飞行员相关的几何尺寸要求，适用于歼击机、强击机、歼击轰炸机及上述飞机的教练机。

与该标准相关的歼（强）击机飞行员人体尺寸数据共9项，见表8-2。

表8-2　GJB 19B—2007选用的歼（强）击机飞行员人体尺寸数据　　　　（单位：mm）

项目代号和名称		均值	标准差	P_1	P_3	P_5	P_{50}	P_{95}	P_{98}	P_{99}
2.1	身高	1705.0	36.6	1617.0	1634.0	1646.9	1704.0	1765.2	1780.0	1790.0
3.1	坐高	924.3	21.9	871.0	883.9	888.0	925.0	959.2	969.0	972.1
3.2	坐姿眼高Ⅰ	812.3	21.4	761.0	773.0	776.9	813.0	846.0	854.0	857.1
3.4	坐姿肩高	604.3	21.4	556.0	563.0	568.0	605.5	640.0	650.1	655.0
2.51	肩最大宽	445.7	18.0	408.0	414.0	417.9	444.0	477.0	485.0	493.0
2.77	胸厚	229.2	16.1	196.0	201.0	204.0	228.0	256.0	265.1	270.0
3.23	坐深	459.8	16.7	423.9	429.0	433.0	459.0	488.0	496.1	503.0
3.29	坐姿臀宽	344.4	16.3	310.0	314.9	318.0	344.0	372.0	378.0	383.0
5.1	体重（kg）	68.0	7.6	53.4	55.3	56.5	68.0	81.5	85.4	88.3

注：表中 P_1、P_3、P_5、P_{50}、P_{95}、P_{98}、P_{99} 表示第1、第5、第50、第95、第99百分位数值

二、轰炸机

GJB 6851.1—2009《轰炸机和运输机舱室尺寸系列第1部分：轰炸机和运输机座舱基本几何尺寸》规定了轰炸机和军用运输机设计与飞行员相关的几何尺寸要求。

该标准引用的轰炸机飞行员人体尺寸数据共16项，见表8-3。

表 8-3　GJB 6851.1—2009 选用的轰炸机飞行员人体尺寸数据　　（单位：mm）

项目代号和名称		均值	标准差	P_1	P_5	P_{50}	P_{95}	P_{99}
2.1	身高	1713.7	49.7	1611.1	1635.3	1710.0	1797.8	1827.5
3.1	坐高	929.3	27.1	870.1	884.0	928.0	973.0	992.0
3.2	坐姿眼高 I	821.3	27.4	748.0	776.5	818.0	867.5	897.1
3.4	坐姿肩高	609.3	23.1	552.1	571.0	609.0	649.0	664.9
1.16	瞳孔间距	62.6	3.1	54.0	57.0	63.0	68.0	69.0
1.39	眼突枕突距	188.6	7.0	173.0	177.0	189.0	200.0	204.0
2.51	最大肩宽	443.8	19.0	396.1	413.5	444.0	474.0	493.8
2.52	肩宽	389.1	17.7	348.1	357.3	389.0	420.8	431.9
3.22	臀膝距	566.8	22.3	510.2	530.0	566.0	603.8	618.9
3.17	上肢前伸长	833.6	29.8	766.3	786.0	836.5	885.0	906.0
3.18	上肢最大前伸长	875.3	31.2	803.9	822.8	877.0	927.5	946.4
3.19	上肢功能前伸长	730.3	28.6	666.3	684.0	730.5	773.8	801.0
3.20	背肩峰距	107.7	16.4	71.7	80.3	108.0	134.8	138.4
3.25	坐姿下肢长	985.3	34.3	912.0	929.5	985.0	1045.8	1065.9
4.39	足长	252.9	9.5	231.1	238.0	252.0	269.0	274.0
5.1	体重（kg）	67.7	8.2	50.1	55.7	66.6	82.0	92.9

注：表中 P_1、P_5、P_{50}、P_{95}、P_{99} 表示第 1、第 5、第 50、第 95、第 99 百分位数值

三、军用运输机

在 GJB 6851.1—2009《轰炸机和运输机舱室尺寸系列第 1 部分：轰炸机和运输机座舱基本几何尺寸》中，引用运输机飞行员人体尺寸数据也是 16 项，见表 8-4。

表 8-4　GJB 6851.1—2009 选用的运输机飞行员人体尺寸数据　　（单位：mm）

项目代号和名称		均值	标准差	P_1	P_5	P_{50}	P_{95}	P_{99}
2.1	身高	1720.3	52.2	1605.0	1632.0	1720.0	1797.0	1833.8
3.1	坐高	931.8	27.0	858.0	888.0	932.0	975.0	989.6
3.2	坐姿眼高 I	823.7	24.0	764.9	785.0	824.0	861.0	874.1
3.4	坐姿肩高	613.8	23.5	549.8	574.0	614.0	650.0	671.0
1.16	瞳孔间距	62.1	3.4	53.4	56.0	62.0	68.0	69.0
1.39	眼突枕突距	189.8	7.8	173.4	178.0	189.0	202.0	209.8
2.51	最大肩宽	447.1	21.1	399.4	412.0	447.0	486.0	498.2
2.52	肩宽	387.9	19.1	341.0	355.0	388.0	417.0	431.6
3.22	臀膝距	570.4	24.3	513.6	531.0	571.0	611.0	632.0
3.17	上肢前伸长	841.6	31.7	769.6	792.0	840.0	897.0	924.4

	项目代号和名称	均值	标准差	P_1	P_5	P_{50}	P_{95}	P_{99}
3.18	上肢最大前伸长	885.8	33.2	817.9	839.0	883.0	948.8	967.6
3.19	上肢功能前伸长	740.7	31.7	668.0	690.0	740.0	795.0	815.8
3.20	背肩峰距	117.5	16.8	76.2	88.2	118.0	144.0	155.0
3.25	坐姿下肢长	991.0	37.9	908.4	929.0	990.0	1057.0	1089.2
4.39	足长	254.8	9.8	234.0	238.0	254.0	271.0	277.6
5.1	体重（kg）	71.6	9.9	52.9	57.0	71.0	91.0	98.3

注：表中 P_1、P_5、P_{50}、P_{95}、P_{99} 表示第 1、第 5、第 50、第 95、第 99 百分位数值

四、军用直升机

GJB 1471A—2012《军用直升机座舱几何尺寸》规定了直升机座舱设计与飞行员相关的几何尺寸要求。

该标准引用的直升机飞行员人体尺寸数据共 16 项，见表 8-5。

表 8-5　GJB 1471A—2012 选用的直升机飞行员人体尺寸数据　　（单位：mm）

	项目代号和名称	均值	标准差	P_1	P_5	P_{50}	P_{95}	P_{99}
1.39	眼突枕突距	188.6	7.0	173.0	177.0	189.0	200.0	204.0
2.1	身高	1713.7	49.7	1611.1	1635.3	1710.0	1797.8	1827.5
3.1	坐高	929.3	27.1	870.1	884.0	928.0	973.0	992.0
3.2	坐姿眼高 I	821.3	27.4	748.0	776.5	818.0	867.5	897.1
3.4	坐姿肩高	609.3	23.1	552.1	571.0	609.0	649.0	664.9
2.51	最大肩宽	443.8	19.0	396.1	413.5	444.0	474.0	493.8
2.52	肩宽	389.1	17.7	348.1	357.3	389.0	420.8	431.9
2.90	上臂长	317.7	14.6	285.0	292.3	317.0	344.8	351.0
3.22	臀膝距	566.8	22.3	510.2	530.0	566.0	603.8	618.9
3.17	上肢前伸长	833.6	29.8	766.3	786.0	836.5	885.0	906.0
3.18	上肢最大前伸长	875.3	31.2	803.9	822.8	877.0	927.5	946.4
3.19	上肢功能前伸长	730.3	28.6	666.3	684.0	730.5	773.8	801.0
3.20	背肩峰距	107.7	16.4	71.7	80.3	108.0	134.8	138.4
3.25	坐姿下肢长	985.3	34.3	912.0	929.5	985.0	1045.8	1065.9
4.39	足长	252.9	9.5	231.1	238.0	252.0	269.0	274.0
5.1	体重（kg）	67.7	8.2	50.1	55.7	66.6	82.0	92.9

注：表中 P_1、P_5、P_{50}、P_{95}、P_{99} 表示第 1、第 5、第 50、第 95、第 99 百分位数值

需要特别指出的是，上述表 8-1～表 8-5 中的数据均来源于 GJB 4856—2003《中国男性飞行员人体尺寸》。仔细比较可以发现，表 8-3 与表 8-5 中的数据几乎一样。这是因

为采用 GJB 1102—1991 规定的身体发育指标,计算得到的歼(强)击机、轰炸机、运输机、直升机飞行员维尔维克指数(Verwaeck index)依次为 94.4 ± 6.9、93.2 ± 7.1、96.4 ± 8.5、93.2 ± 6.9,统计比较发现根据体格体型可将轰炸机飞行员和直升机飞行员归为一类,在此基础上可以将整个飞行员群体区分成三类不同体格特征的子样本。

第三节　既有设计暗含的体格要求

GJB 4856—2003《中国男性飞行员人体尺寸》国家军用标准是在空军航空医学研究所 2000 年 7 月至 2001 年 12 月进行的"中国男性飞行员人体尺寸测量"工作基础上制定的,是国产歼(强)击机、轰炸机、军用运输机、军用直升机座舱人机工效设计的基本依据和数据来源。依据该标准设计定型、列装部队的各类军用飞机,都暗含了对理想用户即新改装飞行员的体格条件要求。飞行员体格条件越是接近飞机设计理想用户的中值,操纵飞机、使用机载设备可能遭遇的困难会越小;飞行员体格条件越是靠近甚至超出飞机设计的理想边界,实际操作使用中所面对的困难就可能越多、越大。

一、军用飞机设计中的人体测量学边界

根据 GB/T 12985—1991《在产品设计中应用人体尺寸百分位数的通则》相关规定和中国航空工业军用飞机设计惯例,理想用户的中值通常是指第 50 百分位数(P_{50})飞行员人群,座舱设计满足第 5 百分位数(P_5)至第 95 百分位数(P_{95})(即覆盖 90%)飞行员人群的正常使用,歼(强)击机弹射座椅仅能满足 $P_3 \sim P_{98}$(即覆盖 95%)飞行员人群救生需求,技术水平尚难达到安全操纵和应急离机必须满足 $P_1 \sim P_{99}$(即覆盖 98%)飞行员人群的原则要求。这意味着,体格条件超出 $P_5 \sim P_{95}$、$P_3 \sim P_{98}$ 或 $P_1 \sim P_{99}$ 设计边界的少数现役飞行员在军用飞机设计中被忽视了。

梳理前面表 8-1 ~ 表 8-5 中的飞行员人体测量项目,共得到人体测量项目 20 个;不再区分机种机型,从 GJB 4856—2003 数据库中得到的 20 项数据,见表 8-6。

表 8-6　国产军用飞机设计中的飞行员人体尺寸边界　　　　　(单位: mm)

项目代号和名称		均值	标准差	P_3	P_5	P_{50}	P_{95}	P_{98}
1.16	瞳孔间距	61.9	3.4		56.0	62.0	67.0	
1.39	眼突枕突距	189.1	7.2		177.0	189.0	201.0	
2.1	身高	1710.9	44.6	1628.0	1639.0	1708.0	1786.0	1801.0
2.51	最大肩宽	445.6	19.1	411.0	415.0	445.0	478.0	488.2
2.52	肩宽	388.7	17.2		360.0	389.0	417.0	
2.77	胸厚	229.9	17.7	199.0	202.0	228.0	260.0	270.0
2.90	上臂长	316.1	14.6		293.0	315.0	342.0	
3.1	坐高	927.4	24.7	882.0	887.0	928.0	969.0	977.0

续表

项目代号和名称		均值	标准差	P_3	P_5	P_{50}	P_{95}	P_{98}
3.2	坐姿眼高Ⅰ	817.0	23.9	775.0	778.0	816.0	856.0	864.8
3.4	坐姿肩高	607.8	22.7	564.0	570.0	608.0	645.0	656.0
3.17	上肢前伸长	833.8	29.1	–	789.0	834.0	885.0	–
3.18	上肢最大前伸长	878.5	31.0	–	832.3	877.0	932.0	–
3.19	上肢功能前伸长	732.4	29.2	–	687.0	732.0	781.0	–
3.20	背肩峰距	113.2	16.7	–	84.3	114.0	140.0	–
3.22	臀膝距	567.2	20.9	–	534.0	566.0	602.0	–
3.23	坐深	461.5	19.1	426.0	430.0	461.0	492.0	502.2
3.25	坐姿下肢长	983.8	32.8	–	932.0	983.0	1040.0	–
3.29	坐姿臀宽	345.3	17.1	314.0	318.0	345.0	374.0	383.0
4.39	足长	252.7	9.2	–	238.0	252.0	268.0	–
5.1	体重（kg）	68.8	8.5	55.0	56.5	68.0	84.0	89.4

注：表中 P_3、P_5、P_{50}、P_{95}、P_{98} 表示第3、第5、第50、第95、第98百分位数值

二、招飞选拔应当检测体格体型指标

单就军用飞机设计使用而言，招飞选拔最好能够检测表8-6中的全部20项体格体型数据，以确定候选人是否属于飞机设计理想用户中的一员。

为了简化操作，可以通过因素分析，提取其中关键成分。例如：以 GJB 4856—2003 数据库为基础，对表8-6中20个人体测量项目做因素分析，提取出四个主成分（principal component），可以解释飞行员体格体型方面83.63%的数据差异（表8-7）。实践当中，可以根据表8-7中的数值高低，适当选取检测项目。

表8-7 国产军用飞机设计中的飞行员体格体型指标主成分分析

项目代号和名称		主成分 1	2	3	4
1.16	瞳孔间距				
1.39	眼突枕突距				
2.1	身高	0.70		0.61	
2.51	最大肩宽		0.84		
2.52	肩宽				
2.77	胸厚		0.79		
2.90	上臂长				
3.1	坐高			0.93	
3.2	坐姿眼高Ⅰ			0.91	
3.4	坐姿肩高			0.84	

续表

项目代号和名称		主成分			
		1	2	3	4
3.17	上肢前伸长				0.85
3.18	上肢最大前伸长				0.76
3.19	上肢功能前伸长				0.87
3.20	背肩峰距				
3.22	臀膝距	0.87			
3.23	坐深	0.86			
3.25	坐姿下肢长	0.89			
3.29	坐姿臀宽		0.80		
4.39	足长				
5.1	体重（kg）		0.82		

检测以下 10 项体格体型指标具有更加直接的重要意义。

1. 身高（stature 或 body height）

定义：从头顶点至地面的垂直距离。

测量方法：被测者取立姿，测量者站在被测者的右侧，将人体测高仪垂直放置于被测者后方站立平面上并使活动滑尺下沿轻触被测者头顶点，测量头顶点至地面的垂直距离。

2. 最大肩宽（maximum shoulder breadth）

定义：左、右肩外侧点间的直线距离。

测量方法：被测者取立姿，测量者站在被测者的正前方，手持圆杆直脚规，测量左、右肩外侧点间的横向水平直线距离。

3. 胸厚（chest thickness）

定义：在乳头点高度上，躯干前、后最突出部位间平行于矢状面的水平直线距离。

测量方法：被测者取立姿，测量者站在被测者的右侧，手持圆杆直脚规，在乳头点高度上测量躯干前后最突出部位间平行于矢状面的水平直线距离。

为了便于计算维尔维克指数，可以采用 GJB 4856—2003 中代号 2.139 的"胸围 I（chest circumference I）"作为"胸厚"的替代指标（两者相关程度 r=0.84）：定义为经乳头点的胸部水平围长；测量方法为被测者取立姿，自然呼吸，测量者站在被测者的正前方，手持软卷尺，测量经乳头点的胸部水平围长。

4. 坐高（sitting height）

定义：从头顶点至椅面的垂直距离。

测量方法：被测者取坐姿坐在坐高椅上，测量者站在被测者的右侧，将坐高椅上测高仪置于被测者的正后方，测量从头顶点至椅面的垂直距离。

5. 上肢前伸长（arm reach from back）

定义：上肢向前方自然地水平伸展时，从背部后缘至中指指尖点的水平直线距离。

测量方法：被测者取坐姿，右上肢在矢状面内自然水平前伸，右手手指自然伸直，掌心向内，测量者站在被测者的右侧，手持圆杆直脚规，测量从背部后缘至中指指尖点的水平直线距离。

6. 臀膝距（buttock-knee length，sitting）

定义：从臀部后缘至髌骨前缘的水平直线距离。

7. 坐深（sitting depth）

定义：从臀部后缘至腘窝的水平直线距离。

测量方法：被测者取坐姿，腿部在矢状面内屈膝 90°，测量者蹲立在被测者的右侧，手持圆杆直角规，测量从臀部后缘至腘窝后缘的水平直线距离。

8. 坐姿下肢长（lower extremity length，sitting）

定义：下肢向前方最大限度地水平伸展，距小腿关节成直角状态时，从臀部后缘至足后跟掌面的水平直线距离。

测量方法：被测者取坐姿，右下肢在矢状面内最大限度地水平前伸，足掌与小腿成 90°，测量者蹲立在被测者的右侧，手持圆杆直角规，测量从臀部后缘至足后跟掌面的水平直线距离。

9. 坐姿臀宽（hip breadth，sitting）

定义：臀部左、右向外最突出部位间的横向水平直线距离。

测量方法：被测者取坐姿，测量者蹲立在被测者的正后方，手持圆杆直脚规，测量臀部左、右向外侧最突出部位间的横向水平直线距离。

10. 体重（body mass 或 weight）

定义：人体的总质量（重量）。

测量方法：被测者取立姿，双足平稳地站在秤面中央，测量者站在被测者右侧，躬身正视体重秤刻度盘，读取被测者的体重（kg，估读至 0.5kg）。

第四节　飞行学员医学选拔应关注的问题

在国防部 2005 年颁布的《中国人民解放军招收飞行学员体格检查标准》中，与体格体型密切相关的指标规定如下。

（1）身高男性低于 165cm、高于 181cm，女性低于 165cm、高于 178cm 不合格。

下列情况合格：①未满 18 周岁骨骼具有发育能力，身高达到 164cm；②轰炸、运输机和直升机飞行学员身高 165 ～ 185cm。

（2）坐高高于 96cm 不合格。

轰炸、运输机和直升机飞行学员坐高不高于 100cm 合格。

（3）上肢长低于 70cm、下肢长低于 74cm 不合格。

未满 18 周岁上肢长 69cm、下肢长 73cm 合格。

（4）体重男性低于 52kg、女性低于 48kg 不合格。

未满 18 周岁体重男性不低于 50kg、女性不低于 46kg 合格。

（5）胸围男性小于 80cm、女性小于 75cm 不合格。

（6）身高、体重明显不成比例不合格。

下列情况合格：①骨骼发育良好，体重不低于标准体重的 85%；②肌肉发育正常，皮下脂肪厚度适量，体重不高于标准体重的 120%。

对照表 8-1～表 8-5，或许可以理解上述规定的内在合理性，预测其中潜在风险。

一、飞行员体格发育的年代特点

需要再次重申的是，GJB 4856—2003《中国男性飞行员人体尺寸》标准数据实测于 2000 年 7 月至 2001 年 12 月。这首先意味着两点：①中国第一款国产三代机歼 -10 开始研制时，GJB 4856—2003 尚未建立飞行员人体测量数据库，因此歼 -10 飞机只能依据 GJB 20—1984 所提供的飞行员数据完成座舱尺寸设计；②中国第一款国产四代机歼 -20 开始研制时，GJB 4856—2003 数据库已经生效近 10 年。军用飞机几乎总是基于过往飞行员人体测量数据开展座舱人机工效设计，抽取现役飞行员代表完成人机工效评估，并在至少 30 年的使用寿命周期内为一代又一代年轻飞行员操纵和使用。飞机设计使用的时间跨度与飞行员职业年龄时段的特征性变化，是造成人 - 机系统失匹配的一个潜在因素，因此值得各方高度关注。

（一）飞行员人体尺寸的跨时代变化

在人民空军成立后的 65 年里，先后开展过三次大样本飞行员人体尺寸数据测量工作，均由空军航空医学研究所牵头完成。1958 年 8 月至 1959 年 3 月，林基学在复旦大学支持下实测男性飞行员 3342 名，每个飞行员测量数据 106 项，为飞行员个人防护救生装备等设计提供了科学指导。1974 年 10 月至 1978 年 10 月，杨企文在复旦大学支持下实测男性飞行员 1654 名，每名飞行员测量数据 97 项，结果体现在 GJB 19—1984《歼击机座椅基本尺寸》、GJB 20—1984《飞行员个人防护救生装备规格系列》、GJB 35—1985《歼击机座舱基本尺寸》等多项标准中，支撑了国产军机的宜人化设计。2000 年 7 月至 2001 年 12 月，刘宝善在中国标准化研究院支持下，根据中国科学院数学专家对样本量的估算，实测男性飞行员 1739 名，每个飞行员测量数据 305 项（基础项目 141 项实测 1739 人，推荐项目 164 项实测 904 人），数据库成果直接体现在 GJB 4856—2003《中国男性飞行员人体尺寸》中。

GJB 4856—2003 与 GJB 20—1984 中可比较的坐姿测量项目有 10 个（表 8-8）。两个大样本均值差异性的 U 检验发现，其中有 7 个测量项目的平均值存在显著性差异（$P < 0.001$）。其中，GJB 4856—2003 中"坐高、坐姿眼高Ⅱ、小腿加足高、上肢前伸长、坐深、两肘间宽"平均值明显大于 GJB 20—1984 中的平均值，而"坐姿臀宽"的平均值则明显更小。考虑到立姿人体测量项目中"身高、大腿长、小腿长"等尺寸数据的变化，结合百分位数据分析，似乎可以认为，对于 GJB 4856—2003 和 GJB 20—1984 中那两个飞行员群体来说，坐姿人体测量尺寸总体上是增大了。

表 8-8　前后 25 年间飞行员坐姿人体尺寸数据的变化比较　　　（单位：mm）

No.	项目名称	GJB 4856—2003（n=1739）				GJB 20—1984（n=1654）				U 值
		均值	标准差	P_5	P_{95}	均值	标准差	P_5	P_{95}	
1	坐高	927.4	24.7	887.0	969.0	919	26.30	876	962	10.02*
2	坐姿眼高Ⅱ	813.5	24.0	774.0	852.0	806	26.02	763	848	9.12*
3	坐姿肩高	607.8	22.7	570.0	645.0	609	22.85	571	646	-1.60
4	小腿加足高	418.8	17.0	391.0	448.0	412	16.64	384	439	12.27*
5	上肢前伸长	833.8	29.1	789.0	885.0	818	31.69	766	870	15.82*
6	臀膝距	567.2	20.9	534.0	602.0	567	21.31	532	602	0.29
7	坐深	461.5	19.1	430.0	492.0	457	19.02	426	488	7.17*
8	两肘间宽	434.9	32.1	385.0	491.0	430	26.58	386	473	5.02*
9	坐姿臀宽	345.3	17.1	318.0	374.0	349	16.90	321	377	-6.61*
10	屈膝围	377.5	20.3	348.0	413.0	377	17.89	348	407	0.79

注：* 检验，$P < 0.001$

这种变化的启示是，GJB 4856—2003 数据库已有近 15 年没有更新，在引用其男性飞行员人体尺寸数据时，也应仔细斟酌标准数据的时效性，并予以适当的修正。

（二）飞行员体格体型变化

体重指数（body mass index，BMI）被定义为体重（kg）除以身高的平方（m²），常用来衡量身体发育或肥胖程度。GJB 4856—2003 含有体重、身高数据，可以计算出飞行员的体质指数。通过测量当前飞行员群体的体重、身高数据，就可以对比发现近 15 年来男性空军飞行员群体的体形变化。

2012 年，郭小朝在空军杭州、青岛、临潼、都江堰航空医学鉴定训练中心的支持下，以体重、身高为指标，测量男性飞行员 787 人，年龄（29.71±3.05）岁（范围 25 ～ 35 岁）；另外选取 GJB 4856—2003 中年龄 25 ～ 35 岁的男性飞行员 587 人 [（29.50±3.42）岁]，计算得到两组飞行员 BMI 数据（表 8-9）。

表 8-9　10 年前后两个飞行员样本四类 BMI 群体的人数分布

飞行员样本		偏瘦（BMI < 18.5）	正常（18.5 ≤ BMI < 24）	超重（24.0 ≤ BMI < 28.0）	肥胖（BMI ≥ 28.0）	合计
2012 年研究	n	0	370	371	46	787
	%	0.00	47.01	47.14	5.85	100.00
GJB 4856	n	5	389	183	10	587
	%	0.85	66.27	31.18	1.70	100.00

两个飞行员样本的 BMI 均值差异非常显著 [$F_{(11 373)}$=113.29，$P < 0.001$]，揭示目前男性飞行员的 BMI 数据 [（24.27±2.16）kg/m²] 明显高于 GJB 4856—2003 飞行员

样本 [（23.00±2.23）kg/m^2]；四类 BMI 群体的人数分布差异也非常显著（χ^2=64.68，P < 0.001），揭示 2012 年研究样本中超重、肥胖的飞行员人数确实明显增多了。以年龄为自变量做回归分析发现，对于 2012 年研究样本存在预测方程 BMI=0.1644× 年龄 +19.38（R^2=0.88），对于 GJB 4856—2003 样本存在 BMI=0.1216× 年龄 +19.38（R^2=0.51），揭示目前男性飞行员随年龄增长发胖的趋势似乎要比 GJB 4856—2003 所反映的时代更快些。

（三）GJB 4856—2003 中的年龄因素

仅以当前招收飞行学员体格检查中的 5 个人体测量项目为例，分析体格数据与年龄之间的关系，结果发现隐约存在飞行员 "低龄者高廋、高龄者矮胖" 的规律性现象。

（1）低年龄身材高，高年龄身材低。其中，各年龄组测量项目均值：①身高 =173.6（cm）-0.787× 年龄（岁）；②坐高 =936.0（cm）-0.266× 年龄（岁）；③上肢长 =737.2（cm）-0.155× 年龄（岁）。

（2）低年龄身材廋，高年龄身材胖。其中，各年龄组测量项目均值：①胸围 =828.1（cm）+ 3.152× 年龄（岁）；②体重 =56.9（kg）+0.367× 年龄（岁）。

但是，这种规律在 2012 年郭小朝等扩大调查的 1332 名男性飞行员样本中，已经明显弱化了。例如，各年龄组测量项目均值：①身高 =174.2（cm）-0.047× 年龄（岁）；②体重 =65.7（kg）+0.216× 年龄（岁）。

再回过头去,仔细对照表 8-1 身高数据和当前招飞体检 "身高男性低于 165cm 不合格" 的规定，可以认为随着 20 世纪 60 年代飞行员的逐步退出、20 世纪 80 年代飞行员逐步成为空军主力，现役飞行员群体相对于 GJB 4856—2003 中的飞行员样本已经发现了结构性变化。新一代飞行员出生于改革开放之后，生活条件、发育水平普遍更好，体格体型有了新的变化特征。这既是军用飞机设计不容忽视的用户特性，也是招飞体格检查必须予以关注的问题。只有适当采取保守性技术措施，才能努力守住飞机设计边界、提升新飞行员人 - 装（备）结合使用效果。

二、飞机设计新技术可能孕育新要求

如前所述，航空人机工效学不仅关注飞机装备与飞行员特性相匹配，关注军用飞机用户的体格条件和特征，而且还关注人 - 机 - 环境系统中的诸多人机界面和接口，更加关注整个人机系统的综合效能与作战效率。

现代飞机设计不断采用新技术，优化改进座舱人机工效。有些新技术直接以飞行员的视觉、听觉感知特性或认知操纵特征为基础，这反过来极有可能会对作为理想用户的飞行员产生某些门槛性新要求，如侧置驾驶杆操纵技术、夜视兼容照明和自动调光技术、听觉虚拟现实 3D 告警技术、大屏幕全景式多色彩综合显示技术等。这里限于篇幅，就不展开介绍了。

第9章

飞行学员医学选拔相关航空环境考虑

飞行学员医学选拔作为一项职业选拔，最鲜明的特征在于必须充分考虑航空环境对人身体条件的影响，选拔项目的设置、选拔标准的确定、选拔模式的改进，都必须充分考虑相关航空环境对人体的影响，以及如何在航空环境下充分发挥人体最大效能。

第一节 概　　述

军事航空医学是研究军事航空活动和环境条件对人体的影响，保障飞行人员身心健康的学科，总体目标是解决人 - 机 - 环境相互适应问题，研究人体生理、心理如何更好地适应飞行环境，以及飞机和相关武器装备如何更好地适应人体生理、心理活动规律的问题。主要研究内容可概括为以下几个方面。

（1）研究航空环境的各种条件，如气压、温度变化和缺氧、有害气体、空间辐射、加速度、震动、噪声及气象条件等因素，对人体的影响和人的代偿适应能力与耐受限度，为制订医学保障措施提供科学依据。

（2）根据飞机座舱环境控制和个体防护救生装备生理卫生学要求，提出合理的装配方案，并对研制产品进行医学试验鉴定。

（3）根据飞机座舱设备的布局，人机结合形式及其功能分配，以及信息显示器和操纵控制器的人机界面的关系，提出适应人体功能的生理、心理学要求，并参与试验鉴定样机的工作效能。

（4）根据制订的各类飞行人员身体合格的医学标准，提出身体检查和心理学检查及医学选拔鉴定的方法。

（5）根据飞行人员工作负荷的特点及测定负荷强度的技术方法，制订相应的生理、心理训练方案，提出合理的作息制度、营养标准及各种卫生保健措施。

（6）根据各种航空性病症、飞行失事与武器致伤的临床医学问题，提出相应的预防和诊疗措施，以及各种病症的飞行限制和飞行期间的合理用药问题。

（7）根据飞行事故及人员伤亡的医学原因，从身心健康状况、飞行工作负荷和人机系统关系、防护救生装备等方面进行分析，提出相应的改进措施，并研究飞行人员救生的医学问题。

（8）提出飞机乘客和空运伤病员的适航条件，飞行中的急救护理技术，以及防止空运传播疾病的措施。

（9）模拟航空环境条件的地面实验设备和在地面实验及实际飞行活动中测试人体生理心理功能的信息获取、显示记录、数据处理等专用仪器。

（10）航空卫勤保障的任务、组织、装备、制度、工作方法及飞行员专项体能医学训练等。

第二节　高空缺氧、低气压对人体影响

高空缺氧（altitude hypoxia）是指机体处于高空低气压环境，由于吸入气氧分压降低，组织得不到正常的氧气供应，组织的代谢、功能，甚至形态结构都可能发生异常变化的病理过程。高空缺氧根据缺氧的严重程度、发展速度和缺氧时间不同，可以分为暴发性高空缺氧、急性高空缺氧和慢性高空缺氧。在航空活动中，以急性高空缺氧和暴发性高空缺氧为主。

高空低气压环境对人体的影响包括各个方面，其中最主要的是低氧分压所引起的高空缺氧，由于此问题非常重要，故常作为单独的问题提出。本节所述的主要内容包括高空减压病、高空胃肠胀气、高空迅速减压、高空体液沸腾及气压性中耳炎和低压暴露引起的牙疼及鼻窦炎等。

高空缺氧防护方法目前已经比较完善，但是在现代航空活动中，高空缺氧始终是经常发生并严重影响飞行安全的致命威胁之一，高空缺氧所致的航空事故与事故证候仍然占有相当比例。美国空军 1970 ～ 1980 年由于座舱减压或供氧系统故障等原因，发生了298 例高空缺氧事件；1981 ～ 2003 年，美国空军和海军共发生 1055 例军用飞机座舱减压事件，其中 221 例出现高空缺氧，4 例导致致命事故；国内报道因高空缺氧引发的飞行事故证候占医学原因事故证候的 6% ～ 17%。以上飞行事故资料表明，高空缺氧仍然是航空飞行活动中一个严重威胁因素。

一、急性高空缺氧对人体的影响

急性高空缺氧是指飞行中，随着高度的上升而引起的吸入气氧分压相应下降所致的缺氧。急性高空缺氧的表现特点是人的体力及脑力活动往往在"不知不觉"中变得迟钝或突然丧失，故是威胁生命安全的重要因素。急性高空缺氧时，大脑皮质的高级智力功能最先受到侵袭，失去正常的知觉、判断和决策能力，人的主观不适感觉往往很轻微，其与实际缺氧的严重程度颇不一致。

（一）急性高空缺氧的症状分区

急性高空缺氧对于未经高空锻炼的健康青年人，在安静状态下急性暴露时的症状表现，按不同高度大致可划分为四个区域（表 9-1）。

表 9-1　不同高度急性高空缺氧对人体的影响

区名	高度（m）		缺氧严重程度
	呼吸空气	呼吸纯氧	
无症状	0 ～ < 3000	10 000 ～ < 12 000	轻度
代偿	3000 ～ < 5000	12 000 ～ < 13 000	中度
障碍	5000 ～ < 7000	13 000 ～ < 14 000	重度
危险	≥ 7000	≥ 14 000	严重

（二）急性高空缺氧对机体的影响

急性高空缺氧对机体的影响，按其作用意义可分为生理性代偿反应和病理性功能障碍两个方面。

1. 急性高空缺氧的生理性代偿反应

（1）肺通气量增加：急性高空缺氧时肺通气量开始增加的高度多数从 2500 ～ 3000m 起，并随着缺氧程度的加重而越来越明显，但这种增长也有一定限度，一般增长幅度不超过海平面正常值的 1 倍以上。肺通气量增加，伴随二氧化碳排出量增加。

（2）重要器官血流量增加：急性高空缺氧时，重要器官血流量增加，是通过心排血量增加和局部血管扩张两个方面的变化实现的。心排血量的增加主要是由心率增加引起，因此，心率增加是急性高空缺氧时最早出现的代偿反应之一。研究表明，一般在 1500m，心率开始增加，当高度为 7600m 时，心率可增加 1 倍。其机制认为是，通过反射作用和局部直接作用的综合结果使脑、心脏的小动脉舒张，而腹腔脏器、皮肤等处的小动脉收缩。

（3）氧合血红蛋白对氧分压变动的"缓冲"作用：氧离曲线是近似 S 形曲线，其中间部分的坡度最陡，可将氧分压的波动缓冲至最低程度。这种代偿作用的机制，是缩小吸入气至平均毛细血管氧分压梯度，使后者的压力不致下降太多。因为平均毛细血管氧分压是氧气向组织细胞弥散的动力，如下降得太多，会引起组织缺氧。

2. 急性高空缺氧的病理性功能障碍　大脑皮质是缺氧时最先发生功能障碍的部位。有研究表明，神经系统功能开始出现障碍的阈限高度是 1500m。在神经组织中，视网膜圆柱细胞对缺氧很敏感，平均自 1200m 高度起，夜间视力开始受到影响，高度再增加，则相继出现视觉方面的其他功能障碍。故夜航时，要求自地面起飞即吸氧。智力功能对缺氧也很敏感，在 1500m 高度时，对于完成平时已经掌握得很熟练的精细操作和复杂智力工作任务的能力尚无明显影响，1800 ～ 2400m 高度，用较精确的试验方法已检查出记忆力开始下降。循环系统功能障碍，心电图改变可反映缺氧的直接作用，严重时可出现 ST 段下降、T 波双向、平坦或倒置等变化。

急性缺氧所致的意识丧失，主要是由于脑高级部位氧分压过低的结果。但也有 2% ～ 3% 的健康青年人，在不是很严重的缺氧刺激下，由于发生了血管迷走反应，先是脑血流量减少，后导致意识丧失，称为血管迷走性晕厥。这种类型的晕厥，缺氧仅仅是一种刺激物，缺氧本身的严重程度不足以引起意识丧失。在缺氧刺激下，引起副交感神经活动性广泛增强，致使肌肉和腹腔器官的小血管明显扩张，体循环外周阻力明显下降，动脉血压骤降，以及迷走神经兴奋引起的心动迟缓，心排血量降低等进一步促使血压下降。下丘脑前部核群兴奋性增强，促进垂体后叶激素的大量释放，致使皮肤苍白、腹部不适、恶心等症状出现。这种素质的飞行员（飞行学员）不适于飞行。

二、暴发性高空缺氧对人体的影响

（一）概念

暴发性高空缺氧是一种缺氧过程发展非常快，缺氧程度非常严重，机体代偿功能来不及发挥，在几秒钟或几十秒钟的短时间内，甚至在没有任何先兆的情况下，突然发生意识丧失。如在呼吸空气条件下，突然暴露在 10 000m 附近，或呼吸纯氧条件下暴露在 14 000m 附近或更高高度。

（二）主要特征

1. 氧的反方向弥散　在暴发性高空缺氧条件下，肺泡气与肺毛细血管血液（混合静脉血）之间形成与正常情况下相反的氧张力梯度，使流经肺泡的血液，非但不能从肺泡气中摄取氧，反而把血液中氧气向肺泡弥散，而被呼出。

2. 原发性缺二氧化碳　在暴发性高空缺氧的短时间内，血液中二氧化碳加速向肺泡弥散，造成体内原发性二氧化碳减少，如在 15 000m 高度迅速减压后 5s，由肺呼出的二氧化碳量约为正常值的 3 倍。

3. 有效意识时间极短　在迅速减压后，只要肺泡气氧分压低于 4.0kPa（30mmHg）临界水平，即会发生一过性脑功能障碍，其严重程度与肺泡气氧分压降低幅度和持续时间有关。在 16 000m 以上高度的暴露，人的有效意识时间是 12 ~ 15s。在这样的高度范围内，人完全不出现一过性意识丧失的安全暴露时间只有 5 ~ 6s。

三、高空低气压对人体的影响

（一）高空胃肠胀气

根据波义耳定律，在温度恒定的条件下，气体的体积与压强成反比，如当压力降低 1/2 时，其体积就膨胀为原来的 2 倍。但人体由于胃肠道温度、肠壁弹性等原因，膨胀倍数并不完全遵守波义耳定律。人体胃肠道通常含有约 1000ml 气体，随着环境压力降低，胃肠道内的气体膨胀，受到膨胀气体刺激引起腹胀、腹痛，这是高空胃肠胀气的主要表现。其严重程度受到胃肠道内原来含有的气体数量、胃肠道功能状态、气体膨胀率（即上升高度和速度）等因素影响。此外，胃肠膨胀可导致膈肌升高、呼吸运动受限、肺活量减少，甚至产生呼吸困难，以及心脏转位、下肢静脉回流受阻等。严重腹胀时，可发生一系列自主神经功能障碍的症状表现，如面色苍白、出冷汗、脉搏徐缓、血压下降等，将严重影响飞行安全。

（二）高空减压病

根据亨利定律，气体在某一液体中的溶解量与该气体的分压成正比，即压力越大，溶解气体的量越多，否则相反。当气压降低时，在组织和体液中溶解的气体就变成"过饱和"溶解状态。过剩溶解的气体经肺循环系统排出体外的过程称为"脱饱和"，氧和二氧化碳气体在体液中呈溶解状态的量较少，且可变为结合状态，故一般不会形成过饱和状态。生理上的完全惰性的氮气，在体内溶解量大，在减压速率较快的情况下，最有可能形成过饱和溶解状态。试验证明，体内溶解的氮气过饱和倍数达到饱和状态 2 倍以上时，才会变成气泡。在高空减压过程中，溶解在体液或组织液中的气体离析出来形成气泡，使血管阻塞或局部压迫而形成的特殊病症，称为高空减压病。在航空中，高空减压病的阈限高度一般为 8000m。高空减压病的主要症状包括屈肢症、呼吸系统症状、皮肤症状和神经系统症状。

（1）屈肢症：在四肢的关节内或其周围的骨骼及肌肉等深部组织常发生疼痛，以膝、肩大关节为多见，疼痛性质为弥漫性，严重时肢体不能运动，患者常因剧烈疼痛而将肢体屈曲故得名。

（2）呼吸系统症状：常有胸骨后不适、刺痛或灼热感、阵发性咳嗽、呼吸困难、窒息感及"气哽"等，其发生率较屈肢症为低。

（3）皮肤症状：常在背肩部皮肤出现痒感、刺痛、蚁行感和异常冷、热感觉等，也有在上胸部和肩部出现皮肤斑点等。

（4）神经系统症状：个别严重病例可能出现头痛、视觉功能障碍（如视物模糊、复视、视野缺损及视野中出现闪烁性暗点等）、知觉麻木、瘫痪，以及减压后休克等严重症状，如不采取急救措施，终致意识丧失。

飞行中采用增压座舱是预防高空减压病的最根本措施。飞行期间保持座舱压力不低于 8000m 高度（35.6kPa），即可取得良好的预防效果。高空飞行前的吸氧排氮，也是有效的预防措施。

（三）体液沸腾

当环境压力等于或低于体温条件下的水蒸气气压时，体内水分就会产生沸腾，形成大量蒸汽，此现象称为体液沸腾。所形成的大量水蒸气可使皮下组织突然发生肿胀，血管栓塞，循环停滞。发生高空组织气肿的阈限高度为 19 000m（低氧压力值为 6.4kPa）。除采用增压座舱外，在 19 000m 以上高度飞行时，一旦发生迅速减压，迅速降低飞机高度能有效预防体液沸腾。

（四）迅速减压对肺的机械性损伤

正常飞行时，增压座舱内气体环境的压力较舱外高空环境大气压力为高，其高出部分称为"余压"。如果座舱突然失去密封，舱内压力较高的气体将迅速流向舱外，舱内压力在极短时间内降至舱外相等水平，这种舱内压迅速降低的过程，称为迅速减压。迅速减压对人体的影响，包括减压瞬间压力剧变所致的一系列物理性作用，以及减压后的低气压、缺氧、高空寒冷等影响。迅速减压时，肺内压一时性升高，一是可以冲击肺部使之与胸壁相撞击，造成肺组织损伤；二是若减压过程中肺的扩张程度超过肺组织的可扩张强度，可引起肺组织破裂，造成肺实质的出血、气胸、气体进入血管形成气栓等严重后果。现代军用飞机采用的座舱余压值为 0.3 ~ 0.5kg/cm², 迅速减压时间可能介于百分之几秒至几秒，人体在保持呼吸道畅通的条件下，可以耐受，一般不会有危险。

（五）中耳及鼻窦的气压性损伤

中耳鼓室及鼻窦均属于含气的中空器官，腔内气体也受环境压力改变的影响。由于解剖结构上的特点，咽鼓管及鼻窦开口处，容易出现阻塞，使之具有单项活门的作用，影响鼓室及鼻窦腔内外压力的平衡。飞机下降时，外界气压不断提高，此时咽鼓管不能自行开放，必须主动做咽鼓管通气动作，否则会使内部形成负压，鼓膜内陷，发生耳聋、耳痛、鼓室内液体渗出等情况，若鼓室内负压值达到 13.33 ~ 26.66kPa 时，可能发生鼓膜破裂。上述气压损伤发生于中耳，称为"气压损伤性中耳炎"；发生在鼻窦，称为"气压损伤性鼻窦炎"；发生在航空中，称为"航空性中耳炎"。

第三节　持续性加速度对人体的影响

一、概念

速度的时间变化率称为加速度。航空活动中各种动力学因素对人体的作用就是加速度的作用。按加速度作用于人体的方向，一般可分为正加速度（$+G_z$）、负加速度（$-G_z$）、向前加速度（$+G_x$）、向后加速度（$-G_x$）、向右加速度（$+G_y$）和向左加速度（$-G_y$）。

持续性加速度：通常是指作用时间超过 1s，甚至持续数分钟的长时间加速度。其生理效应主要表现在人体的组织器官沿着惯性力方向发生变形、移位和增加重量，以及血液和体液发生惯性转移和重新分配，从而导致各种生理功能障碍。飞机做各种机动飞行，以及宇宙飞船、航天飞机发射和重返时可产生持续性加速度。

当前，现代战机的机动性能已大大超过人体生理功能耐限，机体表现出明显的血流动力学变化及生物力学改变，威胁飞行人员的身体健康甚至生命安全，进而影响战斗机性能的发挥。

二、$+G_z$ 的主要生理效应

持续性加速度是飞行中最常见的加速度，其加速度值比较大，超过人体耐受限制，是威胁飞行安全的重要因素。$+G_z$ 指加速度方向从足到头，惯性力方向从头到足，属于正超重。

（一）身体重量增加，操纵动作受限

在 $+G_z$ 作用下，身体的重量按照 G 值成比例增加，$+2G_z$ 时飞行员感觉身体对座椅的压力加大，手足沉重，面部及其他软组织下坠，进行各种活动不灵活。$+3 \sim +4G_z$ 时，由于面颊部软组织下坠，容貌变形；四肢活动很不方便，操作动作不准确，特别是完成一些大动作更加困难，必须用很大力气才能维持头部和躯干的垂直位置；膈肌下降，呼吸困难。

（二）血液转移和血压变化

在 $+G_z$ 作用下，血液向下肢和腹部转移，身体上部的动、静脉血压降低、血液供应减少；身体下部血液淤积。由于部分血液转移到下半身，使有效循环血量很快减少，以及心脏和大血管向下移位变形等原因，心脏正常射血功能受到严重影响，心排血量减少得更加明显。

（三）视觉功能障碍和意识丧失

在 $+G_z$ 作用下，眼水平动脉血压立即降低。当加速度 G 值和作用时间达到一定限度时，人的视觉功能即受到影响。主要的视力障碍表现为视物模糊、周边视力丧失和中心视力丧失，前两种相继出现的视力障碍总称为"恢视"；中心视力丧失则称为"黑视"。在加速度增长率较低时，3 种视力改变依次出现，发生黑视之后，如加速度 G 值进一步增大，或在较高 G 值时作用时间进一步延长，将会发生意识丧失。在 $+G_z$ 负荷引起脑血流量减少到临界值时，所发生的意识突然丧失的知觉变化状态称为 G 引起的意识丧失，简称 G-LOC（G-induced loss consciousness）。

（四）器官移位变形和通气功能降低

在 $+G_z$ 作用下，胸廓和腹部脏器的重量增加，使得呼吸费力而时间延长，吸气 / 呼气时间比增大，呼吸困难。由于肺的生理解剖特点，在 $+G_z$ 作用下，还可出现肺气体交换功能发生障碍。飞行员在呼吸纯氧、穿用抗荷服，做高 G 值机动飞行时，肺基底部可出现一时性肺萎陷，这种肺萎陷称为加速度性肺萎陷或航空性肺萎陷。其主要症状是咳嗽、胸痛及深吸气困难。肺萎陷发生机制大致如下。在加速度作用下，基底部肺叶的小气道被压缩（抗荷服充压可加强这种压缩）而发生闭塞，使肺泡成为完全闭锁的空腔，肺泡内氧气滞留，并很快被吸收而发生肺萎陷。

第四节　飞行员个体防护装备对人体的影响

为了使飞行人员免受高空缺氧的影响，现代军用飞机采取两种技术措施：一是密封增压座舱；二是航空供氧装备。为提高 $+G_z$ 耐力，主要采用 3 种技术措施：一是抗荷动作；二是抗荷装备及抗荷加压呼吸；三是后倾座椅。本节主要介绍航空供氧装备对人体的影响和抗荷加压呼吸。

一、加压供氧对人体的影响

航空供氧方式分为一般供氧和加压供氧两种，一般供氧是在 12 000m 以下高度，为了节省氧气和避免吸入气中氧分压过高的不良影响，通常不直接供以纯氧，而是采取提高吸入氧气浓度百分比的途径来保持肺泡气氧分压，以防缺氧。正常飞行时，飞行人员采取这种方式供氧，对飞行人员身体没有大的影响。但在 12 000m 以上高度，即使吸纯氧，也不能防止因肺泡氧分压降低所致的缺氧，如在 15 000m 高度呼吸纯氧，肺泡氧分压可降到 1.7kPa（13mmHg）左右，只需 12 ～ 15s 即可发生意识丧失。故在 12 000m 以上高度，唯有提高吸纯氧的总压力（即加压供氧），才能使肺泡氧分压保持在设定水平，这种在呼吸道内维持一定余压条件下进行的呼吸，称为加压呼吸，这种形式的供氧称为加压供氧。

实施加压供氧时，肺内气体绝对压力（总压值）将高于周围环境压力，其高出部分称为"余压"。根据飞机的性能，各国加压供氧制度大致相似，分为 3 种：第一种最大使用高度 15 000m，面罩总压值为 15.3kPa（115mmHg），余压值为 3.6kPa（25mmHg）；第二种最大使用高度 18 000m，面罩总压值为 17.3kPa（130mmHg），余压值为 10.0kPa（75mmHg）；第三种最大使用高度 38 000m，面罩总压值为 19.3kPa（145mmHg），余压值为 19.3kPa（145mmHg）。由于加压供氧改变了人体的呼吸形式，增加了呼吸道压力，并且使用了代偿服等供氧装备，对机体造成一系列的影响，主要包括以下几个方面。

（一）对呼吸功能的影响

平静呼吸时，吸气是主动过程，而呼气是被动过程。加压呼吸时恰相反，呼气肌必须用力收缩，方能将气体呼出；主动呼气动作一停止，具有一定余压的气体当即自动冲入肺内。故吸气已转为被动过程。呼吸形式的改变还常引起代偿性呼吸频率增加和幅度增大，致使过度通气及缺二氧化碳。由于呼气肌做功增加，故易导致呼吸疲劳。一般健康人只能短时间耐受余压值为 3.6 ～ 4.0kPa（27 ～ 30mmHg）的加压呼吸，如需要进一步提高能耐受的余压值，则必须对胸部体表施加对抗压力（代偿压力），以抗衡肺内余压，使胸壁内、外侧压力平衡。

（二）对循环功能的影响

进行加压呼吸时，由于肺内压过高，在静脉端可引起右心房及胸腔内静脉压升高，使静脉回流受阻，尤以四肢为甚。此时由于动脉系统血流仍然不停地进入四肢，使四肢及体表无对抗压力部位的静脉血管怒张，血液淤积，并引起静脉压逐渐升高，血液中的液体部分外渗进入组织。血液在外周静脉系统大量淤积和血液失水这两个因素均导致有效循环血量减少，进而引起心排血量下降。有效循环血量减少程度与所加压呼吸余压值的大小及其持续时间有关。有研究表明，进行余压值为 2.0 ～ 2.7kPa（15 ～ 20mmHg）的加压呼吸，心排血量减少 17% ～ 26%。

加压呼吸时动脉血压的改变：已升高的胸膜腔内压通过直接传递，可引起动脉舒张压升高。在加压呼吸过程中，机体发挥代偿作用，如心率加快以提高心排血量；外周小动脉收缩以提高动脉血压；外周小静脉紧张性增强以减少血液的淤积等。因此，代偿能力较强的人，加压呼吸时，平均动脉压增高，脉压增大。加压呼吸时心电图的主要改变：T 波电压降低、双向或倒置，并伴有 ST 段改变。加压值越大，变化越明显。当加压呼吸负荷超过人体耐受限度时，终将引起晕厥。大多数健康的被试者，在体表无对抗压力的条件下可以耐受 4.0kPa（30mmHg）、30min 的加压呼吸而不发生晕厥，加压呼吸所引起的晕厥属于典型的血管迷走性反应。

（三）对头颈部的影响

使用部分加压服的条件下，当加压供氧面罩内的余压值超过 10.0kPa（75mmHg）时，头颈部充血、肿胀和不适达到不能耐受程度，表现为上呼吸道被动扩张、眼结膜充血、眼睑痉挛和耳部不适等。

（四）体表对抗压力不均的影响

加压头盔与部分加压服配套使用时，余压值可得到提高，但体表对抗压力不均问题又突出，体表突出部位对抗压力过大，造成局部缺血，体表凹陷部位对抗压力过小，造成局部淤血，尤以使用侧管式代偿服者更为明显。

二、抗荷加压呼吸

限制人体 $+G_z$ 耐力的主要因素是加速度负荷引起的眼水平动脉血压降低。抗荷装备则是通过对人体下肢及腹部体表施加机械压力的方法，以限制和减少上半身血液向下肢和腹部转移及在这些部位淤积，从而使头部血压在 $+G_z$ 作用时保持较高水平。

加压呼吸是一种通常用于 12 000m 以上高空急性缺氧的防护措施，人体在无胸部代偿时，可短时间耐受 4.0kPa（30mmHg）；有胸部代偿时，加压呼吸的余压值可高达 8.0 ～ 9.3kPa。20 世纪 90 年代，随着飞机机动性能的提高，抗荷加压呼吸被用于多种高性能战斗机。目前抗荷加压呼吸已经作为对抗高 G 值负荷的主要防护措施之一。

加压呼吸的抗荷原理：加压呼吸时增加的肺内压直接传递到左心室和胸内大血管引起心水平动脉压升高，从而使脑或眼水平动脉压升高。扩大抗荷服覆盖面积，有助于克服加压呼吸时阻碍静脉回流的不良影响。胸部无代偿的抗荷加压呼吸对人体的主要影响是呼吸肌不断用力，易引起疲劳。

第五节　飞行空间定向

一、概念

（1）飞行空间定向，指飞行员对地空目标、飞行状态、飞行位置及与飞行环境之间空间关系进行识别和判断的一种认知过程。它是以飞行员接收视觉信息、仪表信息及前庭和本体信息的加工为基础，形成和发展起来的人类定向活动的一种特殊形式。

（2）空间定向障碍，是飞行员在飞行中对飞机和（或）自身在地面及重力垂直线所构成的坐标系内位置、运动与姿态及其间相互关系不能正确认识的状态。飞行员对自身相对于飞机或其飞机相对于其他飞机的位置、运动与姿态的错误知觉也属于空间定向障碍。一般认为飞行错觉是空间定向障碍最典型的表现形式。空间定向障碍在飞行员中发生普遍、危害性大。

空间定向障碍是飞行员在飞行中经常遇到的一种航空生理心理现象，发生机制和影响因素复杂，如处理不当，可造成严重飞行事故，是目前危及飞行安全的一个重大"人因"问题。军事飞行员空间定向障碍发生率为90%～100%，严重军事飞行事故中20%～30%与空间定向障碍有关。空间定向障碍发生具有一定规律性，即具有一定条件，往往与气象条件、飞行动作及科目、飞机座舱设计和飞行人员身体状况密切相关，只要注意相关的影响因素和规律，就可以避免空间定向障碍事故的发生。

二、现代高性能战斗机飞行空间定向的特点

（一）高认知负荷

随着飞行器系统的机动性和智能性日趋发展，显示系统愈加复杂化，飞行员不仅要综合变化多端的仪表显示信息，而且还要随时接受来自前庭觉和本体觉的信息，势必产生前所未有的生理心理负荷。引发认知负荷增加的一个重要原因是，飞行员在执行飞行任务时必须保持对延续重复的信息加工任务的持久注意力，其中特别要求飞行员对某些少见的关键事件保持持久的警觉，这种飞行中的动态警觉的复杂性超过人的加工限度和能力，使得飞行员的决策行为往往带有直觉色彩，出现认知偏差，从而引起空间定向障碍。

（二）高过载负荷

现代高性能战斗机具有高机动性能的特点，表现为高加速度、高加速度增长率、高角加速度等，如飞机在高 G 盘旋时，产生的超 G 错觉比科里奥利错觉更为突出，将给飞行员带来新的威胁。

（三）情境意识丧失

情境意识丧失是指飞行员面对众多复杂的飞行信息而不能或无法对当时的飞行情境做出有效的判断，从而导致丧失决策能力的一种现象。它是近年来发生的空间定向障碍和空难事故的主要因素。

三、空间定向障碍发生的机制

近年来在空间定向障碍机制研究方面的进展主要体现在下列几个方面。

（一）飞行中前庭刺激对空间定向的影响

飞行中的各种加速度对前庭系统的刺激可以引起一系列生理心理性的前庭知觉反应，诱发多种前庭性的错觉。除此之外，近年来人们还发现各种加速度对前庭系统的刺激可以诱发一系列其他反应，从而对飞行人员获取、处理空间定向信息造成不利影响。

（1）高过载对前庭的强烈刺激可诱发眩晕和空间定向能力下降。高过载所诱发的眩晕在症状表现上与良性阵发性位置性眩晕具有一定相似性，但具体的机制有待继续深入研究。Williams R.S. 报道了一名 F-16 飞行员的情况，该飞行员在 $7 \sim 8G_z$ 的转弯过程中，头左转向后看（6 点钟位置），即可感觉到一种几乎失能的眩晕感，着陆后地面检查显示头前倾和旋转情况下均诱发出明显的眩晕。

（2）高过载对空间定向的影响还表现在所谓的近意识丧失。在接近 G-LOC 时，还会发生人的意识紊乱，反应认知能力下降，对操作任务的反应时延长，情绪改变等，此即所谓的近意识丧失。其中对空间信息的获取、认知等能力下降会对空间定向造成不利影响。从此角度考虑，飞行人员的抗荷能力在一定程度上与空间定向也具有密切关系。

（3）前庭刺激对空间定向不利或诱发空间正向障碍的一个因素是其会诱发包括恶心和睡觉困难综合征等在内的一系列症状。使人体的健康状况恶化，影响作业效率，从而使人员的觉醒状态、决策和认知能力下降，降低空间定向相关信息的识别和使用，使情景意识水平下降，引发 SD。

（4）前庭刺激对空间定向影响的另外一个表现是其会导致有效视力的降低和观察外界信息比较困难。

（二）视动颈反射对空间定向的影响

研究认为飞行员主要是以外景地平线为主要定向参考，从目视向仪表飞行转换时，其定向的参考框架也发生了转换，这种转换是发生空间定向障碍的重要原因。近年来，大量的研究证实和支持视动反射现象存在于各机种、各种气象条件、不同大小范围的视角及不同夜视装备条件下。

（三）情境意识丧失与空间定向障碍关系

几乎所有的学者都认为，情境意识丧失，会导致发生空间定向障碍，后者的发生也会导致情境意识丧失。

四、现代座舱信息显示方式对飞行人员空间定向的影响

所谓现代座舱信息显示是指相对于传统的简单机械和电气仪表、机电伺服仪表及综合指引仪表等而言，在 20 世纪 60 年代开始出现和逐渐采用的平显（head-up display，HUD）、头盔显示器（head-mounted display，HMD）、夜视设备等信息显示形式。这些新型的信息显示方式与传统的座舱仪表显示相比，极大减轻了飞行人员的脑力劳动负荷，使飞行变得更加轻松容易。但是也必须看到，它们在空间定向方面具有一定特点。

（一）平显和头盔显示器

国外研究表明使用头盔显示器后，发现 30% 的飞行员报告更容易发生空间定向障碍。认为，平显和头盔显示器是否会引起焦点调节内移，从而使视物大小发生明显变化尚存在争议，但大家普遍认为，在使用这些设备时发现小目标比较困难，并认为飞行员的眼睛在平显符号和实际外界景物之间转换时发生的调节转化会导致空间定向障碍。

（二）夜视设备

目前飞机的夜视设备主要有前视红外成像（FLIR）系统和夜视镜（NVG）两种。虽然他们的使用使夜间飞行的可靠性大大提高，但其导致的空间定向障碍事故对飞行安全带来的威胁也不容忽视，约 3% 的美国空军飞行员发生过由于使用 NVG 导致的事故或事件。

五、空间定向障碍的预防和克服

（一）预防措施

进行空间定向障碍（飞行错觉）知识的教育，使飞行员了解飞行错觉产生的原因和条件，认识到错觉现象并非一种疾病，而是在特定条件下谁都可能发生的正常的生理心理现象，强调克服错觉的根本措施是坚信仪表并按照仪表指示飞行。同时，采取消除错觉的方法。其他预防措施包括仪表飞行训练、地面模拟错觉训练和飞行卫生保障工作。

（二）发生飞行错觉后的克服措施

发生错觉后，立即转入仪表飞行，坚决相信仪表，按照仪表指示，保持平飞；坚定勇敢，避免恐惧；操纵动作应柔和，避免粗猛的大动作操纵动作；及时向指挥员或机长报告，以便得到帮助。

第10章

空军飞行学员医学选拔相关体能

高素质的战斗机飞行员除了需要掌握很多知识和技能，还要拥有强大的体能，包括有氧和无氧体能。要求部队官兵定期进行有氧和力量体能测试是各国军队的普遍做法。研究结果表明，在驾驶高性能战斗机时，无氧体能能够让飞行员更好地在空战中常见的高 G 条件下完成操纵任务。因为抗荷动作主要由无氧运动完成，其中肌肉力量起着重要作用。无论是无氧体能还是肌肉力量均可以通过举重、高强度的体能训练得以提高。同时发现，经过 10～12 周的举重训练后，G 耐力可提高近 50%，肌肉力量与 G 耐力之间有直接的个体相关性。理论上讲，有氧训练会有利于持续或反复的高 G 飞行。然而，长跑等有氧训练对提高 G 耐力却没有任何效果。此外，剧烈的有氧训练甚至会降低飞行员的 G 耐力，这是由于高强度的有氧训练会使迷走神经张力减弱，从而对 G 耐力产生负面影响。运动有助于缓解压力和缓解疲劳，这在易疲劳、压力大的战斗环境中都属于显著优势。

一、体能概念

体能是指人体所具备的有充沛的精力从事日常工作而不感疲劳，同时有余力享受休闲活动的乐趣，能够适应突发状况的能力。运动生理学专家认为健康体能由四个不同的部分构成，每一部分对整体的体能而言都起着重要作用，此四部分分别是心肺功能、肌肉适能、柔韧性与身体组成。

（一）心肺功能

心肺功能是指人体心脏泵血和向全身输送氧气的能力。它代表循环与呼吸系统进行调整并从全身锻炼所产生的影响中恢复过来的能力。它为人体赋予了持续完成涉及大肌肉群长期锻炼的各种艰巨任务的能力。良好的心肺功能可以支持人们长时间进行长跑、骑行、游泳、越野滑雪等运动，而不会产生过度的不适感。心肺训练强度是指体育运动所对应的心率次数，正常范围为特定年龄段的最高心率估计值（220 - 年龄）的 60%～90%。对大多数人来说，通过结合适当频率和持续时间的训练，并将强度保持在最大心率的 70%～85%，就足以从有氧呼吸训练中实现提高心肺能力的效果。我们通常所说的持续时间是指在目标心率范围内连续运动 20 ~ 60min，运动频率为每周至少 3d 以保持当前的体能水平。这种调节作用从长期来看将会降低人体在特定工作负荷下的心跳速率，而且要提高这种调节作用，就需要增加总锻炼量。这种调节作用在最初锻炼的 6 ~ 8 周效果最明显，对于体能水平较低的人群尤其如此。为了达到更好的效果，可能需要调整运动模式、强度、持续时间和（或）频率。

（二）肌肉适能

肌肉适能由两部分组成。第一部分是肌肉力量，也就是能够用来对抗外界阻力的最大力量，或是单肌群在单个运动中能够产生的最大绝对力量。肌肉适能的另一部分是肌肉耐力，也就是肌肉以小于最大力量的力度重复施力的能力。例如，能做多少俯卧撑 / 仰卧起坐，或者说能做多少给定负重的重复性重量训练。多参加一些有节奏、速度适当的全方位运动，如循环训练、自由力量训练、健美操和器械力量训练等，能够提高肌肉适能。为同时提高肌肉力量与耐力，一般 50 岁以下人群重复做 8 ~ 12 组，50 岁以上人群则以强度 / 重量重复做 10 ~ 15 组。每周间隔进行 2 ~ 3 次，每次持续时间不超过 1h。

（三）柔韧性

体能的第三部分是柔韧性，柔韧性是指具有良好的关节灵活性，能够没有痛苦地完成大幅度动作。人们对柔韧性一般存在认识不清的问题，容易将其等同于为完成劈叉和不屈膝摸足趾动作的能力。约 80% 的下背痛都与该部位肌肉缺乏柔韧性有关。拉伸强度应达到有轻微不适感为止，每次持续时间建议在 10 ~ 30s，拉伸频率保持在每周 2 ~ 3d，每次 3 ~ 4 组。

（四）身体组成

该部分与身体脂肪和非脂肪组织的比例有关。身体组成通常以体脂率来表示。腹部脂肪过多对很多疾病来说都是一项独立的危险因素，因此在评估与超重有关的健康风险时，会将腹围纳入评估项目之中。不管年龄与身高如何，凡腹围大于 40in（1in=2.54cm）的男性和腹围大于 35in 的女性，罹患慢性疾病（心血管疾病、高血压、非胰岛素依赖型糖尿病）的风险都会增加。

二、体能训练的意义

体能训练可分为四个独立部分。每一部分都非常重要，而且一般都能够带来特定的健康改善。大部分体能研究都与心肺耐力有关并将其设为研究重点，但对于战斗机飞行员来说，最重要的是无氧训练，因为此类训练与 G 耐力有关。

（一）心肺训练

众多具有较强说服力的科学证据表明，健身和有氧运动能对人的大脑产生积极影响，特别是运动有助于人们更有效地应对压力、抑郁症并建立起更好的自我观。Peter

Seraganian 和 S. F. Siconofi 对那些不参加体育锻炼的人群进行了研究，认为人们通过适应运动所带来的身体压力，会有助于更好地应对心理压力。运动对具有 A 型人格个体的影响同样具有价值，很多空军人员都可被描述为具有 A 型人格，一般而言，A 型人格的人群大多具有精力充沛、性子急的特点，而且一般雄心勃勃、争强好胜并且急于证明自己。拥有这类人格特质的人群有个缺点，那就是 65 岁之前罹患心脏病的概率会比普通人群高，有研究表明，完成 10 周运动计划的中年男性其 A 型行为会有所降低，充分证明这种人格类型的特质及其不良影响均可通过规律性运动得以控制。大量研究同时表明，当人们参加规律性运动项目时精神状态会更好。旧金山杜克大学的研究发现，运动者的心理状态会有显著改善，受试者的焦虑、抑郁、疲惫、混乱的状态程度均有所降低。大多数人都表示运动后自己会感觉更好。1984 年所组织的美国国家心理卫生研究会在总结规律运动对精神状态的改善效果方面取得了重大成果，这些效果包括身体健康与心理健康和生活幸福呈正相关；运动能够缓解紧张情绪，如状态性焦虑；运动还可以缓解轻度至中度的抑郁与焦虑；运动能降低各项压力指数，如肌肉张力、静息心率及一些压力荷尔蒙等。心脏病有三个主要的危险因素，进行体能训练和定期运动能对其中两个因素产生积极影响，进而能够对抗心血管疾病，这两大危险因素就是高血压和高胆固醇。斯坦福大学的一项研究表明，在哈佛校友中，不做运动的人群罹患高血压的概率比那些经常运动的人群要高出 35%，经常运动能够降低罹患高血压的风险，即使已患高血压，定期锻炼也有助于疾病的治疗与控制。血胆固醇过高是导致心脏病的第二大元凶，血液中的胆固醇有低密度脂蛋白及高密度脂蛋白两种存在形式，高密度脂蛋白（HDL）水平是预测心脏病的最佳指标，HDL 水平越高，罹患冠心病的风险就越低，定期进行耐力运动外加高水平拉伸，每周能消耗掉 1000cal 热量，这表明运动能够改变 HDL 水平。目前的实验结果表明，对于战斗机飞行员来说，有氧训练对持续、反复的高 G 飞行有益，而对 G 耐力却没有表现出任何显著影响。有些证据显示，过度的有氧训练反而会降低 G 耐力，因为它会引起交感神经与副交感神经之间的不平衡，迷走神经张力过高可能会导致心动过缓、甚至心脏停搏及随后的意识丧失。因此通常建议不要追求那些可能将静息心率降至 55 次 / 分以下的过度体能训练，因此每周慢跑的总量应有所限制。

（二）力量训练

肌肉力量与力量训练能从各个方面改善一个人的整体健康水平。首先最明显的是可以增加肌肉的大小、力量与耐力。所增加的力量对运动和完成相关任务非常有用。力量训练还能改善人的体型和身体组成。例如，一个体重 170lb（1lb=0.454kg）且体脂率为 20%，那么其脂肪体重即为 34lb，非脂肪体重为 136lb，如果开始进行力量训练，其原先的 5lb 脂肪就可能转变为 5lb 肌肉，这时尽管仍然重 170lb，但体脂率仅为 17%，并且身材也更加结实、健壮。在整体健身计划中加入力量训练还有减少肌肉损失的意义，研究表明，如果不进行这种训练，那么一般人自 25 岁起，每年都会失去 0.5lb 肌肉，这会对其所在年龄段的个体产生显著影响，一个人到 65 岁时将失去 20lb 肌肉，而且身体的活动性和机动性也会发生改变，失去的肌肉还会导致基础代谢率降低，这意味着，一个人的总热量需求将随着肌肉量的降低而减少，从而导致脂肪增加和身体组成恶化。力量训练还可以从两个方面降低受伤的风险。第一，健壮的肌肉可以充当减震器，减轻走路或跑步这类活动的落地力量；第二，力量训练能使肌肉均衡发育，降低受伤风险。现代研究还发现力量训练能从很多方面改善人的健康状况，对结肠癌、骨质疏松、高胆固醇等疾病均有积极的预防作用。1992 年马里兰大学的一项研究发现，在该研究中力量训练将男性的肠运输效率提高了 56%，结肠癌发病率最高的人群，往往肠运输时间也较长。80% 的骨质疏松症患者为女性，负重运动将有助于对抗这种疾病。走路和慢跑等运动对下半身的骨骼有益，而力量训练对身体其他部位，如手臂、肩膀等最为有效。《美国医学会杂志》上发表的一项研究报道，女性受试者参加了一个为期一年的力量训练项目，一年下来，不仅骨质流失停止，骨质密度也有显著增加。由塔夫斯大学运动生理学家米里亚姆·纳尔逊博士进行的另一项研究发现，测试对象在参加力量训练后，其髋骨和腰椎骨骨量平均增加了 1%，而另外一组没有参与训练的女性却流失了骨量的 2%～2.5%，随着时间的推移，这种差异将使非锻炼者遭受脆弱性骨折的概率提高 2.5 倍。力量训练可以帮助对抗高胆固醇，特别是低密度脂蛋白（LDL），有一项研究对两组女性进行了比较，一组参加力量训练，而另一组执行自己正常的锻炼计划，5 个月后将她们的胆固醇数据进行对比，进行力量训练的试验组胆固醇总数明显下降，在这两组中，高密度脂蛋白的数量都没有任何变化，所以任何类型的运动对 LDL 都有积极作用，而之前人们一直认为锻炼对 LDL 有不良影响。一些即将开始的新课题将集中研究力量训练对防治成人发生糖尿病、缓解关节炎症状、抑郁症症状及增强各年龄段成年人免疫系统功能的可能性，实际上目前也只发现了力量训练对于身体健康的一小部分潜在好处。

对于战斗机飞行员，完成高 G 紧张动作会很容易疲劳，这种疲惫感会限制其对高正加速度（$+G_z$）的总忍耐时间。虽然没有证据表明通过体育锻炼能提高绝对 G 耐力，但是一些研究发现，全身力量训练能够显著提高对持续性高正加速度（$+G_z$）的忍耐力。例如，在完成力量训练之后，进行一次循环周期为 15s 的离心机训练（总时间为 411s 而非 232s），训练时间延长了 77%。还有一些研究人员报道了各自战斗机飞行员研究总体中的颈部受伤率。Knudson 等的报道称，参加调查的 F/A-18 飞行员中有 74% 的人在高正加速度（$+G_z$）下都出现了颈部疼痛。Vanderbeek 的报道称，在大样本的美国空军战斗机飞行员中，有该损伤的期间患病率达 50.6%。在完成空战机动动作时，战斗机飞行员的颈部在高 $+G_z$ 载荷下，通常处于前屈的不利姿态。如果颈部肌肉缺乏专门的训练并未针对高 G 载荷进行调节，则恐怕无法使头部保持理想姿态以避免损伤。通常认为，如果能够加强颈部肌肉力量，就可以更有效地去应对高 $+G_z$ 力，从而更大程度保护战斗机飞行员的颈椎不受损害。专门进行过颈部肌肉力量训练的飞行员，因 $+G_z$ 引起的颈部损伤率会有所降低。还有很多研究人员提倡进行特定的颈部肌肉调理训练。颈部力量训练可确保飞行员的颈部能够适应 $+G_z$ 的挑战。

（三）柔韧性训练

柔韧性是拉伸训练所能带来的众多效果之一。提高柔韧性能够增强体能，并降低受伤风险。近期研究表明，拉伸能够减少由运动引起的肌肉酸痛。腘绳肌、髋部屈肌、股四头肌与骨盆区其他肌肉组织如具有更好的柔韧性会有助于缓解这些部位的紧张与疲劳感，同时还有助于避免腰痛。研究还表明,拉伸能够增强神经肌肉的协调性,并且能够缓解压力。在飞行前进行拉伸训练能够确保颈部肌肉为每一个特定的飞行动作做好准备。因此,合适的体能训练计划对战斗机飞行员大有裨益。所有这些对个人的好处,也会让部队整体受益。

三、体能训练的历史

(一)美国空军体能训练历史

体能一直是部队关注的重点。在一战和二战期间,入伍者的体能素质一直是个大问题。奥马尔·布雷德利将军对这些问题进行了很好的总结:"我们发现美国那些年轻的入伍者们,多数身体状况都极差。这一点让我们非常吃惊。有些士兵负重前行走不了 1 英里就倒下了。多数人都存在体重过胖问题,整个人绵软无力,就像棉花糖一样。只有少数人经得住持续的体力消耗,我们知道只有这些人才能真正地走上前线。"为解决这一问题,军队在前 16 周的训练中拿出一大部分时间来进行体育训练,这也是体能训练计划的开始。美国空军于 1947 年正式成为一支独立部队,并于当年不久就颁布了首个体能训练条例。该条例只包含三段。它将空军人员体能训练的责任交给了一级司令部指挥官,但有关什么是体能训练及如何实现训练目标都模糊不清。在整个 20 世纪 40 ~ 50 年代,该项计划仅有几处微调。直到 1959 年美国航空航天医学院才开展了一项有关体能训练计划的研究。该研究的结论指出,"空军人员整体的体能状态为'差',并且体能训练计划就目前而言完全无效"。虽然该计划的确规定了每周都要参加体育运动,但却没有设定具体的体能标准。1962 年,美国空军出台了一项新计划,这就是所谓的 5BX 计划。该计划要求每个人在规定时间内完成 5 项运动。这 5 项运动每天都要做一遍,并且每年进行一次测试,以确保每个人都能达到其年龄组所要求达到的水平。体重标准也包含在该计划内。尽管此后多年该计划也有一些改变,但总体变化不大,直到 1969 年,美国空军少校 Kenneth Cooper 就这一课题在《美国医学会杂志》上发表了一篇研究论文,从此彻底改变了空军的训练方式和体能测试方案。在此后的一段时间里,1.5mile(1mile=1609m)长跑成了所有人员的评判标准。Cooper 也成了空军中的体能训练专家。美国空军军官学校校长 John Buckner 上校邀请他评估学校计划,并对参与该计划的官员发表讲话。后来美国空军司令部部长与参谋学院的学生(主要是受训人员,还包括几位宇航员)也进行了类似交流。除了缩短跑步所需的标准时间外,库珀有氧测试一直以来都是美国空军体能的唯一评测标准,直到 1992 年 10 月开始采用室内固定自行车体能测试。做出这一改变的主要原因是,跑步无法对体能进行精确测定,并且每年都会有数人因跑步用力过猛而死亡。自 1999 年初起,美国空军体能训练计划开始包含年度亚极量自行车肌力测试,同时在体重管理计划中对身体组成进行单独评估。该计划不包含任何有关力量或柔韧性方面的评判标准。目前的体能训练计划与测试方案是否真正适合当今的美国空军;它是否有所发展,又是否能够测试出空军全员整体的体能状况。一旦这些问题都有了答案,那么该计划的不足之处也很快会被发现。

（二）韩国空军体能训练历史

1964 年 2 月，军人体能测试由国防部第 71 号指令下达给全军。该测试的目的是采取合理的健康管理方案以提高现役军人的战斗力。项目见表 10-1。

此后，韩国空军对该计划进行了一些调整，水平也有所提高。1999 年，韩国军队体能测试的项目变为俯卧撑、仰卧起坐和 1.5 km 长跑。将重点放在了力量和有氧运动上。2000 年，开始对飞行员的表现进行评级，等级包括优秀（5 分）、良好（4 分）、一般（3 分）、差（2 分）、很低（1 分）、不及格（0 分），而不再仅仅是通过 / 失败。该政策旨在通过改变标准以期得到强大的军事体能。

表 10-1　体能测试项目

项目	要素
100m 短跑	速度
立定跳远	柔韧性
引体向上	肌肉力量与耐力
仿真手雷投掷	柔韧性
2 km 短跑	心肺
仰卧起坐	肌肉力量与耐力
俯卧撑	肌肉力量与耐力
负重跑	心肺
折返跑	敏捷性
站立前屈	柔韧性

但是这种划分标准的合理性遭到质疑。2005 年，韩国空军总部开始关注体能测试，并根据空军总部的指示做出决定，飞行员需通过军事体能等级测试，与其他军队（第四级）相比，空军测试从第二级到第四级都进行了加强（飞行学员为第一级）。此外，空军总部还开始制定并起草另外一套体能测试方案。该方案以 G 耐力为重点，因此主要训练内容就是肌肉力量与耐力。韩国空军总部在 2005 年和 2006 年对全体飞行员进行了肌肉力量测试的初步试验，并且计划在该年度增加肌肉耐力测试。

四、美国空军体能测试

该测试分为两部分。第一部分是由美国空军进行的体能测试；而另一部分是由美国教育传播与技术协会和美国空军共同进行的战斗机飞行人员训练测试。

（一）体能测试

空军利用基于有氧适能、肌肉力量、身体成分的综合健康评分来判定整体健康水平。整体健康水平与健康风险直接相关，其中健康风险包括患病风险（发病率）和死亡风险（病死率）。综合评分 70 分就代表健康、体能、敏捷度的最低合格水平。健康与敏捷度方面的优势会随着身体组成的改善、身体活动和体能水平的提高不断增加。鼓励学员通过提高整体体能，来优化自己的备战状态 / 姿态。

（1）确定综合体能评分标准。根据以下各项分数的最高得分，学员会得到一个 0 ～ 100 的评估分：有氧训练占 50 分，身体组成占 30 分，俯卧撑占 10 分，仰卧起坐占 10 分。对身体组成而言，BMI $< 25kg/m^2$ 的就可以得满分（30 分），而腹围测量结果不计分值。不过，不管 BMI 的高低，所有人员都要测量腹围尺寸。如果学员的 BMI $> 25kg/m^2$，那么其腹围测量结果将被用于计算该部分的分数。

表 10-2　体能水平

等级	综合得分（分）
优秀	> 90
良好	75 ~ 89.99
勉强合格	70 ~ 74.99
差	< 70

（2）体能水平。综合得分代表着基于健康的体能水平。随着体能水平的提高，飞行员能更好地耐受极端温度、疲劳与压力，同时在军事部署环境中可以优化自身表现（表 10-2）。

（3）时间安排。FA 的频率应以之前的健康评分为根据，除非为了满足部署要求，需要提前予以评定（表 10-3）。

表 10-3　时间安排

等级	时间安排
优秀/良好	测试需在 12 个月内完成
勉强合格	测试需在 90d 内完成，但是不能在得到勉强合格分数之后 42d 内完成
差	测试需在 90d 内完成，但是不能在得到勉强合格分数之后 42d 内完成

（二）战斗机飞行员体能测试（FACT）

目标：每名空军飞行训练学员在开始学习战斗机基本原理（IFF）之前，都必须通过 FACT。在大学生飞行训练（UFT）的初级阶段（第1阶段或第2阶段初）学员们将接受测试，以建立个人基线并通过完成 UFT 来尽可能满足 FACT 的要求。对于 FACT 不达标的学员，在 T-38 阶段初期或战斗轰炸机阶段将接受第二次测试，以衡量进展情况，并确定谁要付出更多努力才能成功。重复测试将包含敌我识别（IFF）和飞行训练装置（FTU）方面的内容，以确保学员仍能满足项目要求。鼓励教练参与 FACP，但不做具体要求。

（三）未能达到 FACT 要求

未能满足 FACT 要求的学员要进行由飞行指挥官监督的训练项目。重点是加强薄弱环节。若学员从 UFT 毕业前依旧未能通过 FACT，航空航天生理训练飞行指挥官（或联合训练场地空军飞行指挥官或 ANG/AFRC 部队）将通过备忘录告知学员的中队指挥官。中队指挥官将审查包括离心机训练成绩在内的学员培训记录，并向行动组指挥官（或者相当于是在联合训练基地或 ANG/AFRC 部队）给出处置建议。通过联队指挥官，行动组指挥官（或者相当于是在联合训练基地或 ANG/AFRC 部队）会通知 19AF/DO 并抄送给 HQ AETC/SGP。19 AF 指挥官将最终决定对学员的安排。

（四）通过 FACT 来测定体能

FACT 用于评定个体的肌肉适能情况，肌肉适能有利于操纵高 G 飞行器，同时 FACT 还可用于确定可以通过 AFPAM 11-419 中所述特定身体调节计划而得以改善厌氧体能的薄弱环节。无氧训练（肌肉力量与耐力）对缓解疲劳、高效率地执行抗 G 紧张动作至关重要。有氧运动（通过肌力测试来衡量）可增加做功肌肉的血液供应，大大缩短战斗和出击之间的恢复时间。

（五）指导准则

航空航天生理学人事部门在 AETC 提供的 Cybex 设备上执行 FACT。每个人都必须完成至少 10 次长 6s 的力量项目（共 5 项），外加 20 个俯卧撑，30 个仰卧起坐，20 个耐力压腿，每项都要持续 60s。每项运动之间或者测试中力量与耐力两部分之间都有 1min 的休息时间。FACT 包含 8 个运动项目并分为力量与耐力两大类。测试将按 AETC 第 1705 号表格"战斗机飞行员训练测试成绩表"上给出的顺序执行。要通过该测试，每个人还必须完成全部的 5 项力量类运动，每项至少重复做 10 组，还必须完成全部的 3 项耐力类运动，每项至少重复做完要求的组数（除非某一特殊测试项目被航空军医排除在外，并且记录于测试科目的 AF 第 1042 号表格"飞行或特殊任务的医学建议"之中），超过最大值的重复次数不计算在内。将力量与耐力得分相加，即可计算得出个人的 FACT 总分。在开始 FACT 之前，每个人都应该充分伸展和热身，以降低受伤风险。为提高热身效果和确立适当的形式，测试对象在每次达到所需的运动强度之前，需做一些轻量的重复运动。保持适当形式对降低受伤风险而言很重要。测试管理者只要发现可能会有人受伤，就应立即停止测试，应该通知受试者的上级管理人员，在其完成额外训练后才能重新安排测试。

肌肉力量测试。测试管理员要为每项运动计算个人体重百分比（重量系数），以确定受试者需要举起的重量。受试者需脱鞋称重，再减去 3lb 的衣服重量（表 10-4）。

表 10-4　力量测试标准

	二头肌弯举	卧推	拉力训练	腿部推举	小腿屈伸
标准	Wt * 0.35	Wt * 0.8	Wt * 0.7	Wt * 1.6	Wt * 0.5

注：Wt* 项目指数 = 标准重量

要想通过此测试，每人对每个项目都必须至少重复做 10 组。每次重复应包括一个 2s—3s—1s 的计数。也就是说，推或拉（同心相位）动作需要 2s，返回到起始位置（偏心相位）需要 3s，重复之间的停顿需要 1s。虽然这种慢速使得该项运动比多数人举重还要困难，但对此次测试来说却是必需的。它的目的是衡量一个人在更长时间内保持肌肉收缩的能力。

五、韩国空军体能测试

韩国空军的体能测试包括三部分：由空军进行的军事体能测试、飞行员体能测试及由韩国空军航空航天医学中心（AMC）进行的生理测试。

（一）军事体能测试

韩国国防部于 1964 年开始展开军事体能测试。在此之前，随着战争环境的变化，军事体能测试的形式也有过几次调整。最近一次改变是在 1999 年。

确定综合体能评分标准，包括肌肉与肌肉耐力测试，具体测试俯卧撑、仰卧起坐、1.5km 长跑。

1）仰卧起坐成绩（2min 内）见表 10-5。

表 10-5　仰卧起坐成绩

性别	等级	年　龄						
		25 岁及以下	26～30 岁	31～35 岁	36～40 岁	41～45 岁	46～50 岁	51 岁及以上
男性	最优秀（5 分）	90 分及以上	88 分及以上	85 分及以上	80 分及以上	75 分及以上	70 分及以上	64 分及以上
	优秀（4 分）	80～89 分	78～87 分	75～84 分	70～79 分	65～74 分	60～69 分	54～63 分
	一般（3 分）	70～79 分	68～77 分	65～74 分	60～69 分	55～64 分	50～59 分	44～53 分
	不理想（2 分）	60～69 分	58～67 分	55～64 分	50～59 分	45～54 分	40～49 分	34～43 分
	最低（1 分）	50～59 分	48～57 分	45～54 分	40～49 分	35～44 分	30～39 分	24～33 分
	不合格（0 分）	49 分及以下	47 分及以下	44 分及以下	39 分及以下	34 分及以下	29 分及以下	23 分及以下
女性	最优秀（5 分）	75 分及以上	73 分及以上	70 分及以上	67 分及以上	64 分及以上	61 分及以上	59 分及以上
	优秀（4 分）	65～74 分	63～72 分	60～69 分	57～66 分	54～63 分	51～60 分	49～58 分
	一般（3 分）	55～64 分	53～62 分	50～59 分	57～56 分	44～53 分	41～50 分	39～48 分
	不理想（2 分）	45～54 分	43～52 分	40～49 分	37～46 分	34～43 分	31～40 分	29～38 分
	最低（1 分）	35～44 分	33～42 分	30～39 分	27～36 分	24～33 分	21～30 分	19～28 分
	不合格（0 分）	34 分及以下	32 分及以下	29 分及以下	26 分及以下	23 分及以下	20 分及以下	18 分及以下

2）俯卧撑成绩（2min 内）见表 10-6。

表 10-6　俯卧撑成绩

性别	等级	年　龄						
		25 岁及以下	26～30 岁	31～35 岁	36～40 岁	41～45 岁	46～50 岁	51 岁及以上
男性	最优秀（5 分）	80 分及以上	78 分及以上	76 分及以上	73 分及以上	69 分及以上	65 分及以上	60 分及以上
	优秀（4 分）	70～79 分	68～77 分	66～75 分	63～72 分	59～68 分	55～64 分	50～59 分
	一般（3 分）	60～69 分	58～67 分	56～65 分	53～62 分	49～58 分	45～54 分	40～49 分
	不理想（2 分）	50～59 分	48～57 分	46～55 分	43～52 分	39～58 分	35～44 分	30～39 分
	最低（1 分）	40～49 分	38～47 分	36～45 分	33～42 分	29～38 分	25～34 分	20～29 分
	不合格（0 分）	39 分及以下	37 分及以下	35 分及以下	32 分及以下	28 分及以下	24 分及以下	19 分及以下
女性	最优秀（5 分）	40 分及以上	38 分及以上	36 分及以上	33 分及以上	30 分及以上	27 分及以上	25 分及以上
	优秀（4 分）	35～39 分	33～37 分	31～35 分	28～32 分	25～29 分	23～26 分	21～24 分
	一般（3 分）	30～34 分	28～32 分	26～30 分	23～27 分	21～24 分	19～22 分	17～20 分
	不理想（2 分）	25～29 分	23～27 分	22～25 分	19～22 分	18～20 分	15～18 分	14～16 分
	最低（1 分）	20～24 分	19～22 分	18～21 分	16～18 分	14～17 分	12～14 分	10～13 分
	不合格（0 分）	19 分及以下	18 分及以下	17 分及以下	15 分及以下	13 分及以下	11 分及以下	9 分以下及

3）1.5km 长跑成绩见表 10-7。

表 10-7　1.5km 长跑成绩

性别	等级	年　龄						
		25 岁及以下	26～30 岁	31～35 岁	36～40 岁	41～45 岁	46～50 岁	51 岁及以上
男性	最优秀（5 分）	4'38" 以上	4'50" 以上	5'05" 以上	5'20" 以上	5'40" 以上	5'56" 以上	6'14" 以上
	优秀（4 分）	4'39"～5'30"	4'51"～5'40"	5'06"～5'53"	5'21"～6'02"	5'41"～6'14"	5'57"～6'26"	6'15"～6'44"
	一般（3 分）	5'31"～6'08"	5'41"～6'14"	5'54"～6'23"	6'03"～6'32"	6'15"～6'44"	6'27"～6'56"	6'45"～7'14"
	不理想（2 分）	6'09"～6'38"	6'15"～6'44"	6'24"～6'53"	6'33"～7'02"	6'45"～7'14"	6'57"～7'26"	7'15"～7'44"
	最低（1 分）	6'39"～7'08"	6'45"～7'14"	6'54"～7'32"	7'03"～7'32"	7'15"～7'44"	7'27"～7'56"	7'45"～8'14"
	不合格（0 分）	7'09" 及以下	7'15" 及以下	7'24" 及以下	7'33" 及以下	7'45" 及以下	7'57" 及以下	8'15" 及以下
女性	最优秀（5 分）	6'56" 及以上	7'05" 及以上	7'17" 及以上	7'35" 及以上	7'50" 及以上	8'17" 及以上	8'44" 及以上
	优秀（4 分）	6'57"～7'26"	7'06"～7'35"	7'18"～7'47"	7'36"～8'05"	7'51"～8'20"	8'18"～8'47"	8'45"～9'14"
	一般（3 分）	7'27"～7'56"	7'36"～8'05"	7'48"～8'17"	8'06"～8'35"	8'21"～8'50"	8'48"～9'17"	9'15"～9'44"
	不理想（2 分）	7'57"～8'26"	8'06"～8'35"	8'18"～8'47"	8'36"～9'05"	8'51"～9'20"	9'18"～9'47"	9'45"～10'14"
	最低（1 分）	8'27"～8'56"	8'36"～9'05"	8'48"～9'17"	9'06"～9'35"	9'21"～9'50"	9'48"～10'17"	10'15"～10'44"
	不合格（0 分）	8'57 及以下	9'06 及以下	9'18" 及以下	9'36" 及以下	9'51" 及以下	10'18" 及以下	10'45" 及以下

军事体能项目会独立检测，如果有项目的成绩为 4 级，则表示未能通过检测。未通过者将在 30d 内再次参加测试，一直重复进行，直到通过为止。2005 年，韩国空军总部决定飞行员要通过二级测试，飞行学员要通过一级测试，以提升其体能水平。韩美空军训练项目都在减少，这种变化可能在于战争环境的改变及其目的主要为预防慢性疾病。尽管这种项目调整具有合理性，但项目标准还是受到了质疑。

（二）飞行员体能测试

由于韩国空军已经拥有高性能飞机 F-16 和 F-15K，因此，军方需要提高飞行员的 *G* 耐力。为此，韩国空军于 2004 年 12 月开始使用美国的强度标准对几位战斗机驾驶员进行试行测试。到目前为止，我们仍未能确定具体的测试标准，但一直在朝此方向努力。

1. 肌肉力量实验测试结果（2004）　男性飞行员通过率为 90%，女性飞行员通过率为 76%。两者均为仰卧推举和腿部推举的通过率较低。

2. 肌肉力量试行测试结果（2005）　男性飞行员通过率为 91%，女性飞行员通过率为 60%。加强训练，接着 6 个月后进行第二次测试，男性通过率为 99.3%，女性通过率为 93%。韩国空军总部决定运用同样的标准继续进行战斗机飞行员体能测试。

3. 肌肉耐力试行测试的结果（2007）　韩国空军总部咨询了飞行员的体能测试特点。为此，航空航天医学中心对标准和结果进行了审查，之后了解到还需要进行肌肉耐力测试，便提出了相应建议。总部决定开始进行耐力测试。但没有合适的标准。因此首先使

表 10-8　肌肉耐力实验测试项目与标准

项目	标准
仰卧起坐	30 个 / 分
俯卧撑	20 个 / 分
腿部推举	体重 20 个 / 分

用了美国空军的标准，并在取得资源后对标准进行了调整（表 10-8）。

（三）由韩国空军航空航天医学中心（AMC）进行的生理测试

除了部队医疗队每年执行的体检以外，韩国空军飞行员还必须在航天医学中心每 3 年进行一次详细体检。体检时，还要进行包括离心机训练在内的几种生理测试训练。

最后一天，医生（通常是家庭医生）将讨论实验结果（包括生理数据），给出建议的训练计划和生活方式。建议实验数据正常的战斗机飞行员增强力量训练，但如果患有肥胖症和高脂血症，就建议增强有氧训练。

第11章

空军招收飞行学员政治考核

招飞政治考核是确保飞行人员队伍纯洁巩固的首要环节，是加强军队思想政治建设的重要内容，是实现党在新形势下强军目标的重要保证。当前，随着时代发展和形势任务的变化，招飞政治考核工作面临不少新情况新问题，迫切需要深入分析招飞政治考核工作面临的社会环境、招飞对象的时代特征，以及实际工作中存在的矛盾问题，积极构建科学配套、健全完善的政策制度体系，深入细致地搞好调查取证工作，确保招飞政治考核工作质量。

第一节　概　　述

一、意义

空军作为体现国家意志、实现国家意图最重要的战略力量之一，其作战行动与国家政治、军事全局联系尤为紧密，飞行人员肩负的作战任务往往集重大政治、军事意义于一体，往往要经受复杂战场环境和血与火的重大考验，要求政治上必须特别过硬、信念上必须特别坚定。现代新型战机性能先进、价值昂贵，飞行人员掌握着"空中方向盘"，政治上一旦出了问题，就是惊天动地的大事，甚至会造成国家政治、外交上的被动。如果第一道关口把不住、把不严，就会埋下隐患、种下祸根。从这个意义上讲，政治上特别过硬是飞行人员队伍建设的特殊要求，历来是空军选拔飞行学员的首要标准，历来受到军委、总部和国家机关的高度重视，这就要求各级必须始终站在国家安全利益全局的高度，切实以强烈的政治责任感把这项工作抓紧抓好。

二、历史沿革

1945年，我军刚组建东北民主联军航空学校（东北老航校）时，中央军委批准招收飞行学员标准的前两条都是政治上的要求，一个是政治可靠，历史清楚，最好是党员；另一个是劳动家庭出身或贫苦知识分子出身。1949年，我军建立7所航空学校，确定飞行学员招收标准第一条也是政治要可靠，必须是共产党员或共青团员。此后，政治考核标准一直是招飞的首要标准。1988年空军自主招飞改革后，国家教育部、公安部、总政治部先后出台并修订《关于飞行学员政治条件的规定》《关于军队招收飞行学员政治条件的规定》《公安机关配合军队做好招飞政审工作的意见》等一系列政策制度，空军依据国家、总部文件精神，先后制定《招收飞行学员政治审查工作具体规定和程序》《关于招收飞行学员涉"法轮功"等问题的审查规定》《招收飞行学员政治审查工作细则》等具体实施办法。2013 年，国家教育部、公安部、总政治部联合修订下发了《军队招收飞行学员政治考核工作规定》，空军据此制定了《空军招收飞行学员政治考核工作实施细则》，至此，招飞政治考核工作的标准条件、方法程序、职责要求等制度规定进一步健全完善，对确保招飞政治考核工作质量、确保飞行人员队伍纯洁巩固发挥了重要作用。

三、时代特征

随着时代的发展，招飞政治考核工作所处的社会环境、需要调查的对象、军地协作的模式都发生了深刻变化，主要体现在：一是社会环境的复杂性。招飞地域既有"法轮功"的"重灾区"，也有宗教势力的"活跃区"，尤其是部分生源大省社会环境比较复杂，人员流动频繁，各种特殊情况比较多，需要深入调查取证、认真甄别判断。二是考核对象的多元性。分析近几年考核对象个人和家庭情况，学生的报考动机比较多元多样，有的希望通过参加招飞实现个人理想价值，有的希望通过参加招飞进入军官队伍谋求"铁饭碗"，还有的期望通过参加招飞进入地方知名高校学习；学生社会交往日益增多，人际关系变得复杂，亲朋好友对其思想观念和价值追求的影响难以判断，真实掌握学生本人报考动机和现实表现难度加大；学生身心素质呈弱化趋势，有的想象军营生活过于理想化，一旦理想与现实产生反差就会打退堂鼓，产生报考时热情高涨、入学后主动申请退学的现象。三是地区工作的差异性。招飞政治考核工作虽然标准条件相同，但各地区经济、文化、社会环境等地域差异较大，必须因地制宜、有所侧重地开展工作。经济发达地区，外籍人口、流动人口较多，由于语言不通，社会问题和民族问题相对突出，这些学生亲属的调查取证较难；经济欠发达地区，下岗失业、外出打工人口较多，人员行踪不定，情况复杂，不易取证；还有的偏远地区，地域辽阔，交通不便，外调时间长，这些问题都给招飞政治考核工作带来了严峻挑战。

四、主要任务

依据国家、总部机关明确的 19 条不予招收的情形，坚持实事求是、客观公正的原则，全面了解、准确掌握招飞对象及其家庭成员、主要社会关系成员、与本人关系密切的其他亲属的政治思想、现实表现、主要经历、社会交往等情况，确保招收的飞行学员政治合格。其中，招飞对象主要是指报名参加空军招飞的应届、往届高中生和军校大学生；招飞对象的家庭成员包括父母（含共同生活的继父母）或者其他监护人、直接抚养人，未婚兄弟姐妹（含同父异母、同母异父及无血缘关系但共同生活的兄弟姐妹）；主要社会关系成员包括已婚兄弟姐妹及其配偶、祖父母、外祖父母；与本人关系密切的其他亲属，是指伯、叔、姑、舅、姨及其配偶。

第二节　政治考核职责分工

一、组织领导

招飞政治考核工作在各级招飞工作领导小组领导下，由空军招收飞行学员工作办公室指导各选拔中心具体组织实施。空军招收飞行学员工作办公室和各选拔中心负责与有关的地方人民政府教育行政部门、公安机关和普通中学、军队院校联系协调，明确分工，落实责任，共同做好招飞政治考核工作。

二、职责分工

1. 招飞工作领导小组职责　①在本级党委领导下具体组织实施招飞政治考核工作；②贯彻上级有关指示要求，制订招飞政治考核工作措施；③研究解决招飞政治考核工作存在的矛盾问题；④加强招飞政治考核工作质量监控；⑤加强招飞政治考核队伍建设。

2. 招飞办职责　①贯彻落实上级有关政策法规和指示要求，按照年度招飞工作计划，部署招飞政治考核工作；②指导、检查、监督各选拔中心招飞政治考核工作；③研究解决矛盾问题，提出加强和改进招飞政治考核工作的意见建议；④组织招飞政治考核档案复查验收和交接；⑤总结推广招飞政治考核工作的经验做法。

3. 选拔中心职责　①贯彻落实上级有关政策法规和指示要求，具体组织实施招飞政治考核工作；②制订年度招飞政治考核实施方案；③选准配强政治考核工作人员，组织开展业务集训；④组织协调有关的地方人民政府教育行政部门、公安机关和普通中学、军队院校，共同做好招飞政治考核工作；⑤严格掌握招飞政治条件，把好政治考核质量关；⑥综合分析招飞对象政治考核情况，做出是否符合招飞政治条件的结论；⑦建立招飞对象政治考核档案，参加上级组织的档案复查验收和交接；⑧搞好总结讲评，不断改进和完善招飞政治考核工作。

4. 工作人员职责．①按照上级有关政策法规和指示要求，开展招飞政治考核工作；②努力学习政治考核工作业务，熟练掌握招飞政治条件和政治考核工作程序方法，不断提高政策水平和业务能力；③加强团结协作，做好谈话了解、走访调查、材料审核、档案整理等工作，及时查实发现的问题；④搞好工作总结，提出改进和完善招飞政治考核工作的意见建议。

三、纪律要求

（1）严格遵守国家的法律法规，自觉执行党纪、政纪及军队的条令、条例和各项规章制度。

（2）认真执行招飞政治考核工作政策规定，坚持原则，公道正派，严禁擅自放宽条件、降低标准、弄虚作假和简化程序。

（3）尊重地方组织和人民群众，遵守公共秩序和社会公德，自觉维护军队形象。

（4）严守保密规定，不得泄露军事秘密和招飞政治条件，不得向无关人员透露政治考核情况。

（5）严格落实廉洁招飞有关规定，严禁单独约见招飞对象及其亲属，严禁以任何形式向招飞对象及其亲属索要收受钱物和报销费用，严禁接受招飞对象及其亲属安排的食宿、参观游览和娱乐活动。

四、奖励处罚

对在招飞政治考核工作中严格执行政策规定，正确掌握标准条件，认真履行职责，严守招飞纪律，及时发现并正确处理重大问题和隐患，工作成绩突出的单位和个人，依照国家和军队有关规定给予表彰及奖励。对在招飞政治考核工作中违反工作纪律的，负有直接责任的主管人员和其他直接责任人员，依照国家和军队有关规定给予处分；构成犯罪的，依法追究刑事责任；对相关单位给予通报批评，并责令改正。

第三节　政治考核基本程序

一、考核准备

招飞政治考核工作开始前，选拔中心根据年度招飞工作总体安排，主要做好以下工作：①研究制定政治考核实施方案和各阶段工作计划；②将政治考核工作安排和要求通知有关的地方人民政府教育行政部门、公安机关和普通中学、军队院校，联系协商有关事宜；③组织政治考核工作人员集训，学习政策规定，掌握政治条件，熟悉程序方法，明确任务要求；④印制政治考核工作公文、表格等材料，做好经费预算及物资保障各项准备。

二、初步考核

对初选阶段体格检查合格的招飞对象，由工作人员在招飞初选站做好以下工作：①核对招飞对象的居民身份证或户口簿；②指导招飞对象填写《空军招收飞行学员初选合格对象登记表》和《献身国防事业志愿书》；③通过带队老师和其他同学了解招飞对象的政治思想、道德品质、现实表现、学习成绩等情况；④建立初选合格招飞对象名册。

三、复选考核

对复选阶段体格检查、心理选拔合格的招飞对象，应当由招飞工作人员在复选站做好以下工作：①介绍空军招飞政策规定和飞行学员学习、训练、生活情况，详细询问招飞对象参加空军招飞的动机和态度；②进行政治考核谈话，了解招飞对象及其家庭成员、主要社会关系成员、与本人关系密切的其他亲属的相关情况，并做好记录；③核对《空军招收飞行学员初选合格对象登记表》，逐人逐条梳理核实调查取证线索；④审阅《献身国防事业志愿书》；⑤建立复选合格招飞对象名册。对经考核认为不符合招飞政治条件的招飞对象，由选拔中心审查核实后，终止对招飞对象的政治考核，特殊情况报空军招收飞行学员工作办公室审定。

四、确定对象

选拔中心应当协调有关的地方人民政府教育行政部门和普通中学、军队院校，跟踪掌握复选合格招飞对象学习情况和现实表现，结合年度招飞任务和自身实际，合理确定调查取证对象和时机。同时，及时对调查取证对象提供的线索进行梳理，拟定走访方案，并及时通知有关的地方人民政府教育行政部门、公安机关和普通中学、军队院校。

五、调查取证

调查取证主要分为走访调查和发函调查两种方式。

（一）高中毕业生

应当到其户口所在地（经常居住地）派出所进行核查，由派出所出具相关证明材料并加盖公章，负责核查的公安民警应署名（盖章）并注明职务。招飞对象户口所在地与经常居住地不在同一县（市、区）的，除在户口所在地公安派出所走访调查外，还应当到经常居住地公安派出所走访调查，并出具相关证明材料。同时，应当走访其所在学校，由班主任出具相关证明材料并署名（盖章），学校领导署名（盖章）并注明职务，加盖公章。招飞对象属于借读生，或者高中期间留级、休学、转学的，应当查清具体原因，并在取证材料中说明；高中期间在不同学校就读的，应当分别调查取证。

（二）军队院校学员

招飞对象的户籍不再调查取证，以居民身份证为准，并提取复印件。调查招飞对象大学期间的现实表现，应当走访其所在院校，由学员旅（队）干部出具相关证明材料、署名（盖章）并注明职务，学院（系）领导署名（盖章）并注明职务，加盖公章。大学期间在不同院校就读的，应当分别调查取证。

（三）招飞对象家庭成员、主要社会关系成员、与本人关系密切的其他亲属（以下简称被调查人）

由选拔中心根据实际情况，向被调查人所在单位或者户口所在地县（市、区）人民政府公安机关发函，明确调查内容和要求，由被调查人所在单位或者户口所在地县（市、区）人民政府公安机关（含公安派出所）出具相关证明材料，出证人签名（盖章）并注明单位及职务，加盖公章。

（1）被调查人为国家公务员、国有企事业单位在编或者合同制人员、现役军人或者非现役文职人员、在校学生的，由其工作单位或者就读学校出证。被调查人是所在单位正职领导的，由其上一级组织出证。

（2）被调查人从事其他工作或者无固定职业的，由其户口所在地县（市、区）人民政府公安机关出证。

（3）被调查人户口所在地与经常居住地不在同一县（市、区）的，应当由户口所在地和经常居住地县（市、区）人民政府公安机关分别出证。

（4）招飞对象的弟弟、妹妹年龄不满14周岁的，可不单独取证，由政治考核工作人员结合家访，了解其姓名、出生时间、与招飞对象关系等基本情况，在家访记录中注明，并在《空军招收飞行学员政治考核表》中予以反映。

（5）被调查人离（退）休的，原所在单位或者户口所在地（经常居住地）县（市、区）人民政府公安机关能全面掌握情况的，可由任一方出证，否则应当分别调查取证。

（6）被调查人因公出国（境）或者有组织劳务输出的，由派出机构（单位）出证；被调查人因私出国（境）并连续在国（境）外停留3个月以上的，由驻外使、领馆出证；被调查人属香港、澳门特别行政区居民的，由当地警务部门出证。

（7）被调查人亡故的，由其生前所在单位或者户口所在地人民政府公安机关出证，提供生前相关情况，并注明亡故时间和原因。

（8）被调查人历史上有问题的，证明材料中应当具体翔实说明前因后果；因冤假错案或受过错误处理已平反改正的，应当提取平反、改正决定或者相关材料复印件；刑满释放的，证明材料中表述清楚的，可不提取判决书、释放书等材料，表述不清的，应当提取有关材料复印件。

（9）有关单位或者人民政府公安机关难以掌握被调查人现实情况，不予出证的，选拔中心应当派人进行走访调查，写出调查报告，调查人签名，选拔中心盖章。

（10）被调查人下落不明，历史和现实情况难以了解清楚的，终止对招飞对象的政治考核。

（四）调查取证有关规定

（1）走访调查应当由两名政治考核工作人员组成考核小组共同进行。招飞对象户籍、高中期间现实表现的调查及家访，应当由选拔中心派出的政治考核工作人员会同其户口所在地或者入伍前户口所在地（经常居住地）县（市、区）人民政府公安机关派出的政治考核工作人员共同实施；军队院校学员大学期间现实表现的调查，可会同院校所在地县（市、区）人民政府公安机关共同实施，也可由两名部队政治考核工作人员实施。

（2）走访调查应当根据工作任务和调查线索分布情况，拟定每个考核小组负责走访调查的区域、数量和完成时限，实行"包任务、包进度、包质量、包经费"的责任制。坚持"谁调查、谁签字、谁负责"，取证时应当对出证单位或者出证人提出要求。

（3）发函调查应当分散发函、集中收函。由工作人员向被调查人所在单位或者户口所在地县（市、区）人民政府公安机关发出函调信，统一编排证号并使用"机要"或"挂号"方式寄送，回函由选拔中心统一接收。过期未复函的应当及时催函。

（4）发函调查可根据实际情况改为走访调查；在特殊情况下，经空军招收飞行学员工作办公室批准，走访调查也可改为发函调查。

（5）招飞对象家庭或者其他需要走访调查的线索不在本选拔中心招飞地域内的，由有关选拔中心相互协助组织走访调查和家访，特殊情况由空军招收飞行学员工作办公室统一协调。

（6）对招飞对象进行家访，应当与其父母（监护人、直接抚养人）见面，走访居（村）委会和周围群众，了解相关情况，并做好家访记录。

（7）选拔中心应当按照有关规定，结合实际制定政治考核经费保障标准，做好走访调查、发函调查等经费保障工作，并向配合调查取证的公安机关拨付相应的政治考核协作经费，确保及时足额供应到位。

六、材料审核

调查取证结束后，选拔中心应当及时整理各类取证材料并逐件按人归档，采取包干审核与交叉审核相结合的方式，对取证材料逐一进行审核。取证材料审核的基本方法：①对照调查线索，看取证材料是否完整齐全；②对照取证要求，看取证材料是否符合规定；③审核取证材料效力，看是否有伪证、无效证等问题；④相互对比取证材料，看是否存在自相矛盾、无法印证等问题；⑤综合分析发现的问题，看是否符合招飞政治条件。

对于取证材料存在问题或疑点的，选拔中心应当及时做好重新取证或补充取证工作。在全面审核调查取证材料后，选拔中心应当对招飞对象逐一做出是否符合招飞政治条件的结论，特殊情况报空军招收飞行学员工作办公室审定。

七、建立档案

对符合招飞政治条件的招飞对象，选拔中心应当建立政治考核档案。政治考核档案应当材料齐全、分类准确、编排有序、目录清楚、填写规范、装订整齐，并按照下列顺序依次装订：①政治考核档案封面和目录。②《空军招收飞行学员政治考核表》。③招飞对象本人部分证明材料。主要包括应届高中毕业生户籍及现实表现的证明材料，军队院校学员居民身份证复印件；应届高中毕业生高中期间现实表现的证明材料，军队院校学员大学期间现实表现的证明材料；《献身国防事业志愿书》。④招飞对象家庭成员部分证明材料，按照《空军招收飞行学员政治考核表》登记的顺序排列。⑤招飞对象主要社会关系成员部分证明材料，按照《空军招收飞行学员政治考核表》登记的顺序排列。⑥其他部分，包括《空军招收飞行学员家访记录表》及其他归档材料。

政治考核档案按照单页正面编码的方式，在材料右上角统一编排页码，起号为两位码，各部分材料之间用隔页纸分隔（封面、目录和隔页纸不编码）。政治考核档案材料在移交前由选拔中心负责保管，未经批准不得向任何单位和个人提供。录取的招飞对象其他取证材料，由选拔中心保存 5 年；不符合招飞政治条件的招飞对象的取证材料，由选拔中心保存 2 年；因其他原因未被录取的招飞对象取证材料，由选拔中心自行销毁。

八、复查验收

复查验收分为跟踪复查和档案验收两个阶段，分别在招飞对象录取前和入飞行院校前进行。跟踪复查由选拔中心组织；档案验收由空军招收飞行学员工作办公室和空军政治部保卫部共同组织，选拔中心和有关飞行院校派人参加。招飞对象录取前，选拔中心应当跟踪了解招飞对象及其他被调查人的政治思想和现实表现变化情况，发现问题及时组织查实，重新做出是否符合招飞政治条件的结论。特殊情况报空军招收飞行学员工作办公室审定。招飞对象入飞行院校前，由空军招收飞行学员工作办公室和空军政治部保卫部共同组织各选拔中心和有关飞行院校，对政治考核档案进行审查验收。审查合格的，签署政治考核合格结论；审查发现问题的，由空军招收飞行学员工作办公室会同空军政治部保卫部提出处理意见。

九、档案移交

档案验收完成后，由选拔中心和有关飞行院校办理档案移交手续，共同签署《空军招收飞行学员政治考核档案材料交接书》。政治考核档案中个别短缺或不符合要求的证明材料，由有关选拔中心重新取证，3个月内寄往有关飞行院校。

第四节　政治考核主要内容

一、考核谈话

应当重点了解并记录以下情况：①招飞对象个人情况，主要包括姓名、居民身份证号码、就读学校和班级（院系）、班主任（队干部）姓名和联系电话、何时何地加入党（团）组织、个人简历、学习成绩、奖惩情况等。②招飞对象户籍情况，主要包括本人户口所在地（经常居住地）地址及辖区公安派出所名称、家庭联系电话等。军队院校学员提供入伍前户籍情况。③招飞对象家庭成员、主要社会关系成员、与本人关系密切的其他亲属情况，主要包括姓名、工作单位及职务、居民身份证号码、户口所在地（经常居住地）地址及辖区公安派出所名称、本人联系电话，有无违法违纪记录、有无宗教信仰、是否在国（境）外及出国（境）时间和原因等。亡故的还要提供亡故时间和原因。政治考核谈话应当掌握政策、讲究方法、正确引导、耐心细致，注意观察招飞对象的言行和反应，善于发现问题。

二、走访调查

应重点了解：①应届高中毕业生户口所在地（经常居住地）公安机关掌握的户籍及现实表现，有无违法违纪记录或者其他不良行为记录，有无参加非法组织或者非法活动等情况。②招飞对象在校学习期间的政治思想、道德品质、学习情况、奖惩情况、组织纪律、性格特点、人际关系、爱好特长、社会交往、主要缺点等情况。③招飞对象的家庭情况，主要包括家庭成员基本情况、宗教信仰，家庭生活状况，家庭与亲属来往情况及招飞对象父母（监护人、直接抚养人）对其参加空军招飞的态度等。

三、发函调查

重点了解招飞对象家庭成员、主要社会关系成员、与本人关系密切的其他亲属的政治思想、现实表现、主要经历、社会交往等情况。

第五节　政治考核公文规定

一、公文种类

公文主要有 8 种：①政治考核档案封面和目录；②《空军招收飞行学员初选合格对象登记表》；③《空军招收飞行学员政治考核表》；④《献身国防事业志愿书》；⑤《空军招收飞行学员政治考核取证材料》，主要包括招飞对象户籍及现实表现的证明材料、招飞对象高中期间现实表现的证明材料、招飞对象大学期间现实表现的证明材料、招飞对象家庭成员和主要社会关系成员的证明材料、与招飞对象关系密切的其他亲属的证明材料；⑥《空军招收飞行学员家访记录表》；⑦《空军招收飞行学员政治考核函调信》；⑧《空军招收飞行学员政治考核档案材料交接书》。

二、印制权限

《空军招收飞行学员初选合格对象登记表》《空军招收飞行学员政治考核函调信》及有关业务性工作用表、介绍信、信封等，由选拔中心根据实际自行设计。其他专用公文、表格由空军招收飞行学员工作办公室统一规格和式样，选拔中心翻印使用。

三、纸张要求

招飞政治考核专用公文、表格一律采用 A4 纸型。其中，政治考核档案封面和封底用 120g 白卡纸；本人部分隔页纸用 100g 蓝纸；家庭成员部分隔页纸用 100g 黄纸；主要社会关系部分隔页纸用 100g 牛皮纸；其他部分隔页纸用 100g 白纸。其他所有公文、表格一律使用 80g 白纸。

四、填写规定

填写规定主要有以下 4 项内容。

（一）档案封面

"生源类别"栏填写"应届高中毕业生"或者"军队院校学员"；"省份（院校）"栏，应届高中毕业生填写招收省份，军队院校学员填写毕业院校。

（二）《空军招收飞行学员政治考核表》

该表统一使用《空军招飞信息管理系统》的政治考核分系统自动生成打印，一律使用简体汉字，时间、数字一律使用阿拉伯数字，无内容填写的栏目一律空白。其他栏目按照下列要求填写：①"姓名""曾用名""性别""出生时间""民族""籍贯""居民身份证号码"以应届高中毕业生户籍证明材料或者军队院校学员居民身份证复印件、大学期间现实表现证明材料为准；②"政治面貌"填写"中共党员""共青团员""群众"等；③"所在学校"填写招飞对象目前就读学校的全称；④"户口所在地详细地址"，应届高中毕业生以户籍证明材料为准，军队院校学员填写入伍前户口所在地地址；⑤"经常居住地详细地址"，应届高中毕业生以户籍证明材料为准，军队院校学员以家访记录表为准；⑥"本人简历"填写从小学至今各阶段学习或工作经历，各阶段起止时间要前后衔接；⑦"家庭成员基本情况"，按照父母亲（监护人、直接抚养人）、未婚兄弟姐妹的顺序排列，其中未婚兄弟姐妹按年龄从大到小排列；⑧"主要社会关系成员基本情况"，按照祖父母、外祖父母、已婚兄弟姐妹及其配偶的顺序填写，兄弟姐妹离异或丧偶的，应当在"备注"栏注明婚姻状况；⑨亡故人员填写生前情况，并在"备注"栏注明；⑩"政治考核意见""空军审查意见"分别由选拔中心、空军招收飞行学员工作办公室填写并署名盖章，签署时间。

（三）《献身国防事业志愿书》

要按照层次分明、条理清晰、要素齐全、字迹工整的基本要求，由招飞对象如实书写本人上学以来的成长经历，包括各阶段受家庭、老师、同学（朋友）的影响，个人成长进步情况；学习成绩、个人爱好、理想志向；受过何种奖励、处分及原因；个人主要优缺点。对党和国家的现行路线、方针、政策的认识和态度；对民族分裂、暴力恐怖、宗教极端势力和邪教组织、有害功法组织的认识及态度；对空军飞行职业的认识，参加空军招飞的动机和态度。

（四）《空军招收飞行学员政治考核取证材料》

（1）取证材料一般应由出证人书写，特殊情况下也可由政治考核工作人员或其他人员代写，但必须经出证人认可，并签字、盖章。

（2）取证材料与其他原始材料有矛盾的，以权威部门出具的证明材料为准，原始材料不得改动（若需说明,由选拔中心加以注明）。取证材料无原则性错字、漏字或者涂改的，一般不校正，确需校正时要使用红色政治考核专用校正章。

（3）取证材料背面无内容的，应当在背面第一行顶格标注"（此页无正文）"，标注时可使用蓝色固定字章。

（4）两页以上的取证材料，要在材料的右边中间加盖骑缝章；从司法机关等获取的附件（复印件），内容完整，不缺页的，可无骑缝章。

第 12 章

飞行学员医学选拔科学研究

科学研究是持续提升飞行学员医学选拔质量的根本动力，也是解决飞行学员医学选拔难点问题的基本方法。飞行学员医学选拔中，选拔是核心任务，也是核心科学问题，如何改进选拔技术、选拔方式，提高选拔效率和选拔质量是飞行学员医学选拔科学研究需要解决的核心问题。随着使命任务的拓展，特别是青少年航空学校的建立，青少年航空学校学员身心维护与矫治也成为需要关注的重要问题。加强飞行学员医学选拔科学研究需要重点关注装备、技术和标准问题。

第一节　飞行学员医学选拔创新技术装备研究

现代科学技术不断创造出新的技术方法和装备，飞行学员医学选拔创新技术研究就是要根据选拔需要不断建立和完善技术方法与装备体系，实现快速准确选拔飞行学员的基本目的。

一、科学问题

纵观国内外医学选拔发展历史，医学科技成果的转化应用正在不断实现医学选拔准确快速的基本目的，但是正如科技创新仍然没能解决影响人类身心健康的全部问题一样，漏诊、误淘仍然是不可避免和不可回避的现实问题。飞行学员医学选拔创新技术装备研究的核心科学问题就是要通过科技创新不断减少医学选拔漏诊率、误淘率，提高飞行学员选拔质量，为高素质飞行学员的培养奠定坚实的身心条件基础。

二、研究方法

飞行学员医学选拔创新技术装备研究以集成创新、引进消化吸收再创新为主，对于飞行适应性评价新技术等难以引进消化吸收再创新的内容则需要以原始创新为主。转化医学研究是本领域研究的主要方法，卫生经济学、流行病学与卫生统计学也比较常用。

转化医学的目的是通过基础研究探查病因，将此知识转化为治疗（包括药物、仪器、诊断或行为干预），并展示它们确实有助于人们的健康，转化是一种团队性工作，是一个从基础研究有所发现到表明它能提高人群健康的过程，需要各种专业科学家和临床医生团队的参与，至少包括疾病、生物毒理、信息、生物标志、临床试验、公共卫生、卫生装备等领域。飞行学员医学选拔创新技术装备研究就是通过科学技术评价和基础性创新研究将适宜成果转化为医学选拔实践，切实提高飞行学员医学选拔的准确性和快速性。

三、研究内容

开展飞行学员医学选拔普通疾病筛查快速检出技术装备研究，针对医学选拔必须集中在较短时间内完成批量学员近千项疾病和条件的准确筛查问题，着重开展形态评估、尺寸测量和疾病排查及预测关键技术装备研究，建立完善的飞行学员医学选拔自动测量技术、装备、基因组学、蛋白组学、疾病预后判定等相关现代科学技术装备体系，在这方面，飞行相关易感基因检测试剂盒、人体测量装备系统、自动视力检测等技术已经得到初步运用，但是由于技术本身准确性及检测人员认识方面的综合原因，传统形态学指标包括膝内外翻、肝肾钙化灶、眼底检查等众多检查仍然以经验方法为主。形态与功能之间相关联的局限性客观上造成了漏诊、误淘，需要通过技术改进加以解决。开展飞行适应性评价及快速评价技术研究，针对飞行适应评价和预测这一核心科学问题，聚焦飞行训练功能检测和培养关键，组织临床医学、空降医学、军事运动医学、航空生物动力学多学科交叉研究，建立集检测装备、关键技术、预测模型等一体化评价技术体系，不断推进飞行学员医学选拔从传统的形态评价向功能评价的转变。

四、协调组织

空军飞行学员医学选拔科学技术研究需要通过加强现代医学科技的融合，加大各类科研机构的联合，切实提高科技攻关水平。加强医工结合，组织医学与工程相关科学家共同研究科学问题，通过工程研究解决医学选拔的装备、预测等难题。加强医研融合，积极将医学研究成果、航空工程研究成果应用于医学选拔，提升医学选拔的针对性。加强军民融合，组织空军各级招飞体检队与航空航天大学、科学院所、国家心理研究重点实验室、飞行器设计制造等科研机构开展合格，积极搭建高层次科技创新合作平台。加强人才培养使用，严格开展规范化培训，大力推进医学与理学、医学与工学、医学与数学相结合的复合型现代医学人才培养，积极推动医学选拔创新发展。

五、成果形式

飞行学员医学选拔科学研究的最终成果形式就是要为选拔出优秀的飞行人才服务，为空军战斗力生成做贡献。具体来讲主要有四个方面的成果形式。一是技术手段。改进、增加或减少现有选拔技术，不断改进和完善飞行学员医学选拔技术体系。二是选拔装备。

改进和完善初选、复选和定选拔系列通用装备和专用装备体系。三是人才培养。通过技术创新培养一支科研意识强、执行任务能力突出的新型选拔人才队伍。四是论文专利。积极加强创新技术手段的科技交流，扩大学术影响，提高地位水平。

第二节　飞行学员医学选拔方法标准研究

军事医学相关的科学研究主要包括勤务、技术、装备和标准四类。为了保护飞行员这一世界公认的宝贵飞行资源，根据标准做到飞行员准确选拔，必须通过严格的科学研究对标准进行持续完善和不断改进。飞行学员医学选拔方法标准研究正是以飞行学员为群体开展的流行病学专业研究。

一、研究目的

飞行学员医学选拔标准的科学化和精准化是开展选拔方法标准研究的根本目的。具体目的就是，要求通过新标准选拔入组的飞行员 25 年以内相应身体系统的总体停飞率不高于传统的正常组别，总体成飞率不低于传统标准的正常组别。研究的入组指标根据不同的研究内容可以分为若干组或若干个专项研究，相应的研究目的是根据观察或干预方案不同要求达到上述相应系统或技术方法停飞率和成飞率标准。

二、研究对象

参加年度空军飞行学员选拔的对象均可作为标准研究的研究对象。描述性研究的研究对象为全体适龄参选学员；描述性研究或队列研究的研究对象为正常参加飞行训练的学员和同类别未参加飞行训练的人群；病例对照研究的研究对象按照入选状态可分为病例组和对照组。作为飞行学员医学选拔技术标准研究最为简便有效的研究，前瞻性（回顾性或混合性同样适用）随访对照研究，研究对象即为不同标准条件下的入选学员，相应的样本量计算较为简单，也可以将每年的研究对象全部纳入，根据纳入或排除标准，年度纳入学员样本量不足的，可以增加前后几年的符合纳入和排除标准的飞行学员。良好的依从性和随访条件保证了本研究较低的失访率和较高的可信度。

三、研究方法

飞行学员医学选拔方法标准研究的基本方法是流行病学研究，同时也包括循证医学研究、系统科学研究（神经网络、多体动力学、层次分析等）、文献综述研究等基本方法的科学应用。飞行学员医学选拔的对象为所有人，与流行病学研究的对象一致，因此开展飞行学员医学选拔技术标准研究必须熟悉掌握流行病学相关理论、知识和方法，深刻理解率和比的概念、疾病频率常用的测量指标（发病率、患病率、续发率、潜在减寿年数、伤残调整寿命年数等)、疾病流行的强度、疾病三间分布(时间、地区、人群)的描述方法等。流行病学特征与飞行学员医学选拔特征一样,①具有群体的特征,即从群体宏观观察事物的动态变化是本学科区别于其他学科的显著特点之一;②具有对比的特征,即通过对比疾病人群与正常人群或亚临床人群的某种事件发生概率,对比是本研究方法的核心;③具有概率论和数理统计学的特征,在整个调查、分析和评价过程中利用了概率论和数理统计的原理及方法,提高研究效率;④具有社会医学的特征,疾病或停飞的发生不仅仅与人体内环境有关,还必然受到自然环境和社会环境的影响,在研究过程中,应该全面考察研究对象的生物、心理和社会生活状况;⑤具有预防为主的特征,坚持预防为主的方针并以此作为研究内容之一;⑥具有发展的特征,针对不同时期的主要问题,研究任务、方法不断完善,从传统学科基础上产生了分支学科,如分子流行病学、遗传流行病学等,同样适用于飞行学员医学选拔。

(一)描述性研究

描述性研究是指利用常规监测记录或通过专门调查获得的数据包括实验室检查的结果,按照不同地区、不同时间、不同人群特征分组,描述人群中疾病或健康状态的暴露因素的分布情况,在此基础上进行比较分析,获得三间分布的特征,进而提出病因假设(特许因素或飞行影响)和线索,包括历史常规资料的分析、现况研究、生态学研究和随访研究。其中现况研究是按照事先设计的要求在某一人群中应用普查和抽样调查的方法收集特定时间内疾病的描述资料,以描述疾病的分布及观察某因素与疾病之间的关联,现况研究开始时一般不设对照组,有特定时间点或时期,在确定因果联系时受到限制,但是对不会发生改变的暴露因素可以做因果推论,用现在的暴露来替代或估计过去情况的条件,现况定期重复进行研究可获得发病率资料。现况研究应根据研究中提出的问题,明确该调查所要达到的目的,再确定研究对象的范围分为普查或抽样调查。现况研究常用抽查的办法,抽样方法包括单纯随机抽样、系统抽样、分层抽样、整群抽样、多级抽样等方法,任何抽样都要根据预期现患率、对调查结果精确性的要求即允许误差及要求的显著性水平确定样本量大小。现况研究常见调查或研究结果与真实情况不符合的情况,即偏倚。产生偏倚的原因主要有主观选择研究对象、任意变换抽样方法、无应答偏倚、幸存者偏倚、回忆偏倚、调查偏倚和测量偏倚,必须采取严格的质量控制措施,包括严格遵照抽样方法、提高研究对象的依从性和受检率、正确选择测量工具和检测方法、组织好研究工作、做好资料复查、选择正确的统计分析方法等。在描述性研究中,飞行学员医学选拔也常用到生态学研究,是在群体的水平上研究某种因素与疾病的关系,分为生态比较研究和生态趋势研究,控制了混杂因素、生态学谬误及多重共线性问题,通过生态学研究得出飞行学员医学选拔标准方法的高水平证据。

(二)队列研究

队列研究是将人群按是否暴露于某种可疑因素及其暴露程度分为不同亚组,追踪其各自的结局,比较不同亚组之间的结局差异,从而判定暴露因子与结局之间有无因果关系及关联大小的一种观察性研究方法。队列一般有出生队列和暴露队列两种,出生队列指特定时期内出生的一组人群;另一种队列指人群都在某一固定时间或一个短期之内进入的队列,显然飞行学员选拔研究的队列一般指后一种。队列研究基本特点包括属于观察法、设立对照组、由"因"及"果"、能确证暴露与结局的因果联系。队列研究主要目的包括检验病因假设、评价预防效果、研究疾病自然史和新药上市后的监测,飞行学员医学选拔队列研究主要是检验病因假设或研究疾病在飞行环境中的自然史,即检验标准的项目内容与成飞或成飞后疾病的发生是否有因果联系,以此认定标准的合理性、科学性。队列研究根据研究对象进入队列时间及终止观察的时间不同,分为前瞻性队列研究、历史性队列研究和双向性队列研究。队列研究的设计与实施步骤如下。一是确定研究因素,常称为暴露因素或暴露变量,对于飞行学员医学选拔方法与标准研究,其暴露因素应为相关疾病或超过标准需要观察的异常情况;二是确定研究结局,也称为结局变量,是指随访观察中将出现的预期结果事件,必须明确统一标准并在全过程中严格遵守,本研究中主要指观察到相关疾病或超过标准需要观察的异常情况在飞行环境中发生了负性改变或影响了飞行与地面训练;三是确定研究现场与研究人群,即入组的飞行学员和正常飞行与训练的飞行学员,从对照人群的选择上看,一般可选择内对照或多重对照;四是确定样本量,一般需要考虑对照人群中所研究疾病的发病率、暴露组与对照组人群发病率之差、要求的显著性水平和效力,通过相应的公式计算出最小样本量;五是资料收集与随访,包括基线资料的收集、按照随访方案进行资料收集;六是资料的整理与分析,通过整理分析得出率、效应等方面的结果。在科学研究的各阶段都要采取有效措施控制选择偏倚、信息偏倚、混杂偏倚,从而真正发挥队列研究可以直接获得暴露组与对照组人群发病率、直接计算出 RR 和 AR 等反映疾病危险关联的指标、检验病因假设能力较强、有助于了解疾病的自然史、结果比较稳定等优点,切实克服随访时间长、失访偏倚易发、研究人力、物力、财力和时间耗费多、分析复杂等缺点。

(三)病例对照研究

病例对照研究是按照疾病状态将研究对象分为病例组和对照组,分别追溯其既往(发病前)所研究因素的暴露情况,并进行比较,以推测疾病与暴露之间有无关联及关联强度大小的一种观察性研究。病例对照研究的特点是属于观察性研究、需要设立对照、从果及因追溯调查、论证强度相对于队列研究较差。病例对照研究类型包括两类:一类是病例与对照不匹配,此时一般对照数目等于或多于病例人数;另一类是病例与对照匹配,即要求对照在某些因素或特征上与病例保持一致。病例对照研究的设计与实施步骤如下:提出假设;明确研究目的,选择适宜的对照形式;选择病例和对照,病例选择时应尽量采用国际通用或国内统一的诊断标准,需要标准时,要注意均衡诊断标准的假阳性率和假阴性率的高低,要有效控制病例的其他特征,如性别、年龄、民族等,增强两组之间的可比性。为了保证达到相关标准,有时需要规定诊断的医院级别或通过专家组会议进行确定,对照组要求最好选择无偏样本,排除选拔偏倚,缩小信息偏倚,缩小不清楚或不能很好测量的变量引起的残余混杂,符合真实性要求和逻辑限制的前提下使统计学把握度达到最大。

四、入选标准和排除标准

正确选择样本是研究结果科学普及的前提。在研究设计阶段就必须考虑在研究项目中选择什么条件的人群作为研究对象，尽可能精确定义纳入和排除标准。任何一种疾病或缺陷都存在着人群异源性的问题，即患者或缺陷人群严重度的不同，这种异源性可能降低研究结果的准确性、可靠性和普及性。因此研究最好准确定义相应缺陷的入组标准，这种提高人群同源性的措施可以降低试验结果的偏差和变异，如"排除收缩压大于145mmHg 的患者入组"，而不是"排除严重高血压患者入组"。入选对象标准是由一组入选标准和一组排除标准组成，入选标准通常粗略地规定目标人的入选标准，排除标准则更精细地列出排除可能产生变异来源的对象目标，入组标准应当根据研究内容的特质、诊断标准、观察周期和缺陷的严重度来制订。入组标准的选拔面太窄可能会导致以后不得不补充一系列研究来扩大飞行机种及时间覆盖面，选择面太宽可能会导致在分析时不得不撤销某些人群，例如，行政管理人员会对某些人群缺陷难以接受，如卵圆孔未闭等，在优质生源尚可的条件下难以达到研究目标。此外，要根据飞行和训练禁忌严格将可能影响的缺陷排除在外，如新近心肌炎患者等，不能够因为科研忽视飞行和训练安全，应明确排除研究范围。

五、观察指标或干预措施

观察指标包括主要观察指标和次要观察指标，主要观察指标是研究过程中需要重点观察终点事件，是评价研究指标的主要指标，如观察身高 163 ～ 165cm 的男性飞行表现，飞行成绩或者成飞是其主要观察指标，主要观察指标要尽量用硬性、客观、定量的指标，主要观察指标越少越好，同时要明确如何测定、谁来测定和基线标准如何设定等，一般来说，本研究的主要观察指标要以飞行训练登记成绩为客观依据。次要观察指标常用来评估本观察指标的安全性，例如，观察超过标准肝内钙化灶，经过观察周期的随访，需要评估钙化灶的大小变化情况，以及飞行学员飞行中的主观感受等，对于设定的次要观察指标要及时进行记录。飞行学员医学选拔指标标准研究属于随访性质研究，干预措施主要是在特定环境下的地面训练和飞行训练，这些训练只能够按照学校既定的训练大纲进行，该干预措施完全符合真实世界研究的本质要求。

六、随访方案

科学可行的随访方案是完成科学研究、实现预期目标、提高数据可信度的重要环节。飞行学员医学选拔标准方法研究的研究对象具有集中管理、集中分流、服从指挥等有利于随访的特点，但也有训练大纲、训练时间安排紧凑、机动时间少等不利于随访的问题。因此，随访方案必须在上述特点的基础上进行制订。在随访内容上，要以体检档案为基础建立 CRF 表，既减少随访工作量又确保随访内容完整；在随访时间上，各类检测和调研项目的获取要与定选体检、入校复查、年度体检、转校体检等时机相吻合；在随访人员上，要充分利用各类体检人员力量，确保随访尺度和检测技能达到规定要求；在随访质量控制上，要抽取适当比例的研究对象进行重复检查，保证检测数据客观可信；在随访地点上，尽可能安排在学员理论培训和初教、高教训练的单位，方便安排学员组织检测调研。

七、统计学处理

研究结果首先要通过相应的软件进行录入，并确保录入数据的准确性。统计学必须根据研究设计进行针对性处理才能够得出科学可信的结论。统计学处理一般包括一般描述性分析、单因素分析和多因素分析。描述性分析根据数据类型包括分布情况、均数、标准差等，单因素分析包括各类可能因素之间的相关情况、混杂因素处理等，多因素分析包括回归、多水平模型等方面，最终的方法必须根据研究目的、研究设计和数据类型进行确定，不宜以复杂先进的统计学处理为追求方向。

八、标准修订

通过飞行学员医学选拔标准技术与方法的研究，为相应的标准指标的增加、减少或修改提供科学依据，这也是修订标准方法的最可靠的依据。当然，鉴于标准实施对飞行学员队伍整体素质的重要意义，不能仅仅凭借上述的研究是否具有统计学意义作为唯一依据，其他还需要完成的任务包括装备部门飞机情况调研、飞行部队飞行人员调研、国际相关国家体格检查标准文献资料调研、配套设施设备及管理手段的完善、重点修订条目文献综述、国民体质相关数据的收集、专家研讨会等，成熟一项修订一项，不断完善飞行学员医学选拔标准、综合评定标准。

第三节 飞行学员身体适宜条件医学矫治塑造维护研究

高性能战机具有持续高载荷、高载荷增长率的特征，给飞行员造成的身心负荷达到甚至超过其耐受极限，容易导致空中晕厥、意识丧失、加重呼吸负担、体力消耗大易疲劳、颈部容易损伤等，因此，飞行学员医学选拔除了要做好选拔问题的研究，还要重点解决新机种飞行学员身体适宜条件医学矫治塑造与维护方面的难题，切实为空军战斗力生成提供强有力的身体基础保障。

一、主要科学问题

飞行学员医学选拔的基本任务是选拔鉴定出适于飞行的身体基本条件，但是理想的身体功能性条件需要医学技术的矫治和塑造，特别是青少年航空学校的成立，从高中一年级开始进行的基础训练和专项训练，其身体抗荷能力是否能够得到有效的维护和提升，是否能够满足 3 年后的飞行学员医学选拔检测考核，事关国家重大战略决策的成败和空军战斗力的进一步发展壮大，开展飞行学员身体抗荷适宜条件医学矫治塑造维护技术研究的主要科学问题就是要解决如何维护提高飞行能力相关体质能力关键技术问题。当前，在高性能战斗机飞行员抗荷耐力离心机选拔与训练工作中，出现了选拔难选、训练难训的问题，部分飞行员甚至达不到 4.25G 持续 10s 的标准，有的甚至 3s 就出现 G-LOC，部分飞行员达不到 8G 持续 10s 的训练标准。抗荷耐力比较低的飞行员体质普遍不够健壮，体型普遍较瘦弱，肌肉不发达，力量不足，主要原因包括：一是青少年阶段学习负担重，体育锻炼缺乏，尤其缺少增强肌肉发达程度、提高肌肉力量的无氧运动，部分学生蛋白质摄入量不足，体质体型普遍偏差，招飞体检又难以纳入体质体型或肌肉力量项目；二是飞行学员阶段不是以增强肌肉发达程度提高肌肉力量和无氧运动为主；三是飞行部队阶段由于飞行任务较重运动，多以篮球为主，辅以跑步，肌肉力量训练很少。因此，青少年阶段是打好体质体型基础最重要的阶段，针对我国青少年阶段存在的体质体型偏差的问题，研究建立相应的体质体型矫治技术方法，对提高成飞率，提高飞行人员队伍整体素质具有重要意义。其他如视力等视功能的选拔矫治与维护同样具有重要意义。

二、矫治塑造维护基础理论

　　飞行学员包括青少年航空学校学员身心条件矫治塑造与维护包括身体健康维护和抗荷体质的矫治与塑造。关于身体健康维护的理论，主要是现代医学科学技术发展的前沿，特别是近视控制尤为重要，无论青少年航空学校学员还是飞行学员，视力均为培养成长过程中淘汰的最主要因素，近视的形成和发展是遗传及环境因素共同作用的结果。最新研究结果显示，近视进展的危险因素主要有初始近视度、周边屈光、父母近视人数、户外活动、学习环境等，早期进展性近视有效干预的重点应放在环境改善、户外活动、周边屈光度的控制及近视的超早期发现和干预等方面，尽管生物学机制尚未完全明确，户外活动对近视的控制已经是公认有效的，同时也能在实践中应用于全体学员，是目前比较适用于青少年航空学校学员近视控制的一种有效手段，这些都是视力维护和干预的基本理论，理论指导下的维护技术研究将为不断提升飞行学员培养成材率提供科技支撑。关于抗荷体质的矫治与塑造理论，主要有两个方面：一方面，无氧运动有利于提高 $+G_z$ 耐力，研究结果显示，练习举重的飞行员比进行一般运动的飞行员具有较好的 $+G_z$ 耐力，疲劳较轻，很少主诉颈痛，而 80% 左右的训练重量对增强肌力最有效，通过训练上述重量，加强不同肌群协调性训练及抗荷动作模式化训练 12 周，能够提高 $+G_z$ 耐力 3.75G 以上，并延长疲劳出现时间近 3 倍；并且呼吸肌训练对提高 $+G_z$ 耐力有一定作用，通过专业的呼吸肌训练能够提高 $+G_z$ 耐力 0.75G 及 39s 以上，颈肌训练、短跑等也对提高 $+G_z$ 耐力有帮助，Scully 将通过举重训练所获得的肌力增强形象比喻为 "生理性天然抗荷服"，这是提高 $+G_z$ 耐力的重要机制之一。另一方面，适量有氧运动有利于保持 $+G_z$ 耐力，长期以来，国内外普遍采用有氧运动如长跑、力量训练提高飞行耐力，能够有效增强心肺功能，提高飞行员吸入氧、运输氧及利用氧的能力，已经证实，适量持久性有氧运动有

利于保持 $+G_z$ 耐力，但过量则会引起 $+G_z$ 耐力下降，主要机制是适量有氧运动有利于肌肉纤维平均面积下降，缩短了包绕肌肉纤维毛细血管的扩散距离，有利于营养物质进入肌肉细胞和移走代谢产物，并可增进肌肉组织耐受高浓度乳酸的能力，提高肌肉耐久力，减轻疲劳，然而过量有氧运动能增强迷走神经张力，减弱 $+G_z$ 作用下心率的代偿反射机制，在 $+G_z$ 作用时或作用后心律不齐等心律失常增加，头水平血压下降，血液减少，毛细血管增生增大血管容积，导致 $+G_z$ 耐力下降。

三、方法体系的研究构建

科学研究的根本目标是构建飞行学员包括青少年航空学校学生身心条件矫治塑造与维护的技术方案体系，研究构建的方法体系必须包括三个要素，即技术要明确、方案要具体，同时时间、频率、顺序、设备等要求一目了然。同时要满足三个方面的基本要求，即方便执行、科学合理、效果明显。最终实现保证飞行学员身心健康、提高飞行能力素质的根本目的。

四、近视控制矫治研究示例

（一）预期研究目标

揭示空军青少年航空学校学生视力及屈光变化规律。修订青少年航空学校学生视力、屈光及相关眼球参数医学选拔标准。建立符合我军实际条件的青少年航空学校学生近视预防干预策略和技术。预计通过本研究可在保持现有空军青少年航空学校招飞生源的基础上，提高青少年航空学校高考时学生体格检查合格率 20% 以上。

（二）问题的提出

2010 年以来，空军飞行学员选拔改革快速推进，文化成绩大幅度提升，更加重视心理选拔比重，2013 年起全部实现一本线招生，飞行学员整体素质得到明显提高，但是客观上大大缩小了优质生源的范围。为进一步提升空军飞行人员队伍整体质量，提前培养优秀飞行学员，提前锁定优质生源，军委首长做出了成立空军青少年航空学校的战略部署，教育部、公安部、总政治部决定在全国 11 个省选择 10 余所重点中学成立青少年航空学校实验班，遵循青少年成长和飞行人才培养规律，每年从初中生中选拔 1000 名左右学生提前开展航空教育，有效解决优质生源不足的难题。但是前期在保定一中组织的空军青少年苗子班培养经验显示，如果不采取特殊的保苗措施，高考达到一本线的苗子班学员中，有 50% 以上的学员远视力或屈光达不到飞行学员招收标准，将严重影响军委首长战略意图的实现，也达不到扩大优质招飞生源的根本目的，据此开展本研究。

（三）研究的必要性

如何把影响飞行潜质的主要因素找出来、把不影响飞行潜质的因素排除出去，最大限度保证招飞生源，这是飞行学员医学选拔的首要科研任务。为了确保军委首长战略意图的圆满实现，必须开展本研究，从技术上看必要性主要体现在两个方面，一是目前的青少年航空学校学生视力选拔标准难以解决近视高发。目前青少年航空学校学生视力标准暂定为"裸眼远视力或近视力有 1 眼低于 1.0 不合格""近视超过 0.25 屈光度、单纯性近视散光超过 0.25 屈光度、远视超过 2.25 屈光度、单纯性远视散光超过 0.50 屈光度、复性远视散光最大径线超过 2.25 屈光度或两轴相差超过 0.50 屈光度、复性近视散光及混合性散光不合格"。目前较为明确的近视进展的危险因素包括较高的初始近视度、周边屈光、调节滞后、波前像差、用眼习惯、用眼时间、父母近视、户外活动等，如何通过研究科学地确定上述参数作为选拔指标是本研究的重要原因。二是传统的近视控制技术难以解决青少年航空学校学生近视高发问题。传统的近视控制技术主要依靠改变用眼时间和用眼习惯，但是为了保证学生高考成绩能够达到一本线，用眼时间缩短显然难以实现。青少年航空学校的生源来自我国 12 ～ 14 岁少年儿童，他们正处于近视发病率不断增高的年龄阶段，在一本线升学压力等环境因素的作用下，这一年龄段儿童随年龄增长视力下降和近视发病率明显增加，因此，青少年航空学校学生因视力或屈光超标生源数量和质量正在呈逐年下降趋势，而招入的学员又因视力下降而被最终淘汰的比例也逐年增加，视力或屈光超标已经成为空军飞行学员医学选拔招生过程中淘汰比例最高的项目，已成为限制生源数量和质量的瓶颈问题。近视防治措施包括各种类型的治疗眼镜、药物治疗及行为干预等。目前，对于这些防治措施的研究因受实际客观条件的限制，并非都严格遵循大样本前瞻性随机对照试验的科研原则，因此需要采取谨慎的态度看待其结论，总体而言，其中大多数防治措施效果并不明显或只是短期内有效但不良反应显著，另一些方法只对于少数特定类型的近视人群有效。因此，长期以来该领域尚无一项研究成果得到明确认可和推广。近年来国外的多项研究证实，户外活动可减少近视眼的发生。新加坡、悉尼等地的流行病学调查均发现，近视儿童的户外活动时间明显低于非近视儿童，随户外活动时间的延长，近视患病率降低。另外关于近视发生机制研究的重大突破是提出周边屈光对眼轴发育和近视发展的调控作用，根据这一机制，我们可通过矫正新近出现的周边远视化离焦预防近视的发生，同时，对比敏感度视力还能够超早期发现视力的下降。通过超早期发现、超早期干预，并辅以控制户外活动时间等办法，能够在减少近视发生方面建立相应的技术体系。

（四）研究方案

研究设计：前瞻性随访干预研究。

研究对象：2015 年空军青少年航空学校学员，约 1000 人。

纳入标准：2015 年空军青少年航空学校招录学员。

排除标准：因非视力原因被淘汰的学员；近视家族史父母均近视或父母有 1 位患有近视；球镜度数在 +0.5 ～ +1.5D 的范围外。

科研伦理：本研究遵循赫尔辛基宣言（Helsinki Declaration），以口头和书面形式向研究对象介绍了本研究的目的及可能结果，研究对象均签署知情同意书。

维护内容：①光照要求。室内要求使用高亮度全光谱灯照明（标有 Full Spectruem 标志的灯），可以选择 GE 的 reveal、PHILIPS 的 Colortone 或者 Duro-Test 的 Vita-Lite。其中教室的课桌面上照度要求达到 300lx，卧室的阅读桌面照度要求达到 150lx。②户外活动。户外活动不低于每天 2h，保证课间 15min 所有孩子到户外运动，共约 1h 15min。早起晨练与天黑前户外活动时间不低于 20min，共约 40min。③眼保健操。户外活动要有与眼睛运动相关的活动项目作为保障，建议组建视觉功能训练室，面积为 10 ～ 20m²，新装修或改造现有乒乓球室即可，视觉功能训练室提供对视觉功能有实际帮助的训练项目，包括眼球运动游戏、翻转拍、上下转盘、舒尔特方格等。在可行的前提下课间可实施眼保健操（采用国家颁布的眼保健操即可）。④教材和钢笔色彩要求。复旦大学附属眼耳鼻喉科医院、国家卫生和计划生育委员会近视眼防治重点实验室最新的临床研究证实，色彩对于视觉发育及近视的进展性具有显著作用。建议用黄纸和蓝字教材。黄色的纸可以用的色谱有 dccb18、fbca4d；蓝色字与笔可以用的色谱有 165e83、274a78、1e50a2、4c6cb3。⑤超早期发现。除了普通眼科检测项目外，增加的相关检测内容包括屈光度（Rx）、相对周边屈光（RPRx）、调节滞后及调节稳定性、波前相差、眼轴长度（AL）、前房深度（ACD）、晶状体厚度（LT）、晶状体前表面曲率及晶状体后表面曲率、不同亮度环境下的对比度视力、角膜地形图等。特殊检测设备包括 WAM5500 验光仪、Lenstar、角膜地形图、mfva100 等。每半年测试各个参数的变化，指标变动警界值包括 Rx > 0.25D/a、RPRx > 0.20D/a、AL > 0.10mm/a、ACD > 0.025mm/a。⑥超早期干预。对于有条件的学员，在自愿的前提下，将周边离焦的作用融入镜片设计中，通过减少儿童周边远视化离焦，从而控制眼轴增长，该研究由国家卫生和计划生育委员会近视眼防治重点实验室牵头的多中心临床研究证实，能有效控制近视进展、减缓眼轴增长。Lam CS/2014，清晰的中央视觉同时伴有近视化离焦可以缓解近视进展，多焦点软镜儿童较普通软镜儿童近视进展减缓 25% 以上。

统计学分析：研究所得的数据用 SPSS 17.0 统计软件包进行分析，采用的统计方法包括描述性分析、单因素分析、多因素分析、相关与回归分析。

安全性检测指标：角膜炎症感染等是否出现及轻重程度；记录课题实施过程中的不良事件，并对不良事件是否与针对性治疗相关进行评价。

成果形式：研究报告一份；青少年航空学校学员视力选拔标准修订意见；青少年航空学校学员近视控制技术方案。

第13章

飞行学员医学选拔住院医师规范化培训

飞行学员医学选拔队伍的建设既有别于普通医生队伍的建设，也有别于研究队伍的建设。医学选拔医师首先要求具备相应专业医务人员的基本业务素质，同时要求具备航空医学、流行病学等相关学科的基本理论素养。现代医学呈现出学科分化与整合两个重要趋势，飞行学员医学选拔专有的特点属性决定了专业队伍在技术方面要求十分特殊，既不能够按照传统意义的全科医师进行培养，也不能按照现代专科医师进行培养。例如，外科医师不但要求熟练掌握目前外科所包含的基本内容，还要求掌握皮肤科的内容；神经科医师不但要求掌握神经内科、神经外科基本内容，还要求掌握精神心理方面的基本知识、基本理论和前沿进展。因此医学选拔队伍的培养不但需要完成相应专业的住院医师规范化培训，还要求完成一个亚专业的专科医师规范化培养，同时需要 2～3 年医学选拔专科的实践与理论培训。只有按照选拔需求进行专业人才队伍培养与使用，才能为提升选拔质量奠定人才基础。

第一节　外科专业规范化培训

外科专业涉及面广、整体性强，包括普通外科、骨科、胸外科、心血管外科、泌尿外科、神经外科、烧伤科、整形外科、皮肤科等专业。通过外科专业的规范化培养，受训者要基本掌握外科常见疾病的诊断、治疗、预防措施、健康指导、随访、航空医学考虑及医学选拔判断。

一、培训目标

通过规范化培训，受训医师要打下扎实的外科临床工作基础，掌握正确的临床工作方法，准确采集病史、规范体格检查、正确书写病历，基本掌握外科疾病的诊断与处理；熟悉各科室诊疗常规，掌握基本的外科手术操作技能；掌握医学选拔技能和标准，能够独立完成科室医学选拔任务，对边缘性问题能够提出处理意见和依据；具备一定的带教能力和基本的临床科研能力。

表 13-1 外科专业规范化培训轮
转具体安排

轮转专业	时间（月）
普通外科	15
骨科	6
泌尿外科	3
心胸外科	3
麻醉科	1
外科重症监护治疗室	2
神经外科	2
医学影像科	2
皮肤科	4
空勤科	4
飞行学员医学选拔	6
合计	48

二、培训方法

采取在外科范围内三级学科（含皮肤科、空勤科、飞行学员医学选拔）及其他相关科室轮转的形式进行培训。通过管理患者、参加门急诊工作、参加医学选拔和各种教学活动，完成规定的病种和基本技能操作数量，学习外科专业理论知识。受训对象要认真填写《规范化培训手册》，规范书写病历。轮转安排见表 13-1。

三、培训内容与要求

（一）普通外科

普通外科治疗范围包括肝胆胰脾、胃肠、甲状腺、乳腺、疝、急腹症、腹部外伤、肛肠、周围血管等疾病。掌握消毒与无菌技术、水与电解质平衡及紊乱、外科休克、多器官功能障碍、创伤、外科感染、心肺复苏、外科营养、术前准备和术后处理原则等基础知识及基本理论；熟悉普通外科各种常见病及多发病的发病机制、临床特点、诊断与鉴别诊断要点、治疗原则及随访规范、转归特点，外科感染抗生素合理应用及营养支持、临床合理输血等；掌握外科换药技术、外科手术切开、显露、缝合、结扎、止血等技术；熟悉外科常用诊疗操作技术，如导尿、中心静脉压测量、肛门镜检查、诊断性腹腔穿刺、组织活检等。学习病种和例数、住院病历和相关的操作量不得少于国家住院医师规范化培训要求的最低例数（表 13-2、表 13-3）。

表 13-2 学习病种和例数

病种	最低例数	病种	最低例数
体表软组织感染	15	胃肠肿瘤	10
全身急性化脓性感染	2	肝胆胰疾病	15
甲状腺结节	15	肛门疾病	5
乳腺良性疾病	5	体表肿物	10
乳腺癌	5	腹外疝	5
急腹症	15	周围血管疾病	5

表 13-3 参与或完成手术及例数

手术或操作技术	最低例数	手术或操作技术	最低例数
疝修补术	3	胃手术	5
体表肿物切除	5	肛肠手术	5
手术开、关腹	3	周围血管手术	3
阑尾切除术	5	结直肠肿瘤根治术	5

手术或操作技术	最低例数	手术或操作技术	最低例数
甲状腺手术	5	胆囊、胆道、胰腺、肝脏手术	16
乳腺癌手术	5	肠吻合或结肠造口术	2

（二）骨科

掌握骨科常见病及多发病的发病机制、临床特点、诊断与鉴别诊断、处理原则及转归趋势；熟悉骨科专业基本理论和基本知识，常见骨折与脱位、腰椎间盘突出症、颈椎病、关节炎、骨肿瘤的骨科检查法，与骨科有关的影像学及实验室检查方法；掌握骨科常用治疗技术（支具、石膏、骨牵引固定术、封闭治疗等）的具体操作、并发症的预防及处理原则，开放性伤口清创闭合的原则；熟悉骨科创伤的常用治疗方法及手术操作技术。具体数量要求达到国家住院医师规范化培训标准（表 13-4、表 13-5）。

表 13-4　学习病种和例数

病种	最低例数	病种	最低例数
常见部位骨折	10	常见部位关节脱位	3
运动系统慢性损伤	5	腰椎间盘突出症	5
颈椎病	5	骨与关节感染	2
骨肿瘤	2		

表 13-5　参与或完成手术及例数

手术或操作技术	最低例数	手术或操作技术	最低例数
常见部位骨折手法复位、支具、石膏外固定	10	骨折切开复位内固定	5
常见部位关节脱位的手法复位	3	腰椎或颈椎手术	5
常见部位的骨牵引	2	人工关节置换术	3
四肢外伤清创、缝合	5	四肢常见骨及软组织肿瘤手术	3

（三）泌尿外科

掌握泌尿外科常见病的发病机制、临床特点、常用检查手段、诊断要点、治疗原则及转归趋势；熟悉泌尿外科急诊常见病的诊断与鉴别诊断及处理原则，尿路梗阻导致肾衰竭的临床表现及治疗原则；掌握泌尿外科常用诊治方法的操作技术；熟悉泌尿外科各种导管的使用方法，各种医学影像学检查的应用。具体数量要求达到国家住院医师规范化培训标准（表 13-6、表 13-7）。

表 13-6　学习病种和例数

病种	最低例数	病种	最低例数
泌尿生殖系统炎症	5	睾丸鞘膜积液	2

续表

病种	最低例数	病种	最低例数
前列腺增生症	8	包皮过长	2
精索静脉曲张	2	尿路结石	6
膀胱癌	5	肾肿瘤	3
前列腺癌	2	肾上腺肿瘤	3

表 13-7　参与或完成手术及例数

手术或操作技术	最低例数	手术或操作技术	最低例数
膀胱造瘘术	1	肾上腺肿瘤切除术	2
精索静脉高位结扎术	1	肾切除术	3
睾丸鞘膜翻转术 / 包皮环切术	2	经尿道前列腺电切术	7
膀胱全切术	2	经皮 / 输尿管镜下取石术	6

（四）心胸外科

掌握心胸外科常见疾病的发病机制、临床特点、转归趋势、检查手段、诊断步骤及治疗原则，心胸外科常见病的手术适应证；熟悉胸腔生理学，肺、食管的外科解剖学，正常胸部 X 线片及 CT 的基本影像特征，心胸外科最常应用的辅助检查的应用和操作要点；掌握胸部外伤、自发性气胸的处理原则，胸腔穿刺、胸腔闭式引流术的操作要点；熟悉开胸术、关胸术的操作要点。具体数量要求达到国家住院医师规范化培训标准（表 13-8、表 13-9）。

表 13-8　学习病种和例数

病种	最低例数	病种	最低例数
胸部外伤、血胸、气胸	3	其他普外胸外疾病	5
食管贲门癌	3	冠心病	3
肺癌	5	常见先天性心脏病 / 瓣膜病	2

表 13-9　参与或完成手术及例数

手术或操作技术	最低例数	手术或操作技术	最低例数
胸腔穿刺术	2	食管、贲门癌手术	2
开胸术、关胸术	3	肺叶切除术	5
胸腔闭式引流术	3	冠状动脉搭桥术	2

（五）麻醉科

掌握各种常用麻醉的适应证、术前准备，心肺脑复苏术；熟悉常用麻醉方法的实施和管理，疼痛治疗的进展；掌握心电图、血压、脉搏、呼吸和体温的无创监测技术，心肺脑复苏术；熟悉蛛网膜穿刺和硬膜外腔穿刺技术，气管插管、动脉穿刺和深静脉穿刺置管技术，术中麻醉管理，麻醉与手术配合技巧，麻醉药使用的剂量、不良反应及处理。具体数量要求达到国家住院医师规范化培训标准。

（六）外科重症监护治疗室

掌握呼吸治疗和水及电解质平衡变化、循环支持治疗的适应证、基本方法及常用药物的应用；熟悉危重患者术后生理功能改变，包括呼吸循环、肝肾功能及全身应激反应，急危重症患者的抢救治疗全过程、监护与管理，外科感染抗生素合理应用及营养支持；掌握人工呼吸、胸外心脏按压、电除颤等常用临床复苏技术，气管插管、动脉穿刺置管和深静脉穿刺技术，呼吸机的操作和使用。管理重症患者不低于 20 例。

（七）神经外科

掌握常见颅脑损伤的急救处理原则，颅内高压的临床诊断、初步处理原则及转归特点；熟悉颅内和椎管内肿瘤及颅内和椎管内血管性疾病的临床特点、诊断与鉴别诊断、转归趋势及治疗原则；掌握神经系统病检查方法，头皮裂伤清创缝合的基本操作；熟悉腰椎穿刺术的操作技术，颅脑损伤和颅内血肿的定位体征。具体数量要求达到国家住院医师规范化培训标准（表 13-10、表 13-11）。

表 13-10　学习病种和例数

病种	最低例数	病种	最低例数
颅脑损伤	3	神经肿瘤	2
脑血管性疾病	2	脊髓、脊柱病变	1

表 13-11　参与或完成手术及例数

手术或操作技术	最低例数	手术或操作技术	最低例数
头皮损伤清创缝合术	3	开颅手术	3
腰椎穿刺	2	脑室穿刺术	2

（八）医学影像科

熟悉医学影像学的基本理论、基本技能和基本操作，人体各系统的常见病、多发病的医学影像学检查手段和基本诊断标准；熟悉医学影像的基本理论，包括 X 线、CT 和 MRI 的成像原理及检查方法，医学影像的观察和分析方法及其诊断原则，医学影像诊断报告的书写原则，介入放射学的基本理论和应用原则及介入放射学的基本操作技术。参与神经系统、呼吸系统、消化系统、泌尿系统、骨关节系统相关常见病多发病（分别不少于 5 例）的放射检查和放射诊断。

（九）皮肤科

掌握皮肤病与性病检查的基本方法，基本皮肤损害的辨认和准确描述，采用准确的专业术语书写完整的皮肤性病科门诊病历，皮肤性病科常见病的诊断、处理原则及转归趋势；熟悉常见皮肤病和性病的鉴别诊断及治疗方法，皮肤病与性病门诊常用治疗技术的原理、临床适应证与禁忌证，皮肤病与性病常用药物及外用制剂的使用原则。具体数量标准见表 13-12。

表 13-12　学习病种和例数

病种	最低例数	病种	最低例数
浅部真菌病	200	玫瑰糠疹	30
细菌性皮肤病	30	扁平苔藓	5
带状疱疹、单纯疱疹	30	毛发病	80
发疹性病毒性皮肤病	5	红斑狼疮	20
疥疮及其他昆虫皮炎	20	色素性皮肤病	150
皮炎湿疹类皮肤病	400	遗传性皮肤病	20
皮肤瘙痒症	40	代谢性皮肤病	10
药疹	30	物理性皮肤病	20
荨麻疹	80	良性皮肤肿瘤	300
银屑病	60	恶性皮肤肿瘤	20
多形红斑	30		

（十）空勤科

掌握飞行人员特发性疾病的发病机制、临床特点、转归趋势、检查手段、诊断步骤、治疗原则及鉴定依据和标准；熟悉飞行人员常见疾病发病情况、入院后检查步骤、诊断依据、治疗方法、常用药物、治愈好转标准、随访和医学鉴定原则；熟悉飞行人员特种检查技术。具体数量要求见表 13-13。

表 13-13　学习病种 / 检查和例数

病种 / 检查	最低例数	病种 / 检查	最低例数
立位耐力试验	2	心血管系统疾病鉴定	5
基础 $+G_z$ 耐力检查	2	呼吸系统疾病鉴定	3
加速度晕厥	2	消化系统疾病鉴定	3
前庭功能检查	2	肾脏、泌尿系统疾病鉴定	3
高压氧治疗	2	神经内科疾病鉴定	2
中耳和鼻旁窦气压损伤	2	神经精神系统疾病鉴定	2
眩晕	1	骨科疾病鉴定	2
空晕病	1	普通外科疾病鉴定	2
飞行错觉	1	眼科疾病鉴定	2
改装体检	5		

（十一）飞行学员医学选拔

掌握飞行学员医学选拔外科主要缺陷病种的发病机制、临床特点、转归趋势、检查方法、诊断和鉴别诊断依据、治疗原则及鉴定依据和标准；熟悉飞行学员检查项目的流行病学情况、检查方法和鉴定依据；熟悉边缘性选拔问题的检查鉴定方法和标准依据，能够根据选拔实际提出科学问题和随访方案。具体数量要求见表 13-14。

表 13-14　学习项目、检查和例数

项目、检查	最低例数	项目、检查	最低例数
外科测量	1000	关节过伸	10
相关疾病术后	5	骶棘肌明显不对称	30
扁平足	50	色素性疾病	30
脊柱侧弯	20	皮肤感染性疾病	30
步态	100	瘢痕	20
下蹲功能不全	50	关节弹响	30
肛门疾病	30	膝内、外翻	30
髂胫束发育不良	30		

第二节　内科专业规范化培训

内科包括心血管内科、呼吸内科、消化内科、肾脏内科、血液内科、内分泌科、风湿免疫科、感染内科、空勤科、医学选拔等专科。通过内科规范化培训，不但要掌握呼吸、心内、消化、泌尿、血液、内分泌、空勤、医学选拔，以及感染、代谢与营养、风湿免疫、理化因素等相关的疾病知识，还应对其他相关学科如神经内科、急救医学等所涉及的知识有一定的了解。

一、培训目标

通过规范化培训，受训医师要打下扎实的内科临床工作基础，掌握正确的临床工作方法，准确采集病史、规范体格检查、正确书写病历，基本掌握内科疾病的诊断与鉴别诊断思路；熟悉各科室诊疗常规和操作技能；掌握医学选拔技能和标准，能够独立完成内科、心电图医学选拔任务，对边缘性问题能够提出处理意见和依据；具备一定的带教能力和基本的临床科研能力。

二、培训方法

采取在内科范围内三级学科（含空勤科、医学选拔）及其他相关科室轮转的形式进行培训。通过管理患者、参加门急诊工作、参加医学选拔和各种教学活动，完成规定的

表 13-15　内科专业规范化培训轮转具体安排

轮转专业	时间（月）
心血管内科（含心电图 2 个月）	8
呼吸内科	6
消化内科	6
肾脏内科	2
血液内科	2
内分泌科	2
风湿免疫科	2
感染内科	2
急诊科	4
内科 ICU	2
影像科	2
空勤科	4
飞行学员医学选拔	6
合计	48

病种和基本技能操作数量，学习内科专业理论知识。受训对象要认真填写《规范化培训手册》，规范书写病历。轮转安排见表 13-15。

三、培训内容与要求

（一）心血管内科（含心电图）

掌握心血管系统的应用解剖和生理，心脏传导系统的解剖和功能特点，心血管系统常见症状的诊断思路、鉴别诊断，常见心血管疾病发病机制、临床表现、诊断及鉴别诊断、治疗、预后及转归趋势，心血管急危重症的诊断与治疗，常用心血管疾病治疗药物的合理应用，常见心脏形态异常的 X 线表现，常见典型心电图诊断，电除颤技术。学习病种和例数、住院病历和相关的操作量不得少于国家住院医师规范化培训要求的最低例数（表 13-16）。

表 13-16　学习症状、病种、操作及例数

症状、病种、操作	最低例数	症状、病种、操作	最低例数
胸痛	-	常见心律失常	10
呼吸困难	-	稳定型心绞痛	2
心悸	-	急性 ST 段抬高型心肌梗死	5
晕厥	-	非 ST 段抬高型急性冠脉综合征	5
头晕	-	心脏瓣膜病	3
慢性心力衰竭	5	心肌炎与心肌病	2
高血压	5	血脂异常	5
常见心脏病急症	5	常见心血管系统影像学检查结果判读	30
心电图操作及判读	300	电除颤	10

注：表中"-"表示不做最低例数要求

（二）呼吸内科

掌握呼吸系统解剖生理，常见症状的诊断思路、鉴别诊断，常见疾病的发病机制、临床表现、诊断与鉴别诊断、治疗、预后判断、转归特点，支气管镜和内科胸腔镜检查及治疗适应证和禁忌证，肺功能检查判读，动脉血气分析判读，常见疾病影像学检查判读，动脉采血。学习病种和例数、住院病历和相关的操作量不得少于国家住院医师规范化培训要求的最低例数（表 13-17）。

表 13-17 学习症状、病种、操作及例数

症状、病种、操作	最低例数	症状、病种、操作	最低例数
呼吸困难	–	肺炎	5
咯血	–	肺脓肿	1
咳嗽、咳痰	–	肺结核	2
胸痛	–	支气管肺癌	2
慢性阻塞性肺疾病	5	胸腔积液	1
肺源性心脏病	1	肺栓塞	1
支气管哮喘	2	自发性气胸	1
支气管扩张	2	间质性肺炎	1
呼吸衰竭	3	常见呼吸系统影像学检查结果判读	50
胸腔穿刺	3	动脉采血	10
动脉血气分析判读	20	氧疗	10
肺功能检查判读	10	雾化治疗	3
结核菌素试验判读	2	吸痰	3
痰液标本留置	5		

注：表中"–"表示不做最低例数要求

（三）消化内科

掌握消化内科应用解剖和生理，常见症状和体征的诊断思路、鉴别诊断，常见疾病的病因、发病机制、诊断和鉴别诊断、治疗、预后及转归趋势，常见疾病急重症的诊断与处理，消化道内镜检查和治疗的适应证与禁忌证，常见影像学检查的适应证和禁忌证。学习病种和例数、住院病历和相关的操作量不得少于国家住院医师规范化培训要求的最低例数（表 13-18）。

表 13-18 学习症状、病种、操作及例数

症状、病种、操作	最低例数	症状、病种、操作	最低例数
腹痛	–	功能性胃肠病	2
腹泻	–	肝硬化	2
黄疸	–	肝性脑病	1
恶心、呕吐	–	急性胆道感染	1
胃食管反流性疾病	1	炎性肠病	2
原发性肝癌	1	结肠癌	1
急性胰腺炎	2	腹水	2
慢性胰腺炎	1	上消化道出血	3
胰腺癌	1	下消化道出血	1
胆囊炎与胆石症	1	常见消化道系统影像检查结果判读	20
食管癌	1	腹腔穿刺术	5

续表

症状、病种、操作	最低例数	症状、病种、操作	最低例数
慢性胃炎	2	三腔双囊管技术	1
消化性溃疡	3	胃癌	1

注：表中"-"表示不做最低例数要求

（四）血液内科

掌握血液系统常见症状的诊断与鉴别诊断思路，全血细胞减少的诊断思路、鉴别诊断、贫血的诊断、鉴别诊断及治疗，溶血性贫血的分类及特点，出血性疾病的分类，全血细胞减少的鉴别诊断，弥散性血管内凝血的实验室检查、诊断及治疗，急慢性白血病、淋巴瘤、多发性骨髓瘤的诊断及治疗原则，骨髓穿刺及活检的适应证与禁忌证，输血指征及输血反应的处理。学习病种和例数、住院病历和相关的操作量不得少于国家住院医师规范化培训要求的最低例数（表 13-19）。

表 13-19 学习症状、病种、操作及例数

症状、病种、操作	最低例数	症状、病种、操作	最低例数
贫血	5	急性白血病	3
出血	-	慢性白血病	1
淋巴结肿大	-	淋巴瘤	3
肝脾大	-	多发性骨髓瘤	1
血小板减少	1	白细胞减少及粒细胞缺乏症	1
过敏性紫癜	1	弥散性血管内凝血	1
骨髓穿刺 / 活检	10	血涂片和骨髓涂片阅片	20

注：表中"-"表示不做最低例数要求

（五）肾脏内科

掌握肾单位和肾脏生理功能，泌尿系统常见症状的诊断思路、鉴别诊断，肾小球疾病的病因、发病机制、临床分型、临床表现、诊断与鉴别诊断及治疗、转归趋势，肾穿刺适应证，肾功能检查的运用与结果判断，非透析疗法中营养治疗的临床应用，血液、腹膜透析疗法的适应证与禁忌证，急慢性肾衰竭的替代治疗原则，糖皮质激素、免疫抑制剂的应用原则。学习病种和例数、住院病历和相关的操作量不得少于国家住院医师规范化培训要求的最低例数（表 13-20）。

表 13-20 学习症状、病种及例数

症状、病种	最低例数	症状、病种	最低例数
血尿	-	原发性肾小球肾炎	4
蛋白尿	-	继发性肾小球疾病	3
少尿 / 无尿	-	慢性肾脏病及慢性肾衰竭	3
肾病综合征	2	尿路感染及急性肾盂肾炎	2

续表

症状、病种	最低例数	症状、病种	最低例数
IgA 肾病	1	肾间质小管病	2
急性肾损伤 / 急性肾衰竭	3		

注：表中"–"表示不做最低例数要求

（六）内分泌科

掌握激素的分泌与调节，内分泌系统常见症状的诊断思路、鉴别诊断，糖尿病的分类、病因、诊断标准、临床表现、慢性并发症的治疗方法，糖尿病急性并发症的诊断及处理，口服葡萄糖耐量实验的方法及意义，甲状腺功能亢进症的病因学、临床表现、诊断与鉴别诊断及治疗原则，常见甲状腺疾病的诊断和治疗原则，常见内分泌性高血压的诊断与治疗原则。学习病种和例数、住院病历和相关的操作量不得少于国家住院医师规范化培训要求的最低例数（表 13-21）。

表 13-21　学习症状、病种、操作及例数

症状、病种、操作	最低例数	症状、病种、操作	最低例数
肥胖 / 消瘦	–	脂代谢紊乱	2
糖尿病	5	甲状腺肿大和结节	5
糖尿病急性并发症	1	甲状腺功能亢进	2
肾上腺皮质功能亢进	1	甲状腺功能低下	1
肾上腺皮质功能低下	–	内分泌性高血压	2
口服葡萄糖耐量试验	1	糖尿病营养食谱处方	10
各类激素血尿浓度测定标本采集	5		

注：表中"–"表示不做最低例数要求

（七）风湿免疫科

掌握关节炎的诊断与鉴别诊断思路，常见风湿性疾病的临床表现、诊断依据、鉴别诊断、转归趋势及治疗原则，相关实验室检查的临床意义，常用抗风湿药物的作用机制、使用方法及不良反应，关节穿刺检查的适应证。学习病种和例数、住院病历和相关的操作量不得少于国家住院医师规范化培训要求的最低例数（表 13-22）。

表 13-22　学习病种及例数

病种	最低例数	病种	最低例数
系统性红斑狼疮	2	强直性脊柱炎	2
类风湿关节炎	3	干燥综合征	2
骨关节炎	5	痛风	1

（八）感染内科

掌握传染病的消毒、隔离、防护措施，病毒性肝炎的病原学知识、临床表现、诊断依据、鉴别诊断及治疗，慢性乙型肝炎和丙型肝炎的抗病毒治疗，肝衰竭的诊断与治疗，人类获得性免疫缺陷综合征（艾滋病）的病原学知识、自然史、临床表现、初筛和确认、抗病毒治疗，伤寒、细菌性痢疾、阿米巴病、细菌性食物中毒等肠道传染病的诊断、鉴别诊断及治疗，脓毒症与脓毒性休克的发病机制及抗休克治疗，抗菌药物的临床应用，不明原因发热的诊断思路，法定传染病报告与处理程序。学习病种和例数、住院病历和相关的操作量不得少于国家住院医师规范化培训要求的最低例数（表13-23）。

表13-23　学习症状、病种、操作及例数

症状、病种、操作	最低例数	症状、病种、操作	最低例数
发热待查	3	病毒性肝炎	10
败血症、感染性休克	2	感染性腹泻	3
中枢性神经系统感染	2	艾滋病	1
流行性感冒	2		

（九）急诊科

掌握心肺复苏的基础理论与进展，常见急症的诊断思路、鉴别诊断及处理，预后转归，常见急症辅助检查的选择、结果判断及临床意义，常用急救药物的临床合理用药。学习病种和例数、住院病历和相关的操作量不得少于国家住院医师规范化培训要求的最低例数（表13-24）。

表13-24　学习症状、病种、操作及例数

症状、病种、操作	最低例数	症状、病种、操作	最低例数
急性发热	–	晕厥	–
急性胸痛	–	昏迷	–
急性呼吸困难	–	出血	–
急性腹痛	–	心搏、呼吸骤停	–
致命性心律失常	–	中毒	–
休克	–	胸、腹腔穿刺术	3
心肺复苏术	2	三腔双囊管压迫止血术	1
电除颤术	2	呼吸机临床应用	5
气管插管术	1	洗胃术	2
动静脉穿刺术	10	导尿术	3
危重患者生命支持技术	5		

注：表中"–"表示不做最低例数要求

（十）内科ICU

掌握常见危重症的诊断和紧急处理，危重症患者的评估和转运，气道管理，机械通气基本原理及常用模式，基础血流动力学监测，常用急救药物的临床应用，感染和抗菌

药物的临床应用，输血指征，营养支持的适应证和临床应用，酸碱失衡及电解质紊乱的诊断与治疗（表13-25）。

表 13-25　学习症状、病种、操作及例数

症状、病种、操作	最低例数	症状、病种、操作	最低例数
重症肺炎	2	酸碱失衡及电解质紊乱	4
休克	3	多器官功能障碍	2
急性呼吸衰竭	3	昏迷和癫痫	2
急性肾损伤	2	弥散性血管内凝血	1
高级心脏生命支持术	2	中心静脉插管	3
气道管理	5	危重患者转运	1
呼吸机临床应用	5	电除颤术	2

（十一）影像科

熟悉医学影像学的基本理论、基本技能和基本操作，人体各系统的常见病、多发病的医学影像学检查手段和基本诊断标准；熟悉医学影像学的基本理论，包括 X 线、CT 和 MRI 的成像原理及检查方法，医学影像的观察和分析方法及其诊断原则，医学影像诊断报告的书写原则，介入放射学的基本理论和应用原则及介入放射学的基本操作技术。参与心血管、神经系统、呼吸系统、消化系统、泌尿系统等相关常见病、多发病（分别不少于 5 例）的放射检查和放射诊断。

（十二）空勤科

内容见外科专业规范化培训部分。

（十三）飞行学员医学选拔

掌握飞行学员医学选拔内科主要缺陷病种的发病机制、临床特点、转归趋势、检查方法、诊断和鉴别诊断依据、治疗原则及鉴定依据和标准；熟悉飞行学员检查项目的流行病学情况、检查方法和鉴定依据；熟悉边缘性选拔问题的检查鉴定方法和标准依据，能够根据选拔实际提出科学问题和随访方案。具体数量要求见表13-26。

表 13-26　学习项目 / 检查和例数

项目 / 检查	最低例数	项目 / 检查	最低例数
心脏杂音	200	肾下垂	50
高血压	100	心律失常	100
各系统病史询问	100	呼吸音	100
肠鸣音	100		

第三节　神经内科精神病专业规范化培训

　　神经内科精神病专业是针对中枢神经系统、周围神经系统骨骼肌疾病及常见精神心理异常发病机制、临床表现、诊断与鉴别诊断、治疗原则、预防、预后判断、飞行适应性评价为主要内容的二级学科。神经内科精神病专业疾病具有临床表现多样、病情复杂、辅助检查专业性强等特点，因此该专业医生必须具备扎实的理论基础和较强的临床实践能力。

一、培训目标

　　通过规范化培训，神经内科精神病专业医生要打下扎实的临床工作基础，能够掌握正确的临床工作方法，准确采集病史、正确书写病历，了解各轮转科室诊疗常规和临床路径，基本掌握门急诊常见疾病的诊断与处理，正确诊治常见病和急症，能够独立完成专业飞行学员医学选拔，能够准确处理边缘性医学问题并提出相应的依据。

二、培训方法

表 13-27　神经内科精神病专业规范
化培训轮转具体安排

轮转专业	时间（月）
神经内科	17
神经内科 ICU	4
呼吸内科	2
心血管内科	3
内分泌科	1
神经外科	2
神经病理科	1
神经电生理室	2
医学影像科	3
临床心理科	3
空勤科	4
飞行学员医学选拔	6
合计	48

　　通过管理患者、参加门急诊工作、疑难病例教学讨论、参加各级飞行学员医学选拔，完成规定病种和基本技能操作数量，学习神经内科精神病专业理论知识。采取神经内科及其相关临床科室轮转的方式进行培训。轮转安排见表 13-27。

三、培训内容与要求

（一）神经内科

　　掌握神经内科常见疾病的发病机制、临床表现、诊断与鉴别诊断、治疗原则、转归趋势，能进行正规、系统的神经系统检查，掌握腰椎穿刺适应证、禁忌证及正确的操作步骤，能够识别正常状况 CT、MRI 神经影像学定位，辨别脑血管病影像学改变。学习病种和例数、住院病历和相关的操作量不得少于国家住院医师规范化培训要求的最低例数（表 13-28）。

表 13-28　学习症状、病种、操作及例数

症状、病种、操作	最低例数	症状、病种、操作	最低例数
脑梗死	30	帕金森病	6

续表

症状、病种、操作	最低例数	症状、病种、操作	最低例数
蛛网膜下腔出血	5	吉兰-巴雷综合征	5
脑膜炎	10	重症肌无力	3
偏头痛	3	脊髓疾病	5
多发性硬化	3	静脉窦血栓形成	5
单发或多发性神经病	5	规范完整神经系统体格检查与定位	60
痴呆	3	肌电图阅读	20
周期性瘫痪	2	头颅和脊柱 CT 阅片	80
脑出血	15	脑血管造影阅片	10
病毒性脑炎	10	腰椎穿刺	15
癫痫	10	脑电图阅读	20
头颅和脊柱 MRI 阅片	80	经颅多普勒超声	20

（二）飞行学员医学选拔

掌握飞行学员医学选拔内科主要缺陷病种的发病机制、临床特点、转归趋势、检查方法、诊断和鉴别诊断依据、治疗原则及鉴定依据和标准；熟悉飞行学员检查项目的流行病学情况、检查方法和鉴定依据；熟悉边缘性选拔问题的检查鉴定方法和标准依据，能够根据选拔实际提出科学问题和随访方案。具体数量要求见表 13-29。

表 13-29　学习项目/检查和例数

项目/检查	最低例数	项目/检查	最低例数
病理反射阳性	50	脑电图异常	50
生理反射不对称	50	阳性病史询问	50
人工荨麻疹	50	瞳孔异常	50

（三）神经内科 ICU

掌握神经内科 ICU 疾病的诊疗规程，着重于多器官衰竭、癫痫持续状态、颅内高压及脑疝、重症肌无力危象的诊断与急救，具体学习病种及例数要求见表 13-30。

表 13-30　学习病种及例数

病种	最低例数	病种	最低例数
颅内高压及脑疝	5	癫痫持续状态	5
多器官功能障碍综合征	5	呼吸衰竭	5
重症肌无力危象	1	重症感染	5

（四）神经电生理室和神经病理科

掌握神经电生理检查方法的适应证及注意事项，周围神经、肌肉活检的适应证。具体学习种类及例数要求见表 13-31。

表 13-31 学习操作及例数

操作	最低例数	操作	最低例数
脑电图阅读	30	神经活检	3
诱发电位	20	肌肉活检	3
肌电图阅读	30		

（五）医学影像科

掌握系统、正规的 CT、MRI 读片方法和神经系统常见疾病的神经影像学表现。具体学习种类及例数要求见表 13-32。

表 13-32 学习病种及例数

病种	最低例数	病种	最低例数
脑梗死	20	脑出血	20
蛛网膜下腔出血	10	颅内及椎管内肿瘤	15
脑炎	10	脑血管畸形	10
多发性硬化	5	脑膜炎	5
其他中枢系统脱髓鞘病	5	椎间盘突出症	5
脑寄生虫病	3	颅脑、脊柱外伤	3
脊髓空洞症	3	寰椎枕化	2

（六）临床心理科

掌握常见心理精神性疾病的诊断、鉴别诊断、治疗、预后判断和转归特点，具体学习种类及例数要求见表 13-33。

表 13-33 学习病种及例数

病种	最低例数	病种	最低例数
适应障碍	3	创伤后精神紧张性障碍	3
焦虑症	10	精神障碍	5
注意缺陷多动障碍	5	睡眠障碍	5
学习失能	3	自杀企图	3
心理健康诊断	20	人格障碍	3
心境障碍：抑郁及双相情感障碍	3		

（七）其他轮转科室

空勤科参照外科专业空勤科内容和要求，其他科室内容和要求在内科、外科相应科室基础上，根据轮转时间进行折算。

第四节　眼科专业规范化培训

眼科是研究视觉器官疾病的发生、发展及其诊断、治疗、预后判断、转归特点和预防的一门医学科学，目前分为眼底病、青光眼、葡萄膜病、眼肌病、角膜病、眼视光、眼眶病等亚专业。

一、培训目标

通过规范化培训，使眼科医师打下扎实的眼科临床工作和医学选拔基础。掌握正确的临床工作方法，准确采集病史、规范体格检查、正确书写病历、正确做出选拔鉴定，掌握大多数眼病的发病机制、转归趋势，独立诊治眼科常见病、多发病，准确熟练进行各项眼部检查操作，基本掌握眼科显微手术操作，在上级医师的指导下独立完成常见外眼和内眼手术，正确完成视力检查、眼压测量、视野检查、眼部超声波扫描、超声活体显微镜检查、光学相干断层扫描、荧光素眼底血管造影和眼电生理检查等特殊检查操作，并能正确出具诊断报告。

二、培训方法

采取眼科各专业及其相关科室轮转的形式进行。通过管理患者、参加门急诊工作、疑难病例教学讨论、参加各级飞行学员医学选拔，完成规定病种和基本技能操作数量，学习眼科专业理论知识。轮转安排见表 13-34。

表 13-34　眼科专业规范化培训轮转具体安排

轮转专业	时间（月）
眼科	33
神经内科	1
内分泌科	1
急诊科	1
空勤科	6
飞行学员医学选拔	6
合计	48

三、培训内容与要求

（一）眼科

掌握眼的解剖、组织胚胎和生理生化知识，眼科常见病及部分疑难病的临床表现、诊断与鉴别诊断、治疗方法、预后判断、转归趋势，眼科常用检查的操作方法和临床意义，眼科常用药物作用机制、用法和不良反应，眼科急诊的处置，眼科基本手术技能和常用手术，全身性疾病的眼部表现。学习病种、检查操作、完成手术基本要求见表 13-35 ～表 13-38。

表 13-35 学习病种基本要求

病种	最低例数	病种	最低例数
睑腺炎	10	中心性浆液性脉络膜视网膜病变	5
睑内翻	10	年龄相关性黄斑变性	10
睑外翻	5	黄斑囊样水肿	5
上睑下垂	5	黄斑部视网膜前膜	5
睑板腺囊肿	10	近视性黄斑变性	5
眼睑肿瘤	5	黄斑裂孔	5
泪道阻塞性疾病	10	孔源性视网膜脱离	10
沙眼	3	牵拉性视网膜脱离	5
翼状胬肉	10	渗出性视网膜脱离	5
干眼	10	视神经炎	5
细菌性结膜炎	5	缺血性视神经病变	5
病毒性结膜炎	10	视盘水肿	5
泡性角结膜炎	5	屈光不正	40
过敏性结膜炎	5	屈光参差	5
病毒性角膜炎	5	弱视	10
细菌性角膜炎	10	低视力	3
年龄相关性白内障	30	共同性斜视	10
并发性白内障	5	非共同性斜视	5
先天性白内障	5	甲状腺相关眼病	2
晶状体脱位	5	眼眶肿瘤	2
急性原发性闭角型青光眼	10	眶蜂窝织炎	2
先天性青光眼	5	眼球钝挫伤	10
继发性青光眼	10	眼球穿通伤	10
虹膜睫状体炎	10	眼球内异物	5
葡萄膜先天性异常	3	眼球表面异物	10
玻璃体混浊	20	外伤性视神经病变	3
视网膜动脉阻塞	3	外伤性白内障	5
视网膜静脉阻塞	10	眼化学伤	2
糖尿病视网膜病变	15	电光性眼炎	2
高血压视网膜病变	10		

表 13-36 熟练掌握检查操作技术的基本要求

操作技术名称	最低例数	操作技术名称	最低例数
间接眼底镜检查	20	前房角镜	20
三面镜	10	眼部超声扫描	20
视野检查	20	超声活体显微镜检查	20

操作技术名称	最低例数	操作技术名称	最低例数
眼前后节照相	20	眼相干光断层扫描	20
眼电生理检查	20	荧光素眼底血管造影	20
显然验光	30	自动验光	30
视网膜检影	30	角膜地形图	5
斜视检查	20	复视检查	10
眼眶 CT 和 MRI 判读	20	角膜内皮计数	10

表 13-37　独立完成操作的基本要求

操作技术名称	最低例数	操作技术名称	最低例数
结膜下注射	5	球后注射	10
球旁注射	10	泪道冲洗	10
睑结膜结石的去除	5	结、角膜浅层异物取出	10
眼睑伤口的清创缝合	3	睑腺炎切开引渡	5
眼部备皮	5	患眼包扎和术后换药	10
结膜囊冲洗	10		

表 13-38　掌握手术的基本要求

手术名称	完成最低例数	参加最低例数
睑板腺囊肿切除术	10	15
眼睑外伤缝合术	3	5
眼睑小肿物切除术	5	10
前房穿刺术	5	10
羊膜移植术	2	5
翼状胬肉切除术	5	10
睑内外翻矫正术	5	10
角膜穿通伤缝合术	2	5
泪道手术	2	5
睫状体冷冻或光凝术	2	5
斜视矫正术	2	5
激光虹膜切除术	5	10
小梁切除术	5	10
白内障摘除术或人工晶状体植入术	10	50
义眼台植入术	-	5
角膜移植术	-	2
视网膜复位术	-	5
视网膜玻璃体切割术	-	5
激光晶状体后囊膜切开术	3	5

续表

手术名称	完成最低例数	参加最低例数
激光视网膜光凝术	–	5
玻璃体注药	–	5

注：表中"–"表示不做最低例数要求

（二）飞行学员医学选拔

掌握飞行学员医学选拔眼科主要缺陷病种的发病机制、临床特点、转归趋势、检查方法、诊断和鉴别诊断依据、治疗原则及鉴定依据和标准；熟悉飞行学员检查项目的流行病学情况、检查方法和鉴定依据；熟悉边缘性选拔问题的检查鉴定方法和标准依据，能够根据选拔实际提出科学问题和随访方案。具体数量要求见表 13-39。

表 13-39 学习项目 / 检查和例数

项目 / 检查	最低例数	项目 / 检查	最低例数
阳性病史询问	30	角膜检查	300
远视力检测	300	前房检查	300
色觉检查	300	虹膜瞳孔检查	300
眼球检查	300	晶状体检查	300
眼位检查	300	玻璃体检查	300
眼睑、结膜、泪器检查	300	眼底检查	300
隐斜检查	300	检影屈光检查	300

（三）其他轮转科室

空勤科参照外科专业空勤科内容和要求，其他科室内容和要求在内科相应科室基础上，根据轮转时间进行折算。

第五节　耳鼻喉、口腔专业规范化训练

耳鼻喉、口腔专业与普通临床医学学科分类不同，飞行学员医学选拔将该两个学科合二为一，因此，本专业的医师规范化培训分为两个亚专业进行，耳鼻喉专业需要在口腔科轮转 2 个月，相反口腔科专业需要在耳鼻喉专业轮转 3 个月。

一、耳鼻喉专业

（一）培训目标

通过耳鼻喉科规范化培训，要求达到该专业普通专科医师水平，具备掌握耳鼻喉科医疗活动的能力，基本掌握耳鼻喉科常见疾病的诊断、治疗、手术操作、预后判断及转归趋势，包括对耳、鼻、咽喉、食管及头颈各器官的解剖、生理及其疾病的基础研究、临床工作、医学选拔。

（二）培训方法

培训时间为 48 个月，受训者在各亚专科及相关学科轮转学习，具体培训科室和时间见表 13-40。

（三）培训内容与要求

1. 门、急诊　掌握耳鼻喉各器官的应用解剖、生理知识及常见病、多发病的基本知识，耳鼻喉科的常规检查法及常规检查器械的应用，认识耳鼻喉各部位的正常解剖形态及标志，耳鼻喉各器官的症状学，常见多发病

表 13-40　耳鼻喉科专业规范化培训轮转具体安排

轮转专业	时间（月）
门、急诊	9
病房	18
口腔科	3
ICU	2
急诊科	1
普通外科	1
麻醉科	1
医学影像科	1
空勤科	6
飞行学员医学选拔	6
合计	48

的诊断、鉴别诊断、处理方法、预后判断及转归特点，门诊诊疗手册的正规书写，耳鼻喉科局部全身用药及麻醉药的用法、用量及毒副作用，耳鼻喉科危急重症患者急救常识，熟悉耳鼻喉科常规内镜检查方法，颈部检查法，耳、鼻、咽、喉一般外伤的处理方法，常见急诊的诊断及处理原则，纯音测听、声导抗及结果分析，耳、鼻、咽喉影像学检查法，听觉电反应测听及前庭功能检查法，鼻功能检查的方法及临床意义。学习病种、操作、手术及其例数基本要求见表 13-41。

表 13-41　学习病种、操作、手术及其例数

病种、操作、手术	最低例数	病种、操作、手术	最低例数
耳鼻喉外伤	10	变应性鼻炎、鼻息肉	10
急慢性化脓性中耳炎	20	鼻出血	10
分泌性中耳炎	10	急、慢性咽炎	10
耳聋	15	急、慢性喉炎	10
外耳道胆脂瘤	3	小儿急性喉气管支气管炎	3
外耳道炎及疖肿	10	声带息肉	10
鼓膜外伤	3	急、慢性扁桃体炎	10
耳气压伤	3	腺样体肥大	5
外鼻炎症、鼻前庭炎	5	喉阻塞	5
急、慢性鼻炎	10	耳鼻喉先天性疾病	5
萎缩性鼻炎	5	急、慢性鼻窦炎	10
耳部检查	50	前、后鼻孔堵塞术	5
鼓膜穿刺术	3	咽部检查	100
咽鼓管吹张术	20	扁桃体周围脓肿穿刺、切开术	1

续表

病种、操作、手术	最低例数	病种、操作、手术	最低例数
耵聍取出术、外耳道冲洗	10	喉部检查	50
外鼻、鼻腔检查	50	喉部麻醉	20
鼻滴药	20	纤维喉镜检查	20
鼻内镜检查	5	耳、鼻、咽喉术后换药	10
置换法	5	耳、鼻、咽喉异物取出术	5
简易嗅觉检查	10	耳、鼻、咽喉活检术	5
咽后壁、咽旁脓肿切开引流术	1	耳、鼻、咽喉良性肿瘤切除术	10
鼻骨骨折复位术	5	外伤缝合术	10

2. *病房* 分管 3 ~ 5 张病床，负责病床总数不低于 80 张，完成合格住院病历不少于 80 份，能够准确完成本专业住院病历、病程记录、出院记录等医疗文案。掌握耳、鼻、咽喉、气管及食管的解剖和生理，相关疾病的基础知识和基本理论，常见疾病及某些急症的诊断、鉴别诊断、处理方法、预后判断、转归特点，常用诊疗技术及手术操作方法、适应证、禁忌证，住院病案、病程记录、手术记录、出入院记录等医疗方案的正规书写方法，纯音测听、声导抗检查的原理、方法及临床意义。熟悉鼻内镜、纤维喉镜、频闪喉镜的适应证及使用方法，激光、微波、低温等离子治疗仪的临床应用，听觉诱发电位、耳声发射检查的结果分析和临床意义，中华医学会制订的各种诊疗指南，睡眠监测结果分析，前庭功能检查的方法及临床意义，鼻功能检查的方法及临床意义。相关学习病种、操作、手术及其例数基本要求见表 13-42、表 13-43。

表 13-42 学习病种、操作、手术及其例数

病种、操作、手术	最低例数	病种、操作、手术	最低例数
慢性化脓性中耳炎	30	鼻腔鼻窦良恶性肿瘤	10
化脓性中耳炎颅内、外并发症	3	急、慢性扁桃体炎	20
先天性外耳、中耳畸形	2	咽部脓肿	10
耳郭化脓性软骨膜炎	5	咽、扁桃体恶性肿瘤	2
梅尼埃病	5	喉角化症及喉白斑	3
耳聋	20	喉运动神经性疾病	5
周围性面瘫	5	喉阻塞	10
外耳道、中耳肿瘤	5	急性会厌炎	3
分泌性中耳炎	10	喉外伤	5
急、慢性鼻窦炎	20	喉先天性疾病	5
鼻窦囊肿	5	喉癌	20
鼻出血	10	阻塞性睡眠呼吸暂停低通气综合征	5
鼻中隔偏曲	10	气管、食管异物	5
鼻外伤	10	颈部外伤	5

续表

病种、操作、手术	最低例数	病种、操作、手术	最低例数
真菌性鼻窦炎	5	鼻中隔血肿、脓肿切开引流术	2
耳、鼻、咽喉部术后换药	50	扁桃体周围脓肿切开引流术	3
鼓膜穿刺术	10	耳、鼻、咽喉异物取出术	2
鼓膜激光造孔术	2	耳、鼻、咽喉肿瘤活检术	5
鼓膜置管术	2	耳、鼻、咽喉内镜检查法	20
瘘管试验	10	咽拭子及其他感染灶的细菌培养及药敏试验	20
音叉试验	10	鼻骨骨折复位术	5

表 13-43　参与手术操作及例数

手术	最低例数	手术	最低例数
耳前瘘管切除术	5	喉气管成形术	3
乳突根治术/鼓室成形术	10	急性喉外伤手术	3
下鼻甲手术	5	支撑喉镜下显微手术	5
鼻中隔矫正术	2	甲舌囊肿切除术	5
鼻窦囊肿切除术	5	常规气管切开术	5
鼻内镜下鼻腔鼻窦手术	30	颈淋巴结清扫术	5
扁桃体切除术	5	上颌窦癌上颌骨部分或全切术	3
腺样体切除术	5	喉癌各种术式的喉切除术	10
悬雍垂腭咽成形术	10	硬性支气管镜检查、异物取出术	5
咽部恶性肿瘤切除术	3	硬性食管镜检查并食管异物取出术	3

3. 医学影像科　掌握耳、鼻、咽喉、气管、食管的 X 线、CT、MRI 的正常解剖学图像，熟悉以上器官炎症、肿瘤、外伤的相应图像特征。学习病种及操作例数见表 13-44。

表 13-44　学习病种及其例数

病种、操作	X 线最低例数	CT 最低例数	MRI 最低例数
耳部正常解剖图像	5	5	5
鼻及鼻窦正常解剖图像	5	5	5
咽喉部正常解剖图像	5	5	5
中、内耳畸形	5	10	5
中耳疾病	5	10	5
鼻及鼻窦疾病	5	10	5
咽喉部疾病	5	10	5

4. 飞行员医学选拔　掌握飞行学员医学选拔耳鼻喉科主要缺陷病种的发病机制、临床特点、转归趋势、检查方法、诊断和鉴别诊断依据、治疗原则、医学鉴定、飞行适应性评价、医学选拔标准；熟悉飞行学员检查项目的流行病学情况、检查方法和鉴定依据；

熟悉边缘性选拔问题的检查鉴定方法和标准依据，能够根据选拔实际提出科学问题和随访方案。具体数量要求见表 13-45。

表 13-45 学习项目 / 检查和例数

项目 / 检查	最低例数	项目 / 检查	最低例数
阳性病史询问	30	前庭转椅检查	300
鼻腔检查	300	听力检查	300
外耳道及鼓膜检查	300	口腔检查	300

5. **其他轮转科室** 空勤科参照外科专业空勤科内容和要求，其他科室内容和要求在内科相应科室基础上，根据轮转时间进行折算。

二、口腔专业

（一）培训目标

通过规范化培训，打下扎实的口腔临床工作基础，掌握正确的临床工作方法，准确采集病史、规范体格检查、正确书写病历、规范进行选拔，能够认识口腔科各类常见疾病，掌握口腔科常见疾病的诊治原则和操作技能，掌握口腔科感染控制的理论知识和操作技能，熟悉口腔科诊疗常规和临床路径，能够独立开展耳鼻喉科口腔专业的飞行学员医学选拔工作。

（二）培训方法

采取在口腔科各亚专科、耳鼻喉科、空勤科及医学选拔等相关科室轮转的形式进行，具体轮转科室见表 13-46。

表 13-46 口腔专业规范化培训轮转具体安排

轮转专业	时间（月）
口腔颌面外科	6
牙体牙髓科	6
牙周科	6
口腔黏膜科	1
儿童口腔科	3
口腔修复科	6
口腔预防	1
口腔正畸科	1
口腔颌面影像科	1
口腔急诊	2
耳鼻喉科	3
空勤科	6
飞行学员医学选拔	6
合计	48

（三）培训内容与要求

1. **口腔颌面外科** 掌握口腔颌面外科常见病及多发病的病因、发病机制、临床表现、诊断、鉴别诊断、治疗原则、处理方法和预后判断、转归特点，口腔颌面外科的病史采集、检查方法和病历书写。熟悉门诊各项诊疗常规，技术操作常规及临床合理用药知识。操作技能及例数见表 13-47。

表 13-47　操作和例数基本要求

操作名称	最低例数	操作名称	最低例数
常规口腔麻醉	200	阻生牙、埋伏牙拔除	8
普通牙拔除	80	牙槽外科手术	5
困难牙拔除	20	其他门诊	5

2. 牙周科　掌握慢性牙龈炎、慢性牙周炎、侵袭性牙周炎、根分叉病变、牙周牙髓联合病变、牙周脓肿。熟悉药物性牙龈增生、急性坏死溃疡性龈炎。掌握口腔卫生和菌斑控制方法及指导，与患者交流的方法，牙周病的系统检查方法、病史采集方法、病历书写及医疗申请单的正确书写，牙周病常见病的诊断、鉴别诊断及危险因素评估。熟练阅读全口根尖片和曲面断层片，掌握牙周炎 X 线片的诊断，针对不同患者的个性化系统治疗设计，选用恰当的器械正确进行全口龈上刮治、龈下刮治及清创，维护阶段的治疗。熟悉牙周松动牙固定的基本方法，选磨调颌，牙周手术前的准备，牙龈切除术、牙龈翻瓣术、牙冠延长术的方法。学习病种、操作和例数基本要求见表 13-48。

表 13-48　学习病种、操作和例数基本要求

病种、操作技术名称	最低例数	病种、操作技术名称	最低例数
菌斑性龈炎	20	慢性牙周炎	90
菌斑控制的指导	20	全口龈上刮治	40
牙周检查、诊断及综合治疗设计	20	全口龈下刮治	6
牙龈切除术	6	牙龈翻瓣术	4

3. 牙体牙髓科　掌握牙体牙髓科常见疾病的诊断、鉴别诊断、治疗方法及预后判断，牙体牙髓科病历及医疗申请单的正确书写方法，熟悉牙体牙髓科常见治疗并发症的预防和处理方法。学习病种、操作和例数的基本要求见表 13-49。

表 13-49　学习病种、操作和例数基本要求

病种、操作技术名称	最低例数	病种、操作技术名称	最低例数
浅龋	10	慢性牙髓炎	30
中龋	10	急性牙尖周炎	5
深龋	10	慢性牙尖周炎	60
急性牙髓炎	5	非龋性疾病	10
前牙充填	30	根管治疗	100
后牙充填	30	前牙复合树脂贴面修复	2

4. 口腔黏膜科　掌握口腔黏膜病的病史采集、检查方法、病历书写，常见病及多发病的病因、发病机制、临床表现、与系统性疾病的关系、诊断与鉴别诊断、治疗原则和处理方法、预后判断、转归特点，复发性溃疡、扁平苔藓、疱疹性口炎、白念珠菌感染的诊治原则。熟悉慢性唇炎、白斑、天疱疮等疾病的诊治原则。学习病种、操作和例数基本要求见表 13-50。

表 13-50　学习病种、操作和例数基本要求

病种、操作技术名称	最低例数	病种、操作技术名称	最低例数
复发性口腔溃疡	10	慢性唇炎	3
扁平苔藓	5	白斑等癌前病变	1
疱疹性口炎	1	天疱疮	1
口腔白念珠菌感染	3	其他	5
复发性口腔溃疡治疗	10	口腔白念珠菌感染治疗	2
扁平苔藓治疗	5	慢性唇炎治疗	3
疱疹性口炎治疗	1	其他黏膜病治疗	1

5.儿童口腔科　掌握接诊儿童患者的方法及病史采集、口腔检查、病历书写方法,建立口腔管理理念,儿童乳牙、年轻恒牙龋病、牙髓病和根尖周病的诊治特点和常规治疗操作,乳恒牙替换特点及乳牙拔除适应证。熟悉儿童前牙外伤的诊断、治疗及应急处理方法。学习操作和例数基本要求见表 13-51。

表 13-51　学习操作和例数基本要求

操作技术名称	最低例数	操作技术名称	最低例数
窝沟封闭术	5	乳牙拔除	20
龋齿药物治疗	2	间接牙髓治疗术	2
乳恒牙龋齿充填术	60	儿童恒牙要管治疗术	2
预防性树脂充填术	5	儿童牙外伤处理	2
乳牙牙髓摘除术	15	儿童橡皮障隔湿术	5
年轻恒牙牙髓摘除术	2	丝圈式间隙保持器	5
牙髓切断术	4		

6.口腔修复科　掌握口腔修复学的理论知识,常见修复体的适应证、设计原则及牙体制备的基本要求。熟悉常用修复材料的性能和修复体的制作工序,印模制取、各类修复体戴入及调颌等常见问题的处理原则。学习病种、操作和例数基本要求见表 13-52。

表 13-52　学习病种、操作和例数基本要求

病种、操作技术名称	最低例数	病种、操作技术名称	最低例数
牙体缺损	40	牙列缺失	2
牙列缺损	25	可摘局部义齿修复	20
冠桥的修复	35	总义齿的修复	2
各类桩核的修复	15		

7.口腔预防　掌握常用龋病预防药物和预防保健措施,常用医学统计方法。学习病种、操作和例数基本要求见表 13-53。

表 13-53 学习病种、操作和例数基本要求

病种、操作技术名称	最低例数	病种、操作技术名称	最低例数
预防性充填	2	龋病牙周病流行病学调查设计	1
局部用氟化物防龋	5	调查资料收集整理	1
窝沟封闭	5	牙防工作的组织和实施	1
口腔健康教育	25	社区口腔调研或宣教	1

8. 口腔正畸科 巩固所学口腔正畸的理论知识，了解错颌畸形的原因、分类、诊断和矫治原则，了解各类矫治器的设计原则及应用。错颌畸形的病因、分类、诊断、矫治原则、预后判断和转归特点。

9. 口腔颌面影像科 掌握口腔颌面医学影像学理论知识，常见口内片、口外片投照技术和应用范围，口腔颌面部正常及病变 X 线表现。熟悉曲面断层、鼻颏位、下颌骨侧位、颧弓轴位等正常影像和解剖标志，根据解剖标志辨认牙科 CT 片各层次。学习病种、操作和例数基本要求见表 13-54。

表 13-54 学习病种、操作和例数基本要求

病种、操作技术名称	最低例数	病种、操作技术名称	最低例数
牙体、牙周组织疾病	50	颌骨囊肿、肿瘤样病变	10
颌面骨组织炎症	5	颞下颌关节疾病	5
外伤	10	涎腺疾病	5
牙片投照	40	常见口腔 X 线、CT 判读	50

10. 口腔急诊 掌握口腔急症的各类常见疾病的诊治原则、操作技能、预后判断，熟悉口腔急诊常规和临床路径。

11. 耳鼻喉科 掌握耳鼻喉各器官的应用解剖、生理知识及常见病、多发病的基本知识，耳鼻喉科的常规检查法及常规检查器械的应用，认识耳鼻喉各部位的正常解剖形态及标志，耳鼻喉各器官的症状学，常见多发病的诊断、鉴别诊断、处理方法、预后判断及转归特点。熟悉耳鼻喉科常规内镜检查方法，颈部检查法，耳、鼻、咽喉一般外伤的处理方法，常见急诊的诊断及处理原则，纯音测听、声导抗及结果分析，耳、鼻、咽喉影像学检查法，听觉电反应测听及前庭功能检查法，鼻功能检查的方法及临床意义。

12. 其他轮转科室 飞行员医学选拔参照耳鼻喉专业执行，空勤科参照外科专业执行。

第六节 影像、检验专业规范化培训

影像（放射、超声）、检验专业是飞行学员医学选拔独立开展的科室，是医学科学技术发展成果在飞行学员医学选拔中成功应用的重要体现。但是作为医技专业，无论是放射、超声还是检验，都与临床专业具有显著不同的内涵特征，国家住院医师规范化培训相关规定与临床专业相比差异很大，集中体现在临床培训较少、技术培训较多、质量控制更加严格等方面。因此，飞行学员医学选拔影像和检验专业普通学科的轮转必须按照国家住院医师规范化培训细则执行，空勤科按照 2 个月时间轮转，具体内容与外科规定一致，例数要求根据时间进行折算。飞行学员医学选拔要求掌握相应专业主要缺陷病种的发病机制、临床特点、转归趋势、检查方法、诊断和鉴别诊断依据、治疗原则、医学鉴定、飞行适应性评价、医学选拔标准；熟悉飞行学员检查项目的流行病学情况、检查方法和鉴定依据；熟悉边缘性选拔问题的检查鉴定方法和标准依据，能够根据选拔实际提出科学问题和随访方案。具体要求内容和例数见表 13-55、表 13-56、表 13-57。

表 13-55　放射专业学习项目 / 检查和例数

项目 / 检查	最低例数	项目 / 检查	最低例数
胸部透视	200	盆腔 X 线片	20
胸部 X 线片	50	上肢 X 线片	40
肺 CT	10	下肢 X 线片（含全下肢、足）	40
头颅 X 线片	20	脊柱 X 线片	100

表 13-56　超声专业学习项目 / 检查和例数

项目 / 检查	最低例数	项目 / 检查	最低例数
肝脏	500	肾脏	500
胰腺	500	心脏	100
脾脏	500	颈动脉、椎动脉	100
胆囊	500	甲状腺	100

表 13-57　检验专业学习项目 / 检查和例数

项目 / 检查	最低例数	项目 / 检查	最低例数
血常规	500	感染项目	500
尿常规	500	其他特殊要求的项目	50
血液生化	500		

第14章

美国空军飞行学员医学选拔概述

如何选拔优秀的飞行学员是世界各国空军的重要研究问题，解决其中的医学问题是提升招飞质量的基础。以美国空军（包括北约国家）为代表的飞行学员医学选拔标准经过长期的研究和实践，形成了比较系统的管理体系、指标体系和持续改进机制，全面掌握美国空军的医学选拔标准，借鉴他们的成功经验，开展标准适宜性修订研究，对适应目前我国空军招飞优质生源日益不足、装备发展对飞行员综合素质要求快速提高的大背景具有重要意义。

第一节　医学选拔标准概述

一、美国空军飞行学员医学选拔标准体系

美军空军对飞行员界定范围比较广，根据人员和飞行作业任务类别，将飞行人员医学检查与鉴定的类别（flying class，FC）分为以下四大类：飞行 Ⅰ 类（FC Ⅰ），指招飞体检合格后，进入本科培训飞行员阶段，飞行 Ⅰ A 类（FC Ⅰ A），指本科领航员培训的筛选初期阶段，以及适用于 12SX 特种作战系统指挥官的初始医学合格证。飞行 Ⅱ 类（FC Ⅱ），指现役飞行军官（飞行员、领航员、通信员）及执行持续飞行任务的其他在编人员（无人机飞行员、导航 / 通信技术人员、特种作战系统指挥官及航空军医）的筛选，飞行 Ⅱ 类的子分类适用于有某些限制的飞行器类别的在编人员（获得子分类特许权不能保证用于执行其他分类的任务）。飞行 Ⅱ A 类（FC Ⅱ A）：指低过载飞机现役飞行军官，如空中加油机、运输机、轰炸机的飞行人员等；飞行 Ⅱ B 类（FC Ⅱ B），指无弹射座椅飞机现役飞行军官；飞行 Ⅱ C 类（FC Ⅱ C），指限制飞行，如"限双座"的现役飞行军官；飞行 Ⅱ U 类（FC Ⅱ U），指于无人机现役飞行军官和无人机本科飞行学员。飞行 Ⅲ 类（FC Ⅲ），指非现役飞行人员，以及在空军军官分类目录（AFOCD）和空军入伍人员分类目录（AF-ECD）中列出的飞行人员。其他特种作业岗位的类别，如空中交通管制人员（air traffic control，ATC）、地面控制人员（ground based controller，GBC）、航天和火箭操作人员（space and missile operations duty，SMOD）等。从飞行类别可以看出，美国空军飞行学员来源也

比较广泛，招飞体制与我国主要从高中毕业生中进行选拔有较大的差异。对于完成初始飞行分类体检和医学飞行筛查的本科培训飞行员和本科培训领航员，在参加本科飞行员培训和本科领航员培训时适用 FC Ⅰ / Ⅰ A 类标准，本科飞行员培训毕业后适用 FC Ⅱ 类标准。因此，FC Ⅰ / Ⅰ A 类与我国空军招收飞行学员相似，相应的标准主要包括 4 个。

（一）国防部指令

国防部指令（Department of Defense Instruction，DODI，6310.03）是美国部队征兵医学检查职责、程序和标准的依据，由于美军飞行学员大部分从现役军人中选拔，因此也是飞行学员选拔的前提和基础。具体医学标准包括头部、眼、视力、耳、听力、鼻、口腔、牙、颈部、肺、胸壁、胸膜、纵隔、心脏、腹部、胃肠、生殖系统、泌尿系统、脊柱和骶髂关节、上肢、下肢、四肢的其他条件、血管系统、皮肤、血液、全身疾病、内分泌及代谢、风湿类疾病、神经系统疾病、睡眠障碍、学习和精神类疾病、肿瘤及混杂类疾病等。总体上看，美军标准对疾病的分类更加明确，对各个系统可能出现的异常情况规定很清楚，更加注重从疾病本身的发生发展和治疗规律上去把握是否符合主要原则，标准把握比我军标准宽，特别是病史方面强调临床治愈不影响功能或复发可能性小者可以予以合格，对一些功能性指标要求相对也比较严格，例如，"现患有痔（内痔或外痔），巨大的、有症状的或 60d 内有出血史的不合格"，而我军规定环状痔、混合痔不合格；在远视力方面，美军进行允许角膜准分子激光手术，包括但不限于屈光性角膜切除术（PRK）、屈光性角膜成形术（LASEK），并对术前和术后均有比较严格的要求，术前有屈光不正超过等效球面镜片为 +8.00D 或者 -8.00D 的屈光度不合格，术前散光超过 3.00D 的屈光度的不合格，并且要求在最后一次矫正手术或扩大处理至加入医学检查之间有不少于 180d 的恢复期。该指令对一些常见病、多发病的正确理解及标准把握尺度对于扩大优质生源具有十分重要的影响。

（二）空军体格检查和标准

空军体格检查和标准（medical examinations and standards，AFI 48-123）是美国空军招收飞行学员的综合条款，也是执行其他标准的基本依据。本标准版本更新比较快，具体内容增减较多，最新标准的发布直接使《空军政策指令》（AFPD，48-1）《对于保留、退休及分离的体检评估》（AFI 36-3212）、国防部指令《针对任命、征用和就职的医学标准》（6130.03）等相关文件生效，为美国空军医学标准的实施建立了相应的程序、要求和记录，也为退休、停飞或保留人员提供了规定程序和文献依据。本指令要求信息的收集和维护保持，包括《隐私法》和《健康保险流通和责任法案》等。本标准可以被任何程度补充，但在认证和批准之前，所有直接使此 AFI 生效的补充必须被传到 AF/SG3P 进行协调，特许的请求必须通过命令链提交至相关部门进行审核和批准。2014 年 10 月版本的空军体格检查和标准主要规定了体格检查的范围、评价原则、各级人员职责，以及新征人员、保留资格人员、离职人员、特种作业人员、外出执行任务人员、地面控制人员、导弹操作人员、北约国家人员等体格检查标准制定的依据等，同时对视力、听力、人体测量指标进行了明确规定，视力方面主要规定了配镜、角膜激光手术等方面的具体要求，听力方面与国防部指令相比，增加了 6000Hz 标准，其他各个频率听力损失降低了 5 ～ 10dB，各个系统的条件主要根据航空医学考虑进行了调整。

（三）医学标准指导

美军空军医学标准指导（medical standards directory，MSD）与我国空军飞行学员体检检查标准相似，按照系统、病种明确相应的具体检查标准。该文件给出了当前美国空军飞行资格保留、飞行类别和特殊操作职责的医学标准，主要依据来源于空军指令 48-123，如果服役人员没有找到适用的医学标准，即参考空军指令 48-123 规定内容。标准体例上按照身体部位和系统进行分类，包括全身性和其他疾病、头部和颈部疾病、眼睛和视力疾病、耳和听力疾病、喉鼻咽和气管疾病、牙科疾病、胸壁和肺部疾病、心脏和血管疾病、腹部和胃肠道疾病、泌尿生殖疾病、脊柱和四肢疾病、神经系统疾病、内分泌和代谢性疾病、血液形成和组织疾病、肿瘤和恶性肿瘤、皮肤疾病、精神病学和精神卫生、体重和测量数值、空军特殊部署等标准。本标准与国防部指令相比，增加了航空医学考虑，因此部分指标要比国防部入伍标准严格，但是考虑到特许飞行标准的执行，一些与飞行相关性较小的指标比国防部指令要求反而更低。本标准每个部位均明确了各类主要疾病，如仅眼睛和视力就明确了 82 种不合格情况，相应我军标准在眼睛和视力上很多描述较为模糊，仅 19 种情况，但是总体来说我军标准依然比美军标准严格，例如，美军尽管规定矫正视力要求达到 1.0 以上，但是美军空军检查视力使用 E 视力表，我国空军使用 C 视力表，两种检查手段在散光度较小的情况下 E 字表视力较 C 字表视力高 0.1～0.2；在其他方面，规定"翼状胬肉侵犯眼角膜超过 3mm 或影响视力或具有侵袭性，或引起屈光问题"不合格，相应我军规定"直径不超过 1mm、每眼不超过 2 块"合格，美军规定"急慢性或复发性葡萄膜炎，除了完全治愈的外伤性虹膜炎"不合格，我军规定"巩膜、葡萄膜疾病及其病史"不合格，从标准的配套使用方面看，美军标准更加注重结合临床判断，而我军更加偏向于形态学方面的直观规定。

（四）特许飞行指南

对于超出国防部和空军体格检查标准的应征学员，美军根据相应原则和程序规定了特许飞行指南（air force waiver guide）。2007 年，美军特许飞行指导扩大至招收飞行学员类别，目前共明确了 158 种疾病不同机种飞行学员特许飞行条件，每种疾病的特许飞行指南详细描述了该疾病在人群中的发病情况，综述了相应疾病的发生机制、发展规律、治疗方法、预后效果等，并针对航空医学环境进行了充分讨论，提出了特许飞行的基本条件和需要提交的医学检查内容，并明确"只有当全部临床检查已经完成，并且按照当前最佳临床指南开始所有治疗后，才能提交航空医学摘要（AMS）"。对特许的各种疾病，通过特许示踪系统（AIMWTS）全部进行了跟踪随访，例如，角膜激光手术后的特许，对术前条件、术后各类相关的视功能、检查时间要求等进行了详细的规定，2013 年 4 月前已经有 9024 例通过特许飞行病例，其中 1027 例因为非视力诊断不合格，2473 例 FC Ⅰ/Ⅰ A 类合格，2471 例 FC Ⅱ类合格，特许飞行指南的快速更新和发布很大程度上扩大了飞行人员的优质生源。

二、美军飞行学员医学选拔标准制定的原则

（一）国防部指令医学标准制定的基本原则

本标准制定的基本原则包括没有可能危及他人健康的传染病；不会因为需要治疗和住院而长时间缺勤，或者因为不适而导致需要隔离的疾病及生理缺陷；医学上有能力满足所有必需的军事训练；医学上能良好地适应军事环境，没有地理区域限制；医学上有能力履行职责，不会加剧已有的身体缺陷和疾病。

（二）美军空军医学标准制定的基本原则

在满足国防部指令的同时，空军特许指南任何不合格的情况都需要满足以下标准：无突然丧失能力的风险；发生行为障碍可能性很小，尤其是高空作业时；病情缓解、稳定，且在航空环境下仍能保持不变；如果存在进展或复发的可能性，第一个症状或体征必须容易检测到，且不对他人或个人的安全构成危险；不需要特殊的测试、定期的侵入性检查，或者不需要疾病稳定性或进展性的监测；必须能够适应持续长航时飞行；年发病率不超过 1%。

制定标准的基本原则是拟定和研究各项具体标准的共同遵循，同时也是具体执行标准的基本要求，对于标准未涉及的内容，军队体格检查人员和审核部门有权根据上述原则决定飞行人员是否合格。

三、美军飞行学员医学选拔标准制定的主要依据

（一）循证医学研究

循证医学研究是现代美国空军飞行学员医学选拔标准持续改进的基本来源。相关标准的循证研究有专门针对飞行人员标准开展的，也有的是根据现代临床医学研究成果进行系统总结。心脑血管疾病存在较大的空中失能风险，因此航空医学对其关注很多，冠状动脉钙化被公认为是发生冠心病事件的重要危险因素，一旦发现其风险有可能增加近 12 倍，研究表明，通过 CT 进行冠状动脉钙化（CAC）检查尤其对年轻、轻度到中度 Framingham 危险评分的无症状人群有强大的预测价值，通过对来自近 1500 名使用完整侵入性和非侵入性评估的飞行员的内部数据证实，使用 CT 检查的类似临床队列研究揭示 CAC 分数小于 10 分时，年事件发生率小于 1%，10 ～ 99 分的个体事件发生率为大约每年 1%，100 ～ 399 分个体的事件发生率为每年 2%，CAC 分数是 400 分或 400 分以上的个体事件发病率每年超过 3%，据此确定 0 ～ 9 分被认为是正常的，不需要取消飞行等级职责资格，依此确定了相应的飞行学员医学选拔标准。

（二）先进诊治指南

对于患有疾病的参选学员，美国空军标准明确强调遵循目前最先进的指南进行诊治

并提供相应的证明，同时还强调不按照指南进行的诊治将不合格，客观上强化了新技术在医学选拔上的临床应用，特别对于机体功能影响较小预后较好的疾病，经过一定时期的随访和检测，招录了大量的疾病矫治后的飞行学员，不乏肿瘤、代谢性疾病等治愈后的患者，对于很多肿瘤患者，明确规定 FC Ⅰ/Ⅰ A 类病情恢复、无症状 5 年后可以考虑特许飞行，当然，对于体检检查结论，始终强调相应科室专家的全面检查和评估，例如，对于隐斜超标的参选人员，要求验光师和眼科专家对其相关病理传导和感受器异常进行全面评估再做结论。对于自然企图、乙醇滥用、注意缺陷多动障碍等精神类疾病，除了要求按照最新权威临床指南进行诊治外，还建立了严格的特许飞行选拔程序和选拔标准，对特许申请前进行的治疗、提交的检查治疗材料、专家委员会的咨询意见等进行了详细的规定，确保特许飞行安全。

（三）持续改进机制

最近几年，美国空军特许飞行指南每年都要更新 2 ～ 3 次，国防部指示目前能够查阅的最新版本为 2012 年发布的，空军体格检查和标准 2014 年进行了更新，随后空军医学标准目录也在 2014 年进行了更新。持续改进重点体现在最新医学研究成果在招飞选拔中的及时应用，确保身体上适于承担飞行任务的人员都有机会进入空军战斗队伍。持续改进同样体现在具体标准的制定方面，如脊柱侧弯，这是影响招飞的一个重要因素，背部疼痛是成人脊柱侧凸最频繁的问题，但是因为没有明确的证据表明脊柱侧弯患者背部疼痛的发生率高于同龄人，因此，美军空军规定飞行类别 FC Ⅰ/Ⅰ A 类、FC Ⅱ类及 FC Ⅲ类飞行人（学）员腰椎侧弯 Cobb 角从 1971 年的 > 10° 不合格有条件放宽到 > 20° 不合格，在确保飞行学员身体质量的同时吸引了一批热爱飞行的优质生源。

四、我国空军飞行学员医学选拔标准持续改进的思路

（一）中国空军飞行学员医学选拔模式的优势

和美国空军飞行学员医学选拔模式相比，我军的优势主要体现在医疗和选拔合二为一，飞行学员医学检查和飞行鉴定同时进行。而美国空军的医学检测主要依托当地的军队医院或地方有资格的诊所，选拔结论需要按照相应的要求将表格和材料寄送到不同类别的官方机构，我军的医学选拔主要由各级体检队负责，体检队成员大部分具有丰富的临床经验和体格检查经验，所以在标准的把握方面更为直接。同时组建了包括各个专业的鉴定专家组，完善了专家组各项工作流程和质量保证措施，对飞行学员基本情况十分熟悉，对应征学员身体条件的掌握更为准确，选拔效率更高，选拔质量更有保证，这是我国空军体检检查标准在具体条目方面没有美军空军体格检查标准详细的重要原因之一。

（二）中国空军飞行学员医学选拔存在的不足

长期以来我国空军飞行学员医学选拔由于人口基数大、招飞文化成绩要求较低，因此身体条件上一律强调无条件从严，客观上造成了一些标准指标背离了适宜飞行这一基

本条件。从标准体系上看，和美军相比，我们还没有特许飞行标准和执行其他相关标准的标准依据。随着招飞文化成绩和综合素质能力要求的提高，对飞行学员医学选拔提出了新的要求，如何科学确定适宜飞行的身体条件成为我国空军飞行学员医学选拔必须解决的问题，但是由于长期以来招飞医学选拔创新动力不足，真正达到修订标准的创新成果仍然不多。同时由于目前初选、复选、定选、入校复查等程序过多，一些检查重复组织，影响了招飞质量和效率的进一步提高。

（三）持续改进飞行学员医学选拔标准需要开展的工作

首先，要以飞行学员成飞路径为链条建设医学选拔跟踪数据库，将飞行学员医学选拔指标全部纳入跟踪研究范围，重点加强关键指标的前瞻性临床队列研究，持续为飞行学员医学选拔标准修订提供依据，尽快制定适合我军飞行学员医学选拔的特许飞行标准和标准执行指导。其次，要有针对性地开展专项技术创新研究，借鉴美国等发达国家医学选拔技术经验，积极开展视功能、听力及相关航空医学重点问题研究，成体系引进先进实用的设备技术，如美军在色觉、立体视觉、对比敏感度、眼压鼻声功能检测方面的相关设备，快速提高医学选拔准确性和科学性。再次，要加强招飞医学选拔队伍整体素质建设，特别是临床业务能力建设，由于编制体制调整，一些体检人员没有临床经验锻炼，基本临床能力欠缺，加上我国空军招飞标准过于宏观，导致医学选拔过程中容易出现不科学的误淘和误录，只有真正提升临床专业技术水平才能从根本上解决医学选拔技术难题。

第二节　美军空军飞行学员医学选拔重点领域

飞行人员由于特殊的工作环境和安全要求，世界各国均对身体条件和体格检查提出了明确的要求，如何适应现代飞行器对身体的挑战，最大限度提升飞行能力水平，需要深入的科学研究和实践积累，美国空军在这方面积累了一些先进经验可供借鉴。美国空军《医学检查和标准》（AFI 48-123）是美国空军司令部制定下发并要求各级空军航空医学从业人员强制执行的管理规定，在该指令中规定的标准主要是各方面的原则性问题，具体的医学检查项目和标准由美国空军医学标准指导（MSD）和特许飞行指南规定，因此该指令更接近于医学检查和标准相关的管理规定，其通过生效将是其他具体标准生效的法律依据，是其他相关飞行人员医学检查标准的总标准。全面分析该标准有关飞行人员医学检查组织管理的重要领域，借鉴美军的先进做法对改进我军飞行学员医学选拔鉴定组织管理，提高飞行学员医学选拔鉴定效率质量具有重要参考意义。

一、检测类别和内容

（一）体检类别

各类飞行员在不同时机要求执行不同的体格检查，检测类别包括入伍、调动、训练、空中作业、超期服役、应急征用到空军服役、离职、退役、卫生专业奖学金项目（HPSP）的人员；申请者在空军、空军预备役（ARC）、美国空军学院（USAFA）、空军预备役军官训练团（AFROTC）及健康科学统一服务大学（USUHS）申请入伍、调动及训练；被空军军事机关管辖的成员，这些成员参加频繁和定期的空中航班或履行其他特殊操作职责（SOD）；所有部门的超期服役（EAD）成员；执行演习和（或）实际应急/战时军事行动的美国空军 PIM（Pre-trained Individual Manpower）成员。详细的体检分类确保了各类人员在执行不同任务中的飞行安全和最高效率。

（二）初级检查项目

飞行学员医学选拔初级检查一般在入伍检查站完成，要求必要的基线测试和样本收集，基本项目有血型、Rh 因子、葡萄糖 -6- 磷酸脱氢酶（G6PD），检查出 G6PD 缺乏的服役人员需要接受面对面访问并记录在病历中，以及镰状血红蛋白、人类免疫缺陷病毒（HIV）抗体、假同色板（PIP）色觉检查等，检查结果作为纳入指标记录在病历中，如果申请人想要申请飞行或特殊任务，必须要在空军医疗设备处或同等单位通过视锥细胞对比试验（CCT）、DNA 样本收集储存、尿液药物筛查（UDS）。除了 DNA 和尿液药物筛查，以上测试必须在入伍检测站完成，如果不在入伍检测站测试，可以在空军新招募人员基础训练基地、预备军官培训班学员训练基地、勤务军官培训班学员首次执勤的固定基地测试，空中国民警卫队和空军预备役军官招募的征兵体检必须在入伍检测站完成。

（三）病史及健康声明

所有参加飞行筛选的公民都要求如实填报一份本地的健康声明，健康声明必须包括所有既往及现有的医疗病史，个人现在所服用的药物和任何身体残疾，健康声明将被航空外科医生作为参考，针对候选者制定合适的医学检查，做出最后的医学结论。

（四）口腔体检要求

根据预防性健康评估（PHA）安排，每年要求一次口腔检查，根据需要行颞颌 X 线检查。口腔科 3 级的美国空军司令部成员在恢复至 1 级或 2 级前只适合承担基地内任务，口腔科准 3 级者不能被视为诊疗完成，其职责将会受到限制，并按照要求记录相关的空军表格，口腔科准 3 级状态持续一年以上者，参考空军指令 AFI 36-3209 空军国民警卫队退休和离职规定办理相关手续。3 级以上口腔问题的机组工作人员将只能承担非飞行职责，除非口腔医生认为他可以继续参与飞行任务或飞行军医认为飞行安全不会受到影响，此类机组人员只允许进行本地飞行。

（五）视功能矫治和防护要求

对眼睛的保护和矫治是美国空军现代航空医学重点关注的问题，针对软性角膜接触镜、框架眼镜、弹道防护、激光防护及屈光手术治疗等制定了专门的文件。在软性角膜接触镜使用方面，机组成员应当没有佩戴软性角膜接触镜的医疗禁忌，通过使用隐形眼镜仍无法获得 20/20 视力时需要航空医学特许；佩戴当前的镜片每只眼睛近距离和远距离视力都达到 20/20 或更好者，立即取掉角膜接触软镜；佩戴角膜接触软镜时，每只眼睛近视力和远视力达到 20/20 或更好者，双焦眼镜与软质角膜接触镜配合已纠正近视力到 20/20 是允许的，折射散光不大于 2.00D，机组人员超过 2.00D 散光可以授权使用角膜接触软镜但需要航空医学特许。在框架眼镜授权管理方面，《美国空军机组成员框镜项目》定义和授权美国空军机组人员的眼镜，机组人员飞行框架授权的眼镜系列有 AFF-OP、AFF-DR（AFD）和 AFF-JS（AFJ），其他的眼镜框都未被美国空军授权，本地基地验光诊所负责根据需要开具配镜处方，国防部光学制造企业根据处方制造眼镜并搭配已授权的空军眼镜架，眼科诊所通过眼镜请求传输系统（SRTS）向国防部光学眼镜制造企业订购所需的产品，每年机组成员需要 4 副处方眼镜，其中 2 副为透明眼镜，2 副为有色眼镜。在弹道防护方面，空军采用军队授权的防护眼镜（APEL）列表，弹道保护授权用于机组人员可以在防护眼镜列表（FPEL）中找到，飞行弹道防护眼镜通过当地飞行员飞行设备或相关供应办公室采购，处方眼镜由当地眼科诊所通过 SRTS 订购程序定制，机组人员的眼镜架必须由美国空军眼镜架程序批准。在激光眼镜防护（ALEP）方面，飞行医学和眼科验光诊所将确保机组 ALEP 处方设备供应，满足个人矫正视力，并符合机组成员激光眼镜防护要求，处方激光眼镜防护设备通过 SRTS 进行定制。在屈光手术方面，角膜屈光手术可允许申请手术并符合条件的军事人员进行，并作为美国空军屈光手术计划（USAF refractive surgery program）的一部分。

（六）药物使用明细

对执行飞行任务的机组成员，有明确的批准药物列表。除了由 AFMSA 定期更新的"官方批准空军航空医学药物"所描述的药物外，禁止使用任何药物，饮食、草药和营养补充剂只有航空医生批准后才能使用。对于导弹操作员，在使用任何已知或可能影响警觉性、判断能力、认知和特殊的感官功能及情绪调节药物时，人员不能执行作战任务准备（CMR）或基本任务（BMC）职责，如果必须长期使用这些药物，必须申请医疗特许，食品药品监督管理局（FDA）批准非处方（OTC）药物和商用材料，包括草药和营养补充剂，如能证明所使用的产品是按照制造商的说明、用途使用，并且不违反空军的政策，导弹操作职责人员无须航空医生批准即可使用。

（七）人体测量标准

人体测量标准不但是为了达到相应的操作功能的要求，而且还要考虑逃生安全。各类人员飞行尺寸均有明确要求（表 14-1），对于通过飞行选拔但不满足人体测量指标的人员，将作为飞行机组或空运指挥官的候选者进行综合选择。ACES-II 弹射试验表明，大于 340nmi/h 时，体重 140lb 以下人员减速伞打开障碍上臂骨折的损伤风险增大，大于 400nmi/h 时，体重超过 211lb 人员能够增加损伤风险，关于体重特许人员，指挥官要考虑到其在执行飞行任务时风速的条件，不允许有臀膝长超过最大值的特许，负责检查的航医及司令部人员没有特许带教及独自飞行的权利。比较而言，我军人体测量没有规定臀膝长，体重标准也是按照相对体重进行规定，相应的实验数据需要进一步考证。

表 14-1　体重、臀膝长和坐高尺寸要求

机种	体重（lb）		臀膝长最大值（in）	坐高（in）	
	最小值	最大值		最小值	最大值
B-1	140	211	27.0	34.0	40.0
B-2	140	211	27.0	34.0	40.0
B-52	132	201	27.0	33.8	40.0
F-4	136	211	27.0	34.0	39.0
F-15	140	211	26.2	34.0	40.0
F-16	140	211	26.1	34.0	39.7
T-6A	103	245	26.9	31.0	40.0
T-37	132	201	26.3	33.8	40.0
T-38Northrop 弹射座椅	140	211	27.0	33.8	40.0
U-2	132	201	26.0	33.8	40.0

（八）分类选拔标准

美国空军总体上实施分类检测，身体情况、视力、听力等都具有明确的分类标准（表 14-2、表 14-3）。

表 14-2　美国空军体格检查分级标准

项目	1	2	3	4
P：身体状况	无任何器质性或系统性疾病	表现稳定的、微小的器质性或系统性疾病。胜任所有同级别与职位的基本工作，可以从事某些特殊行业的精细工作	有明显病症但控制良好。胜任所有同级别与职位的基本工作	有器质性、系统性及感染性疾病，已被人才市场的医疗评估委员会或快速追踪的分配限制性代码所标记
U：上肢	骨、关节和肌肉均正常。可以进行对抗性搏击	关节活动轻度受限，肌力略下降或其他肌肉骨骼的微小缺陷但不影响对抗性搏击，可长期从事高强度工作。胜任所有同级别与职位的基本工作	疾病导致某些功能中度受损，但在短期内仍可从事高强度工作，胜任所有同级别与职位的基本工作	手、臂、肩部、背部及颈胸椎的力量、活动范围和灵活性严重受限，已被人才市场的医疗评估委员会或快速追踪的分配限制性代码所标记
L：下肢	骨、肌肉和关节均正常。可不受限制地进行长距离行军、久立、跑步、攀爬和挖掘	关节活动轻度受限，肌力略下降或其他肌肉骨骼的微小缺陷但不影响中距离的行军、攀爬、跑步、挖掘或长期高强度工作。胜任所有同级别与职位的基本工作	疾病导致某些功能中度受损，但在短期内仍可从事高强度工作，胜任所有同级别与职位的基本工作	足、腿、骨盆、后背及腰椎的力量、活动范围和灵活性严重受限，已被人才市场的医疗评估委员会或快速追踪的分配限制性代码所标记

续表

项目	1	2	3	4
H：听力，见表 14-3				
E：视力	单眼最小视力 20/200，矫正视力 20/20	矫正视力一侧 20/40，另一侧 20/70；或一侧 20/30，另一侧 20/200；或一侧 20/20，另一侧 20/400	视力低于 E-2	视力低于 E-3，已被人才市场的医疗评估委员会或快速追踪的分配限制性代码所标记
S：精神稳定性	诊断和治疗后精神状况无受损或对执勤有潜在影响，对执行或保守秘密任务有风险	以公认标准诊断和治疗后对执行低度风险任务存在精神状况异常或潜在影响，需要考虑更换或限制执勤	以公认标准诊断和治疗后对执行中度风险任务有潜在精神状况异常，对执行或保守秘密任务有风险	以公认标准诊断和治疗后对执行高危任务有潜在精神状况异常，对执行或保守秘密任务有风险。已被人才市场的医疗评估委员会或快速追踪的分配限制性代码所标记

表 14-3 美国空军听力分级标准

每一侧耳朵裸耳听力在各频率下降值不低于以下：							
频率（Hz）	500	1000	2000	3000	4000	6000	评价
H-1	25	25	25	35	45	45	FC Ⅰ和 Ⅰ A 级、FC（初级飞行班）Ⅱ、FC Ⅲ、空军院校、地面基地管理员和某些特定职业（现役军人）
H-2	35	35	35	45	55	—	空军征兵、任命、初级导弹操作员、SERE、长期的地面基地管理员，飞行员需要评估后继续飞行的（见空勤特许评估细节）
H-3	任何听力下降超过上面的标准，但高于 H-4 标准						H-3 标准需要评估和司令部特许后才能继续飞行，是否适合继续执勤也需要进行听力评估
H-4	不论是单音调水平的听力缺失还是戴助听器以后，听力仍严重下降，影响安全和执勤效率						本级别的听力缺失不允许执行任何军事任务。若想继续执勤则需要通过空军预备役执勤适应力的评估、公认执勤标准的认可或通过人才市场 IAW 为初级回访重新评估的标准 AFI 10-2-3 和 41-210

二、检测机构和人员

（一）医学检测机构和人员资格

为了保障体检质量，美国空军对检测机构和检测人员制定了明确的要求。在检测机构方面，包括军队医疗系统（TRICARE facilities）、储备健康准备计划（RHRP）、军队医疗设备处（MTF）的卫生保健机构、美国军事入口处理指挥部（MEPS）、国防部体检审查委员会（DODMERB）合约网站等，空军医疗保障局航空军医署（AFMSA/SG3PF）对上述单位之外的机构要进行资格授权。在检测人员方面，由陆海空三军授权的医师，包括 TRICARE 提供商和美国海岸警卫队（USCG）委任的医疗机构，以及空军指定的助理医师或初级护理从业人员，在军队医师的检查和监督下，可完成非飞行的医学体检；授权的空军或海岸警卫队飞行外科医师（FS）拥有当前飞行的医学权限，可执行空军飞行和（或）特殊职责人员的医学体检。同时飞行外科医生还要对航空军事人员和其他军事职务人员（如地面基地管理员、无人机或导弹操作员等）进行心理适应分级；当没有空军飞行外科医师可用时，由非空军飞行外科医生实施体检，但应转发 PHA 临床资料、实验室资料、AF 表 1042、《飞行及特殊操作职责的医学建议》等到空军医疗设备（MTF）处验证，主战司令部航空军医署负责审核和认证北大西洋公约组织服役的机组人员；当体格检查由空军联合基地或医疗装备处实施时，必须确保提供服务的机构受训达到空军标准及相关的文书工作水平，质量控制将通过空军飞行外科医师同行进行评估。

（二）各级机构的基本职责

空军航空军医署（AF/SG）主要负责制定医疗标准和体检政策，对空军特殊医学标准进行认证和授权豁免。空军医疗保障局航空军医署（AFMSA/SG3PF），可以向主战司令部航空军医署（MAJCOM/SG）或更低级别的相应机构下放豁免权。主战司令部航空军医署把豁免权授予航空医学专家进行书写，保持医疗设备、医疗中队或医疗团体处、空军医疗保障局（AFMSA）之间的联络。医疗设备处、医疗中队或医疗团体指挥官确保检查和商定的日程安排按时完成，一般应在和航空外科医生预约后 30d 内完成检查，复印完整的健康记录并归档。国民空军警卫队航空外科医生（ANG SAS）作为当地航空医学认证 / 豁免机关，根据指定内容筛选未受训的或已经训练过的飞行人员。航空航天医学首席专家（SGP）对影响飞行分类初筛的问题都应该及时向医疗设备处或主战司令部航空军医署报告，与医疗首席专家、护理首席专家、医疗标准管理单元（MSME）协调，保证医疗豁免流程清晰。

（三）权利审批机构

美国空军在国内正常组织的飞行人员体格检查需要根据飞行类别（FC）到不同机构进行认证或特许（表 14-4），所有海外完成的入职体检必须通过体检处理程序（PEPP）提交到空军教育和训练司令部航空军医署（AETC/SGPS），AETC/ SGPS 是一个权威认证机构，为所有未通过军事入口处理站（MEPS）完成的入伍体检及经历基础军事训练学校（BMTS）的个人进行认证。初次入伍、调动、现役民警卫队和后备役（AGR）的审核认证由空军预备部队航空军医署（ARC/SG）负责。

表 14-4　各类飞行人员体格检查权力审批部门

飞行类别	分类	认证机构	特许机构
FC I／I A	现役、预备役和国民空中警卫队	空军教育和训练司令部航空军医署	空军教育和训练司令部航空军医署
FC II	现役，初始飞行	空军教育和训练司令部航空军医署	空军教育和训练司令部航空军医署
	预备役，初始飞行	空军预备役司令部航空军医署	空军教育和训练司令部航空军医署
	国民空中警卫队，初始飞行	国民空中警卫队航空军医署	空军教育和训练司令部航空军医署
	试飞学院	空军装备司令部航空军医署	空军装备司令部航空军医署
	继续飞行		主战司令部航空军医署
FC III	现役，初始飞行	空军教育和训练司令部航空军医署	空军教育和训练司令部航空军医署
	预备役，初始飞行	空军预备役司令部航空军医署	空军教育和训练司令部航空军医署
	国民空中警卫队，初始飞行	国民空中警卫队航空军医署	空军教育和训练司令部航空军医署
	继续飞行	本地基地认证机构	主战司令部航空军医署
	飞行试验工程师	空军装备司令部航空军医署	空军装备司令部航空军医署

（四）航空医学专家职责

航空外科医师认为对飞行安全、个人健康或任务完成造成潜在威胁的任何疾病，都可以成为暂时停飞的理由。主战司令部对飞行或特殊作业人员医学标准的特许证书及特许权需由航空医学专家完成，当 MAJCOM/SG 打算将 MAJCOM 的航空特许权授予不是航空医学专家的高级飞行医师时，从 MAJCOM/SG 到 AFMSA/SG3PF 都可以要求被授权的高级飞行医师出示相关特许飞行证书。由非航空医师提供的停飞表格和材料必须被评审，并由飞行外科医师确认注明，只有飞行外科医师才能恢复或者延续飞行／特殊作业任务人员身份职责。如果飞行外科医生并未与飞行员同机飞行，这些空勤人员被视为非飞行外科医师保障人员，他们应该通知保障者在他们拜访之后立即将书写的或者口头交流的访问内容详细上交给指定的飞行外科医师。成立了航空医学咨询专家委员会，航空医学咨询专家委员会不能进行特许授权，在航空医学咨询专家形成意见日期后的 3 个工作日内，通过电子途径将初步航空医学咨询服务报告和推荐患者状态表发送至特许授权部门，如果不需要面对面航空医学咨询服务评价，航空医学咨询服务会通过信件给特许授权做出建议，并输入到航空医学信息管理特许示踪系统中。

三、航空医学检测管理

（一）航空医学信息系统执行程序

初级保健单元每次检查时需要查询航空医学信息管理系统，根据医疗标准目录确定保留资格、部署资格等，并确保每次检查都进行航空医学信息管理系统录入，完成飞行和非飞行医学初级保健临床检查评估。公共健康处负责航空医学信息管理系统的行政监督，确保军队管理单元的每个成员认同空军航空医疗保障局航空军医署信息系统知识交汇，确保初始飞行或特殊工作职责体检及时完成（初始飞行类或特殊工作职责的非特许检测应少于 30d）。标准管理单元确保初始飞行或特殊工作职责体检及时完成（初始飞行类或特殊工作职责的非特许检测应少于 30d），每个月把完成情况报告给航空军医或者本地医疗设备处，确保完成体检和特许文件的所有体格检查，完成处理程序（PEPP）和航空医学信息管理特许示踪系统（AIMWTS）用户的培训任务。指挥官确保相关人员可以获得和完成检查，包括所需的随访研究，在医疗和职业活动不泄露敏感信息的前提下转给监督人。成员监督人积极支持空军飞行人员医学检查标准指令，与医疗设备处人员协调，确保下属检查和随访测试按要求完成。

（二）系列法规制度

与空军飞行人员医学检查相关的法规制度多达数十项，包括国防部（6025.18-R）个人健康隐私条款（2013 年 1 月），国防部指导（2010 年 10 月 16 日）军人毒品滥用测试的技术实施（2012 年 10 月 10 日），国防部指导（2013 年 8 月 3 日）健身和肥胖计划（2002 年 11 月 5 日），国防部指导（6130.03）军队任命、招募和入职的医学标准（2011 年 9 月 13 日）、国防部指导（6490.07）文职人员和服务人员工作岗位限制的医学情况说明（2010 年 2 月 5 日），空军指令（10-203）职责限制情况说明（2013 年 1 月 15 日），空军指令（11-301 V4）机组人员激光矫正眼保护条款（2010 年 2 月 17 日），空军指令（11-403）航空生理训练项目（2012 年 11 月 30 日），空军指令（11-404）机组人员过载离心机训练（2011 年 1 月 3 日），空军指令（38-3212）留任，退休和离职的身体评估（2009 年 11 月 27 日），空军指令（41-210）军队医疗系统操作和患者管理功能（2012 年 6 月 6 日），空军指令（44-102）医学护理规定（2012 年 1 月 20 日），空军指令（44-119）医疗质量管理（2011 年 8 月 16 日），空军指令（44-120）军队药物缩减计划（2012 年 6 月 6 日），空军指令（44-121 酒精和毒品泛滥的预防和治疗计划（2011 年 4 月 1 日），空军指令（44-170）预防性健康评估（2012 年 2 月 22 日），空军指令（47-101）空军牙科服务管理（2009 年 8 月 20 日），空军指令（48-101）航空药物准入（2011 年 10 月 19 日），空军指令（48-135）关于艾滋病的规定（2010 年 5 月 13 日），空军指令（48-149）航天医学项目（2012 年 8 月 29 日），教育与训练司令部指令（48-102）飞行学员的医学管理规定（2009 年 11 月 16 日），飞机军医夜视系统手册（1992 年 8 月 1 日），空军职业安全与健康标准，空军指令（48-20）职业噪声和听力保护计划（2013 年 5 月 10 日），空军指令医学标准目录，空军指令官方航空医学批准药物快速参考列表，空军指令体格检查标准等。

（三）记录表格

为加强信息化建设，美国空军为飞行人员体格检查制定了系列表格，在飞行人员随访研究和日常管理中起到了重要的推动作用。主要包括 DD 2492 医疗记录报告、DD2697 医疗评估报告、DD 2766 成人预防和长期护理流程图、DD 2807-1 医疗记录报告、DD2808 医学检查报告、SF 600 医疗记录、空军表格 1041 飞行或特殊操作职责人员医学建议记录、空军表格 1042 飞行或特殊操作职责人员医学建议、空军表格 1418 飞行或特殊操作职责人员牙科建议等。

第三节　美国无人机飞行学员医学选拔标准

该标准适用于遥控驾驶系统操作人员。所有成员必须满足空军飞行员保留标准的相应条件。曾经接受过另一种武器系统训练并暂时执行遥控飞行任务的空勤人员将使用低于长期执行遥控飞行任务人员的 FC Ⅱ U 标准。机组人员接受过非航空军医的处理后，还必须接受航空军医合理的航空医学处置和判定后才可以继续执行遥控飞行任务，如果没有经过航空军医处置，将被从遥控飞行任务移除直到接受航空军医评审。具体不合格及相关标准如下。

（1）头部。头部外伤病史与 FC Ⅱ U 类飞行员医学标准一致。

（2）鼻、口腔、咽喉。可能干扰发音或清晰语言交流的鼻、口腔、咽喉部的任何疾病或者畸形不合格。

（3）听觉。初始选拔标准要求 H-1 类，超过 H-1 类的听力需要特许。继续飞行 H-2 不需要特许，但是必须进行充分的评估包括全面的听力学评估，以排除传导性病变或者耳蜗后的病变，在适当的情况下转诊耳鼻喉科咨询，慎重选择听力学家及诊疗设施，在此期间不需要限制其遥控飞行任务。对于新的 H-3 类的机组人员（如听力最近刚变成 H-3 类的人员及以前未进行过听力评估的人员），需要限制 FC Ⅱ U 职责，明确可接受的（如职业听力评估）听力水平之后，MAJCOM/SG（主战司令部航空军医署）可以授权临时特许（先前没有经过听力学家、耳鼻喉专家或兼有两者评估的具有长期稳定的 H-3 听力的机组人员需要特许，但不需要限制其 FC Ⅱ U 的职责，除非航空军医认为他们可能威胁到飞行安全）。对于积极参与 FC Ⅱ U 职责的机组人员，在做出针对 H-3 医学特许之前需要通过一条或者两条途径明确其听力水平：在地面控制站的环境中需使用相应的技术操作进行功能性听力评估，如果机组人员可能在多飞行器的地面控制站执行任务，那么听力评定必须在这样的环境中进行；拥有由飞行中队长或者高级飞行军官签署的证明，机组成员有足够的听力水平在地面控制站环境中安全执行 FC Ⅱ U 职责的书面确认，且包含由指定的航空军医根据听力学家检查的结果所书写的记录机组成员语言鉴定分级状态的备忘录，只有这样才具有开展遥控飞行职责的资格。不对称的听力缺失（左耳和右耳在任何两个连续的频率间存在 25dB 或更大的差异）要求具有完整的听力学检查并包括进一步的临床评估作为指导，需要特许，在此期间不需要限制其遥控飞行任务。完整的听力学评估包括以下检查：纯音气导和骨导阈值；言语识别阈；言语辨别试验，包括高强度的鉴别；声导抗测试；鼓室导抗图；同侧和对侧镫骨肌声反射阈（水平不超过 110dB HL）；声反射衰减（500Hz 和 1000Hz，水平不超过 110dB HL）；耳声发射（瞬态诱发或畸变产物）。在上述检查基础上可行测试为听性脑干反应、磁共振成像（MRI）。

（4）眼科

1）眼睑/附属器。影响正常眼睑功能或舒适度，或者潜在威胁视觉的任何眼睑情况，包括但不限于溢泪、炎症或者鼻泪管的阻塞，以及上睑下垂等。

2）结膜。当前的结膜炎，包括但不限于沙眼和慢性过敏性结膜炎、眼干燥症。

3）角膜。当前的或曾经的角膜炎，包括但不限于复发性角膜溃疡或角膜糜烂，任何类型的角膜营养不良，包括任何程度的圆锥角膜。

4）葡萄膜。急性、慢性或复发性葡萄膜炎（虹膜、睫状体或脉络膜）除了已愈合的外伤性虹膜炎。

5）晶状体。晶状体混浊，白内障，或不规则的晶状体，可能干扰正常视力或进一步发展。

6）视网膜。当前的或曾经的视网膜缺陷或营养不良，视网膜剥离，视网膜囊肿，斑痣性错构瘤，以及其他视网膜遗传性疾病，这些都可能影响正常视觉功能或进一步进展；当前的或曾经的脉络膜视网膜或视网膜炎性疾病；当前的或曾经的任何部位的视网膜变性；当前的或曾经的视网膜脱落，针对相同部位或边缘的视网膜损伤、缺陷，或者导致视网膜脱落的变性等情况的外科手术史；当前的或曾经的出血、分泌物，或其他视网膜血管病变。

7）视神经。当前的或曾经的视神经炎，包括但不限于视神经网膜炎、视盘和球后视神经炎；当前的或曾经的视神经萎缩（一级或二级）或皮质失明；当前的或曾经的视盘水肿；视杯大于 0.4 或者两侧视杯不对称超过 0.2，除非经过眼科专家综合评估之后被证实为生理性的，评估必须包括局部昼夜压力检查及视野测试；当前的或曾经的视神经病变；视盘玻璃膜疣。

8）眼球运动。当前的或曾经的任何视野的复视，无论是持续性或间歇性；在视觉终点之外的眼球震颤；缺乏象限中的共轭对齐；当前的或者曾经的眼外肌麻痹或轻瘫所导致的任何方向上眼球运动的障碍；眼外肌手术或者斜视的治疗史；远近距离上内隐斜超过 10 棱镜屈光度；远近距离上外隐斜超过 6 棱镜屈光度；远近距离上隐斜超过 1.5 棱镜屈光度；远近距离上的隐斜，包括微斜视；汇聚点大于 100mm。

9）混杂缺陷和疾病。单眼；影响执行空勤任务的能力或干扰人身安全和个人防护设备的当前的视力衰弱；当前的或曾经的眼内压升高；眼内压大于 30mmHg 及以上的青光眼或者与青光眼相关联的视神经盘或视野的继发性改变；两次以上眼内压测定大于 22mmHg 及以上但小于 30mmHg 的高眼压（青光眼前病变），或者双眼眼压差 4mmHg 及以上（通过希厄茨眼压计获得的异常眼压必须通过扁平角膜进行验证）；除了生理性瞳孔不等以外，当前的瞳孔反射调节障碍；当前的或者曾经的眼内异物；任何间歇性或永久性威胁或潜在威胁正常视觉功能的外伤性、器质性或者先天性眼睛或附属器病变；屈光手术或包括激光在内的任何眼睛手术史；对于屈光手术可考虑特许，但对于初选者必须从手术日起至少 12 个月。

10）视力。每只眼矫正远视力差于 20/20，每只眼矫正近视力差于 20/20；隐形眼镜只矫正近视力，双焦点或多灶性，或特别适合于单眼视技术，不合格；选择性佩戴隐形眼镜与美国空军航空软接触透镜政策相一致；佩戴矫正眼镜或者隐形眼镜的空勤人员在执行遥控飞行职责时必须携带他们个人眼镜处方的备份。

11）色觉。初选时任何类型及程度的色觉缺失或异常均不合格。所有初始申请人必须经过权威的色觉测试，权威的色觉测试由 AF/SG（空军卫生部航空军医署）批准的下述测试组成：假同色板Ⅰ（单眼测试的最低通过分数 12/14OU）、假同色板Ⅱ（单眼测试的最低通过分数为每只眼睛 9/10）、F2 合格或不合格（单眼测试能够识别方格内的号码、位置及定位）。任何色觉筛查不合格的人员，仍需要 ACS 进一步的验证测试，测试检查包括色盲检查镜及锥对比测试（CCT）。已训练人员必须拥有通过每年的美国空军色觉测试批准的正常色觉。假同色板Ⅰ不合格，但曾经以 10/14 通过假同色板Ⅰ或 FALANT 和（或）颜色阈值测试仪（CTT）的具有飞行或遥控飞行资格已训练人员需要特许，完成正式的眼科学评估决定色觉缺陷的类型和程度，机组人员将被限制于他们当前的地面控制站（GCS），除非新的地面控制站设计出功能性的评估。基础层面的色觉筛查必须以单眼形式在标准的光源（如带有一个 100W 灯泡的麦克白画架灯或者里士满生产的日光曝光灯）下进行，在以下 PIP 试验之一：Dvorine，美国视觉原版（不包括 Richmond 版 PIP），或 Ishihara，阅读 14 个检光板时，任一眼出现 3 个或更多不正确的反应（包括未在允许的时间间隔内，不超过 5s 响应）会被认定失败，在 PIP Ⅱ（SPP2）试验中，任一眼超过一个不正确的反应会被认定失败，其他的 PIP 版本都未经授权，如 Richmond 版 PIP、Beck Engraving 版，或其他色觉测试，测试分数必须记录为正确数 / 目前总数，法恩斯沃思灯测试：色觉试验（FALANT）未被授权。

12）视野。任何类型的视野缺损不合格。活动期或者静止期的中心暗点，包括短暂性偏头痛相关的中心暗点及由活动性病理进程导致的其他类型的中心暗点不合格。生理性以外的任何边缘暗点不合格。

13）红色晶状体测试。不针对已训练过的飞行人员。对于初选来说，在红色晶状体测试过程中，若在屏幕中心（30°）20in 以内引导出任何的复视或抑制，将被认为不合格。如果测试结果为不合格，则需要有资格的眼科专家或者验光师完成一份眼球运动 / 调节的完整的初步局部评估。

（5）心肺系统。任何已经记录的有或者没有经过干预的冠状动脉疾病（CAD），任何无创性的心脏测试，除非经过完整的评估没有冠状动脉疾病的证据。任何异常的或者边缘性心电图表现，除非经过推荐的评估证实没有明确的病理，可在飞行员心电图库中查询指导。任何伴有血流动力学症状的心律失常或者异位，或者该症状可能影响到执行遥控飞行任务，大多数不伴有血流动力学症状的心律失常，心律失常的消融或折返。有症状的心脏瓣膜病，中重度无症状心脏瓣膜病。高血压或使用降压药的病史，高血压诊断标准是平均收缩压大于 140mmHg 或者平均舒张压大于 90mmHg，平均收缩压处于 141 ～ 160mmHg 或者平均舒张压处于 91 ～ 100mmHg 的无症状人员，可能保持在遥控飞行工作岗位上至 6 个月，在此期间不使用药物干预使血压值降至正常合格。矫正后无后遗症的动脉导管未闭（PDA）、房间隔缺损（ASD）、室间隔缺损（VSD）及主动脉瓣狭窄可以特许，无血流动力学改变的房间隔缺损及室间隔缺损是可接受的。任何当前的或者曾经的血栓形成或肺动脉栓塞不合格。

（6）血液和造血组织（骨髓捐献 / 活检）。行血液成分捐献（包括血浆及血小板捐献）和免疫疗法的人员禁止执行 FC Ⅱ U 职责，按照空勤人员特许飞行指南要求进行特许。

（7）腹部和胃肠系统。急性、复发性或慢性胆囊炎。当前的或者曾经的胃或十二指肠溃疡及消化道出血。肠道畸形，包括但不限于应激性肠道症状，憩室，吸收障碍，以及影响正常功能或者需要频繁干预措施的慢性腹泻。当前的大便失禁。

（8）女性生殖器和生殖器官。当前的或者曾经的影响正常功能或者需要频繁干预措施的生殖器感染及溃疡。当前或者曾经的迫使缺席日常任务达数小时以上的痛经。当前或者曾经的症状严重且影响正常功能的子宫内膜异位症，卵巢囊肿或慢性骨盆疼痛。当前的盆腔炎性疾病。任何出现症状并影响正常功能或者需要频繁干预措施的外伤性、器质性和先天性生殖器缺陷。怀孕不是失去执行遥控飞行任务资格的原因，除非妊娠期出现明显的不良反应。

（9）男科。当前或既往有严重的生殖道感染或溃疡病史，需要频繁干预，干扰正常动作。当前有鞘膜积液，除非量少且无症状。广泛或有疼痛的左侧精索静脉曲张，任何右侧精索静脉曲张，除非重要潜在病变已被排除。当前患急性或慢性睾丸炎或附睾炎，如果引起严重症状或干扰正常功能。当前患有或既往有慢性阴囊痛病史。慢性前列腺炎或前列腺增生，伴尿潴留或前列腺脓肿。任何足够严重的生殖器创伤性、器质性或先天性障碍，造成注意力分散，需要频繁干预，或干扰正常的动作。

（10）泌尿系统。引起严重症状或干扰正常功能的急性、复发性或慢性泌尿道疾病，包括但不限于尿道炎和膀胱炎。当前患有尿失禁。当前患有尿道狭窄、瘘或行膀胱造瘘。当前有血尿、脓尿、蛋白尿（如果剧烈活动后48h以上，大于200mg/24h，或随机尿样蛋白肌酐比值大于0.2），或其他发现指示泌尿道疾病，除非会诊确定病情为良性。当前患尿路结石或复发结石，实质外结石，或双侧肾结石的病史。肾结石简单单次发作不需要特许，但是必须进行评估。肾下垂（游走肾）引起肾代谢受损或疼痛。当前患有或既往有马蹄肾病史。当前患神经源性膀胱炎，肾移植病史。任何足够严重的泌尿道的创伤性、器质性或先天性疾病，造成注意力分散，需要频繁干预，或干扰正常的动作。

（11）内分泌系统。当前患或既往有肾上腺、垂体、甲状旁腺、甲状腺或营养性疾病的病史，除非无症状，根本病因已矫正且无后遗症。当前或既往有痛风、糖尿病。

（12）神经性障碍。意识障碍史（不是由于头部损伤导致）。与静脉穿刺或类似良性突发事件相关的单次发作的神经心脏性晕厥，若持续时间小于1min，无不可控的损伤，且快速和完全恢复，无后遗症，如果由航空军医进行彻底的神经及心脏评估显示无异常，不需要进行特许。脑电图异常，良性瞬变如小陡波峰（SSS）或良性癫痫瞬变（BETS），Wicket波峰，6Hz虚位波峰和波形，思睡期（精神运动）的节律性短暂波峰，以及14Hz和6Hz的正尖峰不会被取消资格。当前或既往有任何以下类型的头痛病史：复发性原发性头痛，包括但不限于具有任何下述特征的偏头痛、紧张性头痛和丛集性头痛，头痛及其相关症状导致社会、职业或学术活动的障碍，头痛控制失败，需要非处方镇痛药以外的药物或需要预防性应用处方药控制的头痛，有神经功能障碍或功能缺损包括先兆，满足上述任何标准的继发性头痛，除非头痛及其根本原因（多个）均已解决。当前或既往有眩晕或不平衡疾病病史。当前或既往有脑血管病史，包括但不限于蛛网膜下腔或脑内出血、血管功能不全、动脉瘤、动静脉畸形或脑梗死。当前或既往有任何形式的中枢神经系统急性感染或任何形式的神经梅毒病史。当前或既往有瘫痪、虚弱、不协调、慢性疼痛或感觉障碍的病史，包括但不限于多发性硬化症和帕金森病。睡眠障碍，包括但不限于睡眠呼吸暂停综合征、失眠症、嗜睡、发作性睡病或多动综合征。

（13）学习、精神和行为障碍。多动症/注意力缺陷多动障碍或知觉/学习障碍，除非个人可以通过学业成绩证明且在过去的12个月一直没有使用药物。当前或既往有进食障碍的病史。当前或既往有酒精依赖、药物依赖、酒精滥用、药物滥用或任何其他物质相关性障碍的病史。酒精依赖和滥用可按照特许标准进行指导。当前或既往有精神分裂症和其他精神疾病的病史。当前或既往有心境障碍的病史，包括但不限于抑郁症、心境恶劣障碍、循环型情感障碍，未另行规定的抑郁症和双相情感障碍。当前或既往有焦虑症的病史，包括但不限于广泛性焦虑症、恐怖症、强迫症、创伤后应激障碍，以及急性应激障碍。当前或既往有分离性障碍的病史。当前或既往有躯体障碍的病史，包括但不限于疑难病症或疼痛障碍。性别认同障碍。性功能障碍及未另行规定的性功能障碍不会在医学上失去资格，除非与另一轴 I 障碍（axis I disorder）相关。性欲倒错不会在医学上失去资格，然而达到诊断标准的个人会在行政上处理。当前的适应障碍持续超过 60d。影响健康状况的心理因素。由一般医疗条件导致的精神障碍。当前患有或既往有谵妄、痴呆、遗忘和其他认知障碍的病史。重度的睡眠障碍，需要超过 30d 的躯体治疗，或者与轴 I 障碍而非适应障碍有关。当前或既往有动作性障碍病史，当前或既往有冲动控制障碍病史，RPA 职责的不良适应性等级（AR-RPA）、适应不良的个性特征（而非满足人格障碍的诊断标准）或显著干扰安全 RPA 操作、机组配合或者任务完成的适应不良的行为模式，在没有适应不良的性格特征和行为模式时，会有行政管理动机问题。人格障碍的严重程度，足以反复显著干扰安全 RPA 操作、机组配合或任务完成，但不能作为医疗原因退役。自杀行为史，包括自杀姿势或企图自杀或自残史。当前患有或既往有精神障碍的病史，航空军医认为会干扰或阻止军事任务圆满完成。

（14）脊柱和肌肉骨骼。当前病情包括但不限于脊柱和骶髂关节局部疼痛或牵涉四肢致肌肉痉挛、姿势畸形，需要外部支持，需要频繁治疗，或妨碍职责圆满完成。当前疾病、损伤或先天性条件致虚弱或症状上的后遗症，如需要频繁治疗或妨碍职责圆满完成，包括但不限于慢性骨关节疼痛。

（15）附加试验。所有首次服役的应征者或返回现役的人员都需要进行 HIV 抗体检测和快速血浆反应素试验（RPR 试验）。所有首次服役的应征者都需要进行 AR-RPA 和朗读测试（RAT）。

（16）用药。对于飞行种类 FC II U，禁止使用其他任何药物，除非在《官方空军批准机组人员用药》中所述，由 AFMSA 定期更新（经 AF/SG3P 批准）。禁止使用任何其他非处方药（OTC），除非在由 AFMSA 定期更新的《官方空军批准机组人员用药——非处方药（OTC）》范围内（经 AF/ SG3P 批准）。

（17）其他方面。恶性肿瘤，当前或既往有恶性肿瘤、囊肿或任何种类癌症的病史。已充分切除宫颈基底细胞和鳞状细胞癌及原位癌（由病理报告证实或基底细胞已经由具有资质的皮肤科医生行电灼疗和刮除术）的患者不会被取消资格。可治愈的儿童恶性肿瘤，应在个案基础上考虑特许。

（18）影响功能的良性肿瘤，服役期间可能扩大或易受伤，或显示有恶化倾向。

（19）其他先天性或后天畸形、缺陷，或疾病，妨碍 RPA 职责安全和良好的工作表现。

附 录

附录 A　中国空军招收飞行学员体格检查标准选编

中国人民解放军招收飞行学员体格条件
中央军委
（一九七三年九月）

外科、皮肤科

第一条　身长、腿长、体重低于下列规定不合格。

（一）十六周岁，身长 156 厘米；腿长 70 厘米；体重 45 公斤。

（二）十七周岁，身长 157 厘米；腿长 71 厘米；体重 46 公斤。

（三）十八周岁，身长 158 厘米；腿长 72 厘米；体重 50 公斤。

骨骼发育良好的十六、十七周岁的个别受检者，身长较同龄规定低 1 厘米、体重低 3 公斤合格。

第二条　胸廓、肢体发育不良，明显的脊柱弯曲、骨盆倾斜；膝内、外翻（O 型腿、X 型腿）超过 6 ~ 8 厘米；手足畸形、指趾缺损；重度扁平足；两腿不等长相差 2 厘米以上不合格。

功能性脊柱弯曲，自己可以矫正，无自觉症状合格。

第三条　骨、关节、滑囊、腱鞘疾病或损伤及其后遗症，影响正常功能不合格。

各种原因所致的慢性腰腿痛及其病史不合格。

单纯性骨折，治愈后复位良好，无功能障碍，无后遗症合格。

过度劳累引起的暂时性腰背痛，休息后消失，不影响工作合格。

第四条　开颅、开胸、开腹史不合格。

阑尾炎手术后三个月无后遗症，疝气手术后一年以上无复发及后遗症合格。

第五条　各种脉管炎或其他血管疾病，重度的下肢、精索静脉曲张不合格。

轻度或中度下肢、精索静脉曲张，无自觉症状合格。

第六条　生殖泌尿系疾病，如隐睾、慢性附睾炎、前列腺炎、各种尿结石以及影响功能的疾病或损伤不合格。

轻度鞘膜积液治愈后三个月无后遗症，阴囊内小结节排除丝虫病合格。

第七条　大的或有症状的痔核，陈旧性肛裂，肛瘘，脱肛，直肠脱垂，肛门狭窄，括约肌失禁等不合格。

第八条　瘢痕体质，影响活动的瘢痕、鸡眼、胼胝，妨碍着装、影响功能的良性肿瘤不合格。

第九条　各种慢性霉菌病，如黄、白癣，手癣，指甲癣或严重的足癣不合格。

轻度的足癣、趾甲癣、体癣合格。

第十条　银屑病，重度鱼鳞病或慢性湿疹、慢性荨麻疹、神经性皮炎等难以治愈、易于复发的皮肤病不合格。

第十一条　麻风及有密切接触史、皮肤结核、白化病、暴露部位的白癜风等不合格。

一般色素斑，单纯性血管痣，轻度腋臭合格。

内　科

第十二条　血压偏高、偏低，心动过速、过缓不合格。

下列情况合格：

（一）坐位收缩压在 100 ～ 130 毫米汞柱之间，舒张压在 60 ～ 86 毫米汞柱之间。

（二）坐位脉搏每分钟在 50 ～ 90 次之间，或 91 ～ 96 次之间，无自觉症状，确无心血管疾病。

（三）下蹲十五次运动试验。

1. 运动后三分钟，血压、脉搏虽然恢复至平静时数值或稍低于平静时数值，且其数值仍在标准要求范围以内。

2. 运动后三分钟，血压、脉搏虽不能恢复至平静时数值，但是，收缩压不高于平静时数值 10 毫米汞柱，脉搏每分钟不高于平静时数值 12 次，且其数值仍在标准要求范围以内。

3. 运动后三分钟，舒张压恢复至标准要求范围以内。

第十三条　风湿病，心脏、血管疾病，心电图不正常不合格。

下列情况合格：

（一）窦性心律不齐。

（二）偶发的期前收缩，心脏无异常体征，心电图无其他异常发现，经复查证实已消失。

（三）心电图仅有左心室电压增高，但室壁激动时间或 QRS 时间不延长，S-T 段或 T 波无改变，心脏无异常体征，X 线检查无异常发现。

（四）不完全性右束支传导阻滞，排除心脏器质性疾病。

（五）心脏收缩期杂音，确属生理性。

第十四条　慢性支气管炎、支气管哮喘、肺结核等慢性呼吸系统疾病不合格。

下列情况合格：

（一）胸部 X 线检查，肺野（肺尖部除外）有少数孤立散在小的钙化点，边缘清晰，周围无炎症现象。

（二）胸部 X 线检查，肺纹理轻度增粗，无实质性病变，无自觉症状。

第十五条　慢性胃肠道疾病或经常腹痛；胆囊、胆道、肝、脾、胰腺疾病；肝大、脾大超过规定标准或肝、脾同时触及不合格。

下列情况合格：

（一）急性胃肠炎或由于饮食不当等因素所致的一时性胃肠症状，治愈后消化功能正常，无复发。

（二）仰卧位，在深吸气状态下，于右侧锁骨中线肋缘下触及肝脏不超过1.5厘米，质地软，平滑，边缘薄，无压痛，肝上界在正常范围，肝功能正常，无自觉症状，全身情况良好，无肝炎病史，确为非病理性增大。

（三）仰卧位，在深吸气状态下，于左侧肋缘下触及脾脏，边缘平滑，中等硬度，无压痛，无自觉症状，全身营养状况良好，造血功能正常，无慢性疾病征象，确为既往患疟疾引起的肿大。

第十六条　肾脏疾病，蛋白尿，血尿不合格。

下列情况合格：

（一）七周岁以前患过急性肾炎，治愈后无复发，尿常规检查正常，全身情况良好。

（二）尿常规检查出现微量蛋白或少数红细胞，经两次以上复查均阴性，无其他体征或自觉症状，确无肾脏疾病。

第十七条　血液、内分泌、代谢等系统疾病不合格。

由于营养因素所致的轻度贫血合格。

第十八条　传染性肝炎，细菌性痢疾，钩端螺旋体病不合格。

下列情况合格：

（一）七周岁以前患过传染性肝炎，治愈后无复发，肝功能正常，全身情况良好，对重体力劳动无影响。

（二）急性细菌性痢疾，治愈后已超过一年，无复发，大便培养三次均阴性，乙状结肠镜检查无异常，无肠功能紊乱等后遗症。

（三）钩端螺旋体病，治愈后超过一年，无复发，全身情况良好，对体力劳动无影响。

第十九条　难以治愈的寄生虫病不合格。

下列情况合格：

（一）蛔虫病，鞭虫病，蛲虫病，无明显贫血的钩虫病。

（二）姜片虫病，蛲虫病，已治愈。

（三）疟疾，黑热病，阿米巴痢疾，血吸虫病，丝虫病，治愈后已超过两年，未复发，全身情况良好，有关实验室检查阴性（血吸虫病大便孵化三次，丝虫病血中微丝蚴检查三次），无后遗症。

第二十条　食物过敏（常吃食物），不吃肉类不合格。

神经精神科

第二十一条　中枢神经疾病，如各种类型的脑炎、脑膜炎、脑血管疾病，脑、脊髓肿瘤，脊髓炎，脊髓空洞症等疾病及其病史不合格。

第二十二条　脑、脊髓损伤及其后遗症不合格。

仅有轻度头颅外伤，无意识丧失及后遗症合格。

第二十三条　周围神经疾病，如三叉神经痛、臂丛神经痛、坐骨神经痛、脊神经根炎、多发性神经炎等不合格。

面神经麻痹治愈后无复发及后遗症合格。

第二十四条　自主神经系统疾病，如雷诺病、红斑性肢痛病、血管神经性水肿、血管神经性头痛等不合格。

第二十五条　肌肉疾病，如重症肌无力、多发性肌炎、周期性瘫痪、先天性肌强直等不合格。

第二十六条　阵发性和抽搐性疾病，如各种类型癫痫、偏头痛、晕厥、手足搐搦症、肌阵挛等疾病及其病史不合格。

偶尔发生过腓肠肌痉挛合格。

第二十七条　先天性、变性疾病以及锥体外系综合病症，如先天性两侧瘫痪、肌萎缩性侧索硬化症、帕金森病、手足徐动症、舞蹈症等不合格。

第二十八条　各种类型、各种程度的精神病及神经衰弱、癔症、精神衰弱、强迫性神经症等疾病及其病史不合格。

传染性谵妄、食物或药物中毒引起的短时精神障碍，治愈后无后遗症，经两年以上工作、学习无妨碍合格。

第二十九条　梦游症，较重的夜惊，经常头痛、头昏，易失眠，十周岁以后夜尿不合格。

第三十条　智力不良，口吃，言语障碍不合格。

眼　科

第三十一条　每眼裸眼远视力（环形视力表）或近视力低于1.0不合格。

第三十二条　复性近视散光，混合性散光或屈光不正超过下列规定不合格：

（一）远视1.75度；（二）单性远视散光0.5度；（三）复性远视散光最大径线1.75度或两轴相差0.5度；（四）近视或单性近视散光0.25度。

第三十三条　色盲、色弱不合格。

第三十四条　视野缩小（在任何径线上比正常缩小10度）或有非生理性暗点，深度觉不良，斜视，6米距离的内隐斜超过8度、外隐斜超过4度、上隐斜超过1.5度不合格。

内隐斜9度、10度，外隐斜5度，上隐斜2度，经两次复查，内隐斜均不超过10度，外隐斜均不超过5度，上隐斜均不超过2度，且75厘米红玻璃试验，距中央点50厘米范围内无复视合格。

第三十五条　眼睑、睑缘、结膜、泪器疾病，妨碍功能不合格。

下列情况合格：

（一）睑缘少量鳞屑或内外眦部少数倒睫。

（二）少数结膜结石。

（三）轻沙眼或角膜血管翳不超过角膜的上四分之一。

（四）小的假性翼状胬肉。

第三十六条　角膜、巩膜、虹膜睫状体疾病，或瞳孔变形、运动障碍不合格。

第三十七条　角膜混浊，晶状体混浊，玻璃体混浊不合格。

下列情况，不妨碍视功能（包括2毫米小孔镜视力）合格：

（一）离开视轴的小而薄的角膜翳。

（二）丝状永存性瞳孔膜，晶状体前囊先天性色素点。

（三）离开视轴的晶状体少数先天性混浊小点。

（四）无自觉症状的永存性透明动脉（不超过 1 厘米）或少数非病理性玻璃体混浊。

第三十八条　青光眼，眼底疾病，视神经疾病，眼部肿瘤不合格。

下列情况，不妨碍视功能合格：

（一）较小的视网膜脉络膜陈旧性病灶，不在黄斑区，无发展趋势。

（二）少数散在的玻璃体样体。

（三）不超过一个视盘直径的视网膜有髓神经纤维。

耳鼻咽喉科、口腔科

第三十九条　每耳低语音耳语听力低于 5 米或常有耳鸣史不合格。

听力计检查，空气传导听力图在 250、500、1000、2000 赫兹频率上听力损失不超过 15 分贝；在 4000、8000 赫兹频率上听力损失不超过 20 分贝合格。

第四十条　耳气压功能不良，咽鼓管口或周围淋巴组织增生不合格。

下列情况合格：

（一）咽鼓管口周围有少数散在淋巴组织，耳气压功能良好。

（二）低压舱检查，耳气压功能 0 度或 I 度。

第四十一条　前庭功能不良，晕车史，晕船史，眩晕史不合格。

下列情况合格：

（一）转椅检查后，前庭自主神经反应 0 度或 I 度。

（二）因身体一时不适或初次乘坐车船所发生的轻微症状，证明以后未再发生。

（三）因大风浪影响所发生的晕船史，证明以后未再发生。

第四十二条　鼓膜穿孔、粘连性瘢痕，重度内陷、增厚、萎缩等鼓膜病变不合格。

鼓膜瘢痕或石灰质沉着占鼓膜的三分之一左右，听力正常，耳气压功能及鼓膜活动均良好合格。

第四十三条　外耳、中耳、内耳的慢性疾病不合格。

下列情况合格：

（一）能窥见鼓膜全貌的外耳道狭窄。

（二）耳郭小部分缺损或副耳郭。

（三）不发炎的先天性耳前瘘管。

（四）轻度外耳道霉菌症。

第四十四条　难以治愈的慢性鼻炎，鼻息肉（息肉样变性），嗅觉丧失，重度高位鼻中隔偏曲，反复鼻衄不合格。

下列情况合格：

（一）生理性小鼻甲。

（二）单纯性慢性鼻炎。

（三）鼻中隔前下方、下鼻甲前端的黏膜轻微发干，有少量痂皮。

（四）低位鼻中隔偏曲（棘或嵴），虽已压迫下鼻甲，但未引起另侧鼻甲萎缩或明显的代偿性肥大，鼻腔检查无其他异常，易于矫治。

第四十五条　慢性鼻副窦炎，鼻窦囊肿不合格。

下列情况合格：

（一）X线照片，上颌窦密度增高，上颌窦穿刺冲洗仅有少量分泌物，鼻腔检查无异常。

（二）X线照片，上颌窦及筛窦均有轻度密度增高，其他鼻窦清晰，经上颌窦穿刺冲洗无分泌物，窦口通畅，鼻腔检查无异常。

（三）上颌窦囊肿（排除含齿囊肿、黏液囊肿），鼻腔检查无异常，不妨碍鼻窦功能。

第四十六条　难以治愈的或影响发音的咽喉疾病不合格。

不经常发作的慢性扁桃体炎，不超过Ⅱ度的扁桃体肥大，轻度单纯性咽炎合格。

第四十七条　妨碍功能的耳鼻咽喉、口腔、颌面部良性肿瘤不合格。

第四十八条　牙周病，颞下颌关节炎，颞下颌关节习惯性脱位等难以治愈或影响咀嚼的口腔疾病不合格。

下列情况合格：

（一）牙龈萎缩，牙龈溢脓，牙龈增生，在上牙列或下牙列分别不超过四个。

（二）一度或二度龋齿。

（三）不超过三对（对位上下咬合缺一个即算一对）的脱落齿或三度以上的龋齿。

（四）不影响咀嚼的牙颌畸形。

（五）无自觉症状，关节活动正常的颞下颌关节弹响。

妇　　科

第四十九条　各种类型的月经异常及功能性子宫出血不合格。

由于环境改变或精神因素所致一时性月经异常合格。

第五十条　生殖器官及附属器官的慢性疾病不合格。

体格摸底条件

1. 经常头痛、头晕、失眠或有过精神病，羊角风（癫痫），晕倒等病史。

2. 梦游症（睡觉中下床活动自己不知道）或近几年来常有尿床（夜尿症）。

3. 经常有腰腿痛，不能走远路的平脚板（扁平足），或有脱肛、疝气。

4. 疥疮，头部黄癣，与麻风病人有密切接触史。

5. 经常心口痛，吐酸水，经常拉肚子或经常咳嗽，哮喘。

6. 耳聋，耳内经常流脓，明显斜眼，夜盲或配戴眼镜（视力不良）。

7. 经常发生晕车、晕船。

8. 其他严重疾病，身体某部明显缺陷、异常或一年中经常生病影响学习和劳动。

9. 明显结巴（口吃）或反应迟钝。

中国人民解放军招收飞行学员体格条件
中华人民共和国国防部
（一九八二年二月）

外科、皮肤科

第一条　身长、腿长、体重低于下列规定不合格。

（一）十六、十七周岁，身长 158 厘米，腿长 72 厘米，体重 48 公斤。

（二）十八周岁以上，身长 160 厘米，腿长 72 厘米，体重 50 公斤。

第二条　体质不良不合格。

第三条　颅骨发育畸形、骨折史，颅内手术史不合格。

第四条　颈部疾病不合格。

下列情况合格：

（一）轻度习惯性斜颈，可自行矫正，颈部功能良好。

（二）轻度弥漫性单纯性甲状腺肿，不妨碍着装，无压迫症状。

第五条　淋巴结结核及其病史不合格。

单纯性淋巴结肿大合格。

第六条　胸廓发育不良，胸壁疾病，胸腔器官手术史不合格。

轻度鸡胸、扁平胸、胸廓两侧不对称合格。

第七条　腹腔器官手术史不合格。

无并发症的阑尾炎，手术治愈后三个月，无后遗症合格。

第八条　各种疝不合格。

腹外疝，手术治愈后一年，无复发，无后遗症合格。

第九条　直肠及肛门疾病不合格。

下列情况合格：

（一）外痔或内痔，黄豆大，总数不超过三个，无自觉症状，不经常出血。

（二）新鲜肛裂。

第十条　周围血管疾病不合格。

下列情况合格：

（一）轻度下肢静脉曲张，无自觉症状。

（二）左侧轻、中度精索静脉曲张，无自觉症状。

第十一条　男性生殖系统发育异常或疾病不合格。

下列情况合格：

（一）交通性鞘膜积液，手术治愈后一年，无复发，无后遗症。

（二）睾丸鞘膜积液，大小不超过健侧睾丸的一倍，无自觉症状，排除丝虫病。

（三）精索鞘膜积液，大小不超过葡萄大无自觉症状，排除丝虫病。

（四）精液囊肿。

（五）精索或阴囊内小结节，黄豆大，不超过两个，无自觉症状，无压痛，排除结核和丝虫病。

（六）包茎，包皮与龟头无粘连，不影响排尿。

第十二条　泌尿系统疾病及其病史不合格。

阴茎头部尿道下裂，排尿无异常合格。

第十三条　脊柱形态明显异常，脊柱疾病、损伤及其病史，慢性腰痛史不合格。

下列情况合格：

（一）脊柱姿势性侧弯，距正中线 1.5 厘米以内，可自行矫正。

（二）胸腰段轻度后凸，经 X 线检查，无病理改变。

（三）腰段前凸不超过 5 厘米，可自行矫正。

（四）因劳动或姿势不良所致的轻度驼背，可自行矫正。

（五）第五腰椎或骶椎隐裂，宽度不超过 1.5 厘米，长度不超过两个椎体，无自觉症状。

（六）因劳动或运动过度所致的一时性腰背酸痛，休息后症状消失。

第十四条　骨、关节、滑囊、腱鞘疾病或损伤及其后遗症不合格。

下列情况合格：

（一）单纯性骨折，治愈后一年，经 X 线检查，对位、对线较好，功能正常。

（二）外伤性关节脱位，复位后一年，无复发，无后遗症，功能正常。

（三）关节弹响，除外骨、关节病变或损伤，关节功能正常。

（四）腱鞘囊肿，较小，不影响功能。

第十五条　上肢畸形不合格。

下列情况合格：

（一）肘外翻不超过 15 度，左右对称，功能正常。

（二）多生指手术治愈后，功能正常。

第十六条　下肢畸形，骨盆明显倾斜，慢性腿痛史不合格。

下列情况合格：

（一）下肢不等长，相差不超过 2 厘米，无跛行。

（二）膝内翻或膝外翻，不超过 6 厘米，无自觉症状，步态正常。

（三）轻度扁平足，无自觉症状。

第十七条　恶性肿瘤，妨碍着装或影响功能的良性肿瘤不合格。

第十八条　多发性疖肿、毛囊炎，复发性丹毒等不易治愈的化脓性皮肤病不合格。

轻度寻常性痤疮合格。

第十九条　黄癣，重度体癣、手癣、足癣，甲癣等皮肤霉菌病不合格。

花斑癣、趾甲癣（每足不超过两个）合格。

第二十条　慢性荨麻疹、慢性湿疹等不易治愈的过敏性皮肤病不合格。

下列情况合格：

（一）急性荨麻疹，近一年内无复发。

（二）已治愈的急性湿疹、接触性皮炎。

第二十一条　牛皮癣、结节性痒疹、神经性皮炎、重度鱼鳞癣、皮肤瘙痒症等难以治愈的皮肤病不合格。

局限性神经性皮炎，面积不超过 3 厘米 ×3 厘米，无苔藓化合格。

第二十二条　麻风及有密切接触史、疥疮、皮肤结核、白癜风、血管瘤、重度腋臭不合格。

下列情况合格：

（一）单纯性血管瘤、较小的色素痣。

（二）轻度腋臭。

（三）非暴露部位的白癜风，不超过三处，总面积不超过 3 厘米 ×3 厘米，无发展趋势。

第二十三条　瘢痕体质、影响功能的瘢痕、多发性鸡眼、影响活动的胼胝不合格。

非持重部位的鸡眼，不超过两个合格。

内　科

第二十四条　血压偏高、偏低，心动过速、过缓不合格。

下列情况合格：

（一）坐位收缩压在 100 ～ 136 毫米汞柱；舒张压在 60 ～ 86 毫米汞柱。

（二）脉压差在 30 ～ 60 毫米汞柱。

（三）坐位脉搏每分钟在 56 ～ 100 次。

（四）下蹲十五次运动试验符合下列条件：

1. 运动后三分钟，血压、脉搏恢复至平静时数值或稍低于平静时数值，但仍在标准要求范围以内。

2. 运动后三分钟，血压、脉搏虽不能恢复至平静时数值，但收缩压不高于平静时数值 10 毫米汞柱，脉搏每分钟不高于平静时数值 12 次，且其数值仍在标准要求范围以内。

3. 运动后三分钟，舒张压恢复至标准要求范围以内。

第二十五条　心脏、血管疾病，风湿病及其病史不合格。

下列情况合格：

（一）心脏生理性收缩期杂音。

（二）期前收缩每分钟不超过 3 次，经复查和运动试验后消失。

第二十六条　心电图异常，电压过低，额面 QRS 环电轴左偏超过 -30 度或右偏超过 110 度不合格。

下列情况合格：

（一）窦房结内游走节律。

（二）P_{II}、P_{III}、P_{avF} 倒置，P_{avR} 亦倒置。

（三）P-R 间期 ≥ 0.11 秒。

（四）单纯性左心室高电压。

（五）单纯性右心室高电压。

（六）单纯性左、右心室高电压。

（七）不完全性右束支传导阻滞或合并单纯性左心室高电压，排除病理性改变。

第二十七条　呼吸系统结核、慢性呼吸系统疾病及其病史不合格。

下列情况合格：

（一）胸部 X 线检查，肺野（肺尖除外）有孤立散在的钙化点，数量一般不超过 5 个，直径不超过 0.5 厘米，边缘清晰，周围无炎症现象。

（二）胸部 X 线检查，肋膈角稍钝，横膈运动不受限，排除胸膜肥厚、粘连及胸腔积液。

（三）胸部 X 线检查，肺纹理轻度增粗，无实质性病变，无自觉症状。

第二十八条　慢性胃肠道疾病，胆囊、胆道、肝、脾、胰腺等疾病及其病史不合格。

下列情况合格：

（一）急性胃肠炎或由于饮食不当等因素所致一时性胃肠道症状，治愈后无后遗症。

（二）仰卧位，在深吸气状态下，于右侧锁骨中线肋缘下触及肝脏不超过 1.5 厘米，质地软，边缘薄，无压痛，肝上界在正常范围。

（三）仰卧位，在深吸气状态下，于左侧肋缘下触及脾脏不超过 0.5 厘米，边缘平滑，无压痛，无自觉症状，全身营养状况良好，造血功能正常，无慢性疾病征象。

（四）肝脾同时触及，符合上述（二）、（三）两项。

（五）不典型蜘蛛痣。

第二十九条　肾脏、膀胱等泌尿系统疾病及其病史不合格。

下列情况合格：

（一）尿化验有微量蛋白，经两次复查均阴性，无其他体征或自觉症状，排除肾脏疾病。

（二）尿沉渣镜检，高倍视野中红细胞数不超过 0 ～ 2 个，经两次复查不再增多。

（三）仰卧位触及右肾下极，不超过全肾三分之一，变立位时下移不超过 3 厘米。

第三十条　血液、内分泌系统疾病或代谢疾病及其病史不合格。

下列情况合格：

（一）营养因素所致的轻度贫血，血红蛋白在 110g/L、红细胞数在 3.5×10^{12}/L 以上。

（二）嗜酸性粒细胞数在 5% 左右，排除血液、过敏性等疾病。

第三十一条　传染性肝炎及其病史，肝功能不正常，乙型肝炎表面抗原阳性不合格。

下列情况合格：

（一）七周岁前患过传染性肝炎，治愈后无复发，全身情况良好。

（二）肝功能单项超过标准，一周内经两次复查均正常，排除肝脏疾病。

第三十二条　流行性出血热及其病史、细菌性痢疾、钩端螺旋体病不合格。

下列情况合格：

（一）急性细菌性痢疾，治愈后一年，无复发，无后遗症。

（二）钩端螺旋体病，治愈后一年，无复发，全身情况良好。

第三十三条　肺吸虫病、华支睾吸虫病、包虫病、囊虫病、梨形鞭毛虫病及其病史，血吸虫病、阿米巴痢疾、丝虫病等寄生虫病不合格。

下列情况合格：

（一）蛔虫病、鞭虫病、蛲虫病、钩虫病。

（二）姜片虫病、绦虫病已治愈。

（三）疟疾治愈后半年，全身情况良好，无后遗症。

（四）黑热病、血吸虫病、阿米巴痢疾、丝虫病，治愈后两年，无复发，无后遗症，有关实验室检查阴性。

第三十四条　食物（常吃食物）过敏，不吃肉类不合格。

下列情况合格：

（一）原因明确的食物过敏，症状轻，易于预防。

（二）吃猪肉或牛羊肉。

神经精神科

第三十五条　中枢神经系统疾病、损伤及其病史不合格。

仅有轻度头颅外伤，无颅骨骨折、意识丧失及后遗症合格。

第三十六条　周围神经系统疾病、损伤及其病史不合格

面神经麻痹，治愈后一年，无复发，无后遗症合格。

第三十七条　自主神经系统疾病及其病史，自主神经功能不稳定不合格。

仅有轻度手足发绀、皮肤大理石斑纹、手足多汗、红晕增宽的皮肤划痕反应、手指震颤、眼睑震颤等一、二项轻度自主神经功能不稳定的体征合格。

第三十八条　肌肉疾病及其病史不合格。

第三十九条　昏迷、晕厥、晕厥前状态及其病史不合格。

下列情况合格：

（一）因剧烈疼痛、重症急性感染、重病恢复期或过度疲劳所致的晕厥前状态，仅发生一次，经一年观察，全身情况良好。

（二）有全身麻醉史，无后遗症。

第四十条　癫痫、发作性睡病、猝倒症、肌阵挛、惊厥及其病史不合格。

下列情况合格：

（一）六周岁前偶尔发生一两次热性惊厥，以后未再发生，脑电图正常，神经精神状态良好。

（二）因寒冷或过度疲劳偶尔发生的腓肠肌、指趾痉挛。

第四十一条　经常头痛、神经症及其病史、神经症倾向不合格。

因精神过度紧张，学习、工作过于疲劳所致的一时性入睡困难、易醒、头痛、头昏，当原因除去后即恢复正常合格。

第四十二条　梦游症、较重夜惊、十周岁后遗尿、口吃、言语障碍不合格。

下列情况合格：

（一）十周岁前虽有较重夜惊，但身体发育、神经精神状态良好。

（二）十一、十二周岁时，因过度疲劳或饮水过多等原因，偶尔发生一、二次遗尿，神经精神状态正常。

（三）说普通话不流利，但原籍话正常，或因精神紧张偶尔出现个别字句重复。

第四十三条　精神病及其病史不合格。

传染病性谵妄、中毒所致的短暂的精神障碍，治愈后精神恢复正常合格。

第四十四条　有明显遗传倾向疾病的家族史不合格。

第四十五条　瞳孔不等大、眼球震颤、生理反射不对称、病理反射阳性不合格。

下列情况合格：

（一）两侧瞳孔相差不超过 1 毫米，对光、调节反应正常。

（二）眼球外视超过 45 度出现的眼球震颤。

第四十六条　脑电图异常不合格。

第四十七条　智力不良，学习飞行能力预测不及格不合格。

眼　　科

第四十八条　两眼中有一眼裸眼远视力或近视力低于 1.0 不合格。

第四十九条　屈光检查，两眼中有一眼出现下列情况之一不合格。

（一）近视超过 0.25 度。

（二）单纯性近视散光超过 0.25 度。

（三）复性近视散光。

（四）远视超过 1.5 度。

（五）单纯性远视散光超过 0.5 度。

（六）复性远视散光最大径线超过 1.5 度或两轴相差超过 0.5 度。

（七）混合性散光。

第五十条　视野在任何径线上比正常缩小 10 度以上或有非生理性暗点不合格。

第五十一条　色盲、色弱不合格。

第五十二条　夜盲不合格。

夜盲史，暗适应正常合格。

第五十三条　深度觉不良不合格。

第五十四条　斜视，6 米距离的内隐斜超过 8 度、外隐斜超过 4 度、上隐斜超过 1 度不合格。

第五十五条　难以治愈或妨碍功能的眼睑疾病不合格。

下列情况合格：

（一）眼睑闭合不全不超过 2 毫米，睑缘与眼球相互位置正常，无暴露性角膜炎。

（二）轻度鳞屑性睑缘炎、轻度眦部睑缘炎。

（三）部分睫毛秃、少数容易矫治的倒睫。

（四）偶发的睑腺炎、睑板腺囊肿。

（五）睑缘、泪阜、结膜色素痣，眼睑毛细血管痣，大小在 2 毫米左右，无发展趋势。

第五十六条　难以治愈或易复发的结膜疾病不合格。

下列情况合格：

（一）沙眼，病变范围不超过上睑结膜面的三分之二，结膜无明显肥厚，角膜血管翳不超过角膜的上四分之一。

（二）睑裂斑，伸入角膜不超过 2 毫米的假性翼状胬肉。

（三）轻度慢性卡他性结膜炎、轻度滤泡性结膜炎。

（四）少数结膜结石，无明显刺激症状。

第五十七条　影响功能的泪器疾病不合格。

下列情况合格：

（一）遇冷风溢泪，泪小点开口正常或稍狭窄，泪道通畅。

（二）先天性泪囊瘘管，无明显自觉症状。

第五十八条　角膜疾病或影响视功能的角膜瘢痕不合格。

下列情况合格：

（一）角膜瞳孔区（角膜中央 3～4 毫米）云翳，不在角膜正中央，直径在 1 毫米以内，每眼不超过一块。

（二）角膜瞳孔区以外的云翳，直径不超过 1 毫米，每眼不超过两块。

（三）角膜周边部（角巩膜缘内 2 毫米）的斑翳，直接在 2 毫米以内，每眼不超过两块。

第五十九条　巩膜疾病及其病史不合格。

第六十条　虹膜睫状体疾病及其病史不合格。

细丝状瞳孔膜残遗合格。

第六十一条　瞳孔变形、运动障碍，多瞳不合格。

第六十二条　晶状体疾病不合格。

下列情况合格：

（一）晶状体前囊少数先天性色素小点。

（二）晶状体前、后囊少数细小先天性混浊点。

（三）晶状体瞳孔有个别细小先天性混浊点。

（四）晶状体赤道部散在先天性混浊小点，数目在 30 个左右。

第六十三条　玻璃体疾病及主诉飞蚊症不合格。

下列情况合格：

（一）无自觉症状的靠近晶状体后囊的玻璃体动脉遗留的混浊小点。

（二）无自觉症状的短小而透明的玻璃体及残遗。

（三）细丝状或点状玻璃体混浊，数量少，颜色淡，活动度小，无自觉症状，无发展趋势。

第六十四条　青光眼不合格。

第六十五条　视网膜、脉络膜、视神经疾病不合格。

下列情况合格：

（一）黄斑区中心凹反射消失或游动，黄斑区色素分布不均匀等非病理性改变，黄斑部组织正常。

（二）黄斑区散在幼小的玻璃膜疣，数目在 5 个左右。

（三）视网膜、脉络膜陈旧性病灶，从黄斑部边缘至赤道部之间不超过二分之一视盘直径，赤道部以外在一个视盘直径左右。

（四）视网膜有髓神经纤维，在一个视盘直径左右。

（五）周边部视网膜色泽不均匀或呈淡灰色，视网膜组织及血管无明显病变。

第六十六条　眼部肿瘤不合格。

耳鼻咽喉科、口腔科

第六十七条　两耳中有一耳低语音耳语听力低于 5 米或常有耳鸣史不合格。

听力计检查，空气传导听力图在 500、1000、2000 赫兹上，听力损失不超过 15 分贝；250、4000、8000 赫兹频率上，听力损失均不超过 20 分贝合格。

第六十八条　耳气压功能不良、咽鼓管口内缘组织增生不合格。

下列情况合格：

（一）增殖体残留，咽鼓管口周围或咽隐窝淋巴组织，无明显慢性炎症，不影响咽鼓管口的轮廓，耳气压功能良好。

（二）低压舱检查，耳气压功能 0 度或 Ⅰ 度。

第六十九条　前庭自主经反应敏感、晕车史、晕船史、晕机史不合格。

下列情况合格：

（一）科里奥利加速度耐力检查，耐受时间一分钟，前庭自主神经反应 0 度或 Ⅰ 度。

（二）因身体不适或初次乘坐车、船、飞机所发生的轻微症状，以后未再发生。

（三）因大风浪影响所发生的晕船史，以后未再发生。

第七十条　外耳慢性疾病或畸形不合格。

下列情况合格：

（一）能窥见鼓膜全貌的外耳道狭窄。

（二）副耳郭。

（三）不经常发炎的先天性耳前瘘管。

（四）轻度外耳道真菌病。

第七十一条　鼓膜穿孔、粘连性瘢痕，鼓膜重度内陷、增厚、萎缩、菲薄瘢痕等病变不合格。

鼓膜瘢痕或石灰质沉着，不超过鼓膜紧张部的三分之一，听力 5 米，耳气压功能及鼓膜活动均良好合格。

第七十二条　中耳疾病不合格。

第七十三条　内耳疾病及其病史不合格。

第七十四条　嗅觉丧失不合格。

第七十五条　重度高位鼻中隔偏曲或结节、反复鼻衄不合格。

低位鼻中隔偏曲（棘或嵴），虽已压迫下鼻甲，但未引起对侧鼻甲萎缩或明显代偿性肥大，自爱检查无其他异常合格。

第七十六条　慢性鼻炎、鼻息肉（息肉样变性）不合格。

下列情况合格：

（一）生理性小鼻甲。

（二）慢性单纯性鼻炎。

（三）中鼻甲、筛泡或钩状突增大，黏膜色泽正常，不影响鼻窦引流。

（四）鼻中隔前部、下鼻甲前端黏膜轻微发干，有少量痂皮。

第七十七条　鼻窦炎不合格。

下列情况合格：

（一）中鼻道仅有少量分泌物或X线检查发现上颌窦密度增高。上颌窦穿刺冲洗有少量黏液性或黏液脓性分泌物，窦口通畅，鼻腔检查无明显异常。

（二）X线检查上颌窦及筛窦密度增高，其他鼻窦清晰，上颌窦穿刺冲洗无分泌物，窦口通畅，鼻腔检查无明显异常。

第七十八条　难以治愈或影响发音的咽喉疾病不合格。

慢性扁桃体炎、扁桃体肥大、单纯性咽炎合格。

第七十九条　妨碍功能的耳鼻咽喉、口腔、颌面部良性肿瘤不合格。

上颌窦囊肿，鼻腔检查无异常，不妨碍鼻窦功能合格。

第八十条　重度牙周病、龋齿、齿脱落不合格。

下列情况合格：

（一）牙龈萎缩、牙龈溢脓、牙龈增生不超过四对。

（二）Ⅰ度、Ⅱ度龋齿。

（三）齿脱落、Ⅲ度以上龋齿不超过三个。

第八十一条　影响咀嚼功能的牙颌畸形不合格。

第八十二条　唇裂、腭裂不合格。

第八十三条　口腔或颞下颌关节慢性疾病不合格。

颞下颌关节弹响，无自觉症状，关节活动正常合格。

妇　科

第八十四条　各种类型的月经异常及功能性子宫出血不合格。

由于环境改变或精神因素所致一时性月经异常合格。

第八十五条　生殖器官及附属器官发育异常或慢性疾病不合格。

中国人民解放军空军招收飞行学员体格条件
中国人民解放军空军
（一九八八年二月）

外科、皮肤科

第一条　身高、上肢长、下肢长、体重低于下列规定不合格。

身高 165 厘米（身高不超过 178 厘米，坐高不超过 96 厘米）。

上肢长，十六、十七周岁 69 厘米，十八周岁以上 70 厘米，下肢长 74 厘米。

体重 50 千克。

第二条　体质不良，体型不匀称不合格。

第三条　颅骨发育畸形，颅内手术史不合格。

第四条　颈部疾病不合格。

下列情况合格：

（一）轻度习惯性斜颈，可自行矫正，颈部功能良好。

（二）轻度弥漫性单纯性甲状腺肿，不妨碍着装，无压迫症状。

第五条　淋巴结结核及其病史不合格。

单纯性淋巴结肿大合格。

第六条　胸廓发育不良，胸壁疾病，胸腔器官手术史不合格。

轻度鸡胸、扁平胸、胸廓两侧不对称合格。

第七条　腹腔器官手术史，直肠及肛门疾病不合格。

下列情况合格：

（一）无并发症的阑尾炎，手术治愈后三个月，无后遗症。

（二）外痔或内痔，较小，总数不超过三个，无自觉症状，不经常出血。

（三）急性肛裂。

第八条　各种疝不合格。

腹外疝，手术治愈后一年，无复发，无后遗症合格。

第九条　周围血管疾病不合格。

下列情况合格：

（一）下肢轻度静脉曲张，无自觉症状。

（二）左侧轻、中度精索静脉曲张，无自觉症状。

第十条　男性生殖系统发育异常或疾病不合格。

下列情况合格：

（一）交通性鞘膜积液，手术治愈后一年，无复发，无后遗症。

（二）睾丸鞘膜积液，大小不超过健侧睾丸的 1 倍，无自觉症状，排除丝虫病。

（三）精索鞘膜积液，大小不超过葡萄大，无自觉症状，排除丝虫病。

（四）精液囊肿。

（五）精索或阴囊内小结节，黄豆大，不超过两个，无自觉症状，无压痛，排除结核和丝虫病。

（六）包茎，包皮与龟头无粘连。

第十一条　泌尿系统疾病及其病史不合格。

阴茎头部尿道下裂，排尿无异常合格。

第十二条　脊柱形态明显异常，脊柱疾病、损伤及其病史，慢性腰痛史不合格。

下列情况合格：

（一）脊柱姿势性侧弯，距正中线 1.5 厘米以内，可自行矫正。

（二）腰段前凸不超过 5 厘米，可自行矫正。

（三）因劳动或姿势不良所致的轻度驼背，可自行矫正。

（四）第五腰椎或骶椎隐裂，宽度不超过 1.5 厘米，长度不超过两个椎体，无自觉症状。

（五）因劳动或运动过度所致的一时性腰背酸痛，休息后症状消失。

第十三条　骨、关节、滑囊、腱鞘疾病或损伤及其后遗症不合格。

下列情况合格：

（一）单纯性骨折，治愈后一年，经 X 线检查，对位、对线较好，功能正常。

（二）外伤性关节脱位，复位后一年，无复发，无后遗症，功能正常。

（三）关节弹响，除外骨、关节病变或损伤，关节功能正常。

（四）腱鞘囊肿，较小，不影响功能。

第十四条　四肢畸形，慢性腿痛史不合格。

下列情况合格：

（一）肘外翻不超过 15 度，左右对称，功能正常。

（二）多生指手术治愈后，功能正常。

（三）轻度骨盆倾斜。

（四）下肢不等长，相差不超过 2 厘米，无跛行。

（五）膝内翻或膝外翻，不超过 6 厘米，无自觉症状，步态正常。

（六）轻度扁平足，无自觉症状。

第十五条　恶性肿瘤，妨碍着装或影响功能的良性肿瘤不合格。

第十六条　多发性疖肿，黄癣，重度体癣、手癣、足癣、甲癣，慢性荨麻疹，慢性湿疹，牛皮癣，神经性皮炎，重度鱼鳞癣，皮肤瘙痒症等难以治愈的皮肤病不合格。

下列情况合格：

（一）轻度寻常性痤疮。

（二）花斑癣、轻度趾甲癣。

（三）急性荨麻疹史，近一年内无复发。

（四）已治愈的急性湿疹、接触性皮炎。

（五）局限性神经性皮炎，面积 3 厘米 ×3 厘米左右，无苔藓化。

第十七条　麻风及有密切接触史、疥疮、皮肤结核、白癜风、血管瘤、重度腋臭不合格。

下列情况合格：

（一）单纯性血管瘤、较小色素痣。

（二）轻度腋臭。

（三）少量的、面积较小的、非暴露部位的、无发展趋势的白癜风。

第十八条　瘢痕体质，影响功能的瘢痕，多发性或持重部位的鸡眼，影响活动的胼胝不合格。

内　科

第十九条　血压偏高、偏低，心动过速、过缓不合格。

下列情况合格：

（一）坐位收缩压在 13.33 ～ 18.13 千帕（100 ～ 136 毫米汞柱）；舒张压在 8 ～ 11.47 千帕（60 ～ 86 毫米汞柱）。

（二）脉压差在 4 ～ 8 千帕（30 ～ 60 毫米汞柱）。

（三）坐位脉搏每分钟在 56 ～ 100 次。

（四）三分钟登梯试验符合下列条件：

1. 运动后一分钟，卧位收缩压在 17.33 ～ 28 千帕（130 ～ 210 毫米汞柱）。

2. 运动后三分钟，卧位收缩压不高于 21.33 千帕（160 毫米汞柱），舒张压不高于 12.53 千帕（94 毫米汞柱）。

第二十条　心脏、血管疾病，风湿病及其病史不合格。

下列情况合格：

（一）心脏生理性收缩期杂音。

（二）期前收缩每分钟不超过 3 次，经复查和运动试验后消失。

第二十一条　心电图异常，低电压，电轴左偏超过 -30 度或右偏超过 110 度，三分钟登梯试验后心电图不正常不合格。

下列情况合格：

（一）窦房结内游走节律。

（二）P_{II}、P_{III}、P_{avF} 倒置，P_{avR} 亦倒置。

（三）P-R 间期 $\geqslant$ 0.11 秒。

（四）单纯性左心室高电压。

（五）单纯性右心室高电压。

（六）单纯性左、右心室高电压。

（七）不完全性右束支传导阻滞或合并单纯性左心室高电压，排除病理性改变。

第二十二条　呼吸系统结核、慢性呼吸系统疾病及其病史不合格。

下列情况合格：

（一）胸部 X 线检查，肺野（肺尖除外）有孤立散在的钙化点，数量一般不超过 5 个，直径不超过 0.5 厘米，边缘清晰，周围无炎症表现。

（二）胸部 X 线检查，肋膈角稍钝，横膈运动不受限，排除胸膜肥厚、粘连及胸腔积液。

（三）胸部 X 线检查，肺纹理轻度增粗，无实质性病变，无自觉症状。

第二十三条　慢性胃肠道疾病，胆囊、胆道、肝、脾、胰腺等疾病及其病史不合格。

下列情况合格：

（一）急性胃肠炎或由于饮食不当等因素所致一时性胃肠道症状，治愈后无后遗症。

（二）仰卧位，在深吸气状态下，于右侧锁骨中线肋缘下触及肝脏不超过 1.5 厘米（平静呼吸不超过 1.0 厘米），质地软，边缘薄，无压痛，肝上界在正常范围。

（三）仰卧位，在深吸气状态下，于左侧肋缘下触及脾脏不超过 0.5 厘米，边缘平滑，无压痛，无自觉症状，全身营养状况良好，造血功能正常，无慢性疾病征象。

（四）肝脾同时触及，符合上述（二）、（三）两项。

第二十四条　肾脏、膀胱等泌尿系统疾病及其病史不合格。

下列情况合格：

（一）尿化验有微量蛋白，经两次复查均阴性，无其他体征或自觉症状，排除肾脏疾病。

（二）尿沉渣镜检，高倍视野中红细胞数不超过 0 ~ 2 个，经两次复查不再增多。

（三）仰卧位触及右肾下极，不超过全肾三分之一，变立位时下移不超过 3 厘米。

第二十五条　肝、胆、脾、肾等脏器 B 型超声波检查异常不合格。

第二十六条　血液、内分泌系统疾病或代谢疾病及其病史不合格。

下列情况合格：

（一）营养因素所致的轻度贫血，血红蛋白在 11 克 %、红细胞数在 350 万 / 立方毫米以上。

（二）嗜酸性粒细胞数在 5% 左右，排除血液、过敏性等疾病。

第二十七条　传染性肝炎及其病史，肝功能不正常，乙型肝炎表面抗原阳性不合格。

下列情况合格：

（一）七周岁前患过传染性肝炎，治愈后无复发，全身情况良好。

（二）肝功能单项超过标准，一周内经两次复查均正常，排除肝脏疾病。

第二十八条　流行性出血热及其病史、细菌性痢疾、钩端螺旋体病不合格。

下列情况合格：

（一）急性细菌性痢疾，治愈后一年，无复发，无后遗症。

（二）钩端螺旋体病，治愈后一年，无复发，全身情况良好。

第二十九条　肺吸虫病、华支睾吸虫病、包虫病，囊虫病及其病史，血吸虫病、阿米巴痢疾、丝虫病、梨形鞭毛虫病等寄生虫病不合格。

下列情况合格：

（一）蛔虫病、鞭虫病、蛲虫病、钩虫病。

（二）姜片虫病、绦虫病已治愈。

（三）疟疾治愈后半年，全身情况良好，无后遗症。

（四）黑热病、血吸虫病、阿米巴痢疾、丝虫病，治愈后两年，无复发，无后遗症，有关化验检查阴性。

（五）大便常规检查，仅发现梨形鞭毛虫包囊，无自觉症状，经治疗后复查转阴性。

第三十条　食物（常吃食物）过敏，不吃肉类不合格。

下列情况合格：

（一）原因明确的食物过敏，症状轻，易于预防。

（二）吃猪肉或牛羊肉。

神经精神科

第三十一条　中枢神经系统疾病、损伤及其病史不合格。

状况外伤，无颅骨骨折、意识丧失及后遗症合格。

第三十二条　周围神经系统疾病、损伤及其病史不合格。

面神经麻痹，治愈后一年，无复发，无后遗症合格。

第三十三条　自主神经系统疾病及其病史，自主神经功能不稳定不合格。

第三十四条　肌肉疾病及其病史不合格。

第三十五条　昏迷、晕厥、晕厥前状态及其病史不合格。

因剧烈疼痛、重症急性感染、重病恢复期或过度疲劳所致的晕厥前状态，仅发生一次，经一年观察，全身情况良好合格。

第三十六条　癫痫、发作性睡病、猝倒症、肌阵挛、惊厥及其病史不合格。

下列情况合格：

（一）六周岁前偶尔发生的热性惊厥。

（二）因寒冷或剧烈运动发生的腓肠肌、指趾痉挛。

第三十七条　经常头痛、神经症及其病史、神经症倾向不合格。

因精神过度紧张，学习、工作过于疲劳所致的一时性入睡、易醒、头痛、头昏，当原因除去后即恢复正常合格。

第三十八条　口吃、言语障碍，梦游症、十周岁后遗尿和夜惊不合格。

下列情况合格：

（一）十一、十二周岁时，因过度疲劳或饮水过多等原因，偶尔发生遗尿，神经精神状态正常。

（二）说普通话不流利，但说原籍话正常，或因精神紧张偶尔出现个别字句重复。

第三十九条　精神病、精神障碍及其病史不合格。

传染病性谵妄、中毒所致的短暂的精神障碍，治愈后精神恢复正常合格。

第四十条　有明显遗传倾向疾病的家庭史不合格。

第四十一条　瞳孔不等大、眼球震颤、生理反射不对称、病理反射阳性不合格。

下列情况合格：

（一）两侧瞳孔相差不超过 1 毫米，对光、调节反应正常。

（二）眼球外视超过 45 度出现的眼球震颤。

第四十二条　脑电图异常不合格。

第四十三条　飞行心理品质检测成绩不及格不合格。

眼　　科

第四十四条　两眼中有一眼裸眼远视力或近视力低于 1.0 不合格。

第四十五条　屈光检查，两眼中有一眼出现下列情况之一不合格。

（一）近视超过 0.25 屈光度。

（二）单纯性近视散光超过 0.25 屈光度。

（三）复性近视散光。

（四）远视超过 1.5 屈光度。

（五）单纯性远视散光超过 0.5 屈光度。

（六）复性远视散光最大径线超过 1.5 屈光度或两轴相差超过 0.5 屈光度。

（七）混合性散光。

第四十六条　视野在任何径线上比正常缩小 10 度以上或有非生理性暗点不合格。

第四十七条　色盲、色弱不合格。

第四十八条　夜盲不合格。

夜盲史，暗适应正常合格。

第四十九条　斜视，6 米距离的内隐斜超过 8 棱镜度、外隐斜超过 4 棱镜度、上隐斜超过 1 棱镜度不合格。

第五十条　难以治愈或影响眼功能的眼睑

下列情况合格：

（一）偶发的睑腺炎、睑板腺囊肿。

（二）睑缘、泪阜、结膜色素痣，眼睑毛细血管痣，大小在 2 毫米左右，无发展趋势。

（三）睑裂斑，伸入角膜不超过 2 毫米的假性翼状胬肉。

（四）先天性泪囊瘘管，无明显自觉症状。

第五十一条　角膜疾病或影响视功能的角膜瘢痕不合格。

下列情况合格：

（一）角膜瞳孔区（角膜中央 3～4 毫米）云翳，不在角膜正中央，直径在 1 毫米左右，每眼不超过 1 块。

（二）角膜瞳孔区以外的云翳，直径在 1 毫米左右，每眼不超过 2 块。

（三）角膜周边部（角巩膜缘内 2 毫米）的斑翳，直径在 2 毫米以内，每眼不超过 2 块。

第五十二条　巩膜疾病及其病史不合格。

第五十三条　虹膜睫状体疾病及其病史或瞳孔变细、运动障碍不合格。

细丝状瞳孔膜残遗合格。

第五十四条　晶状体疾病不合格。

下列情况合格：

（一）晶状体瞳孔有少数先天性混浊小点、色素小点。

（二）晶状体赤道部散在先天性混浊小点 30 个左右。

第五十五条　玻璃体疾病或主诉飞蚊症者不合格。

下列情况合格：

（一）无自觉症状的靠近晶状体后囊的玻璃体动脉遗留的混浊小点或短小而透明的玻璃体动脉残遗。

（二）细丝状或点状玻璃体混浊，数量少，颜色淡，活动度小，无自觉症状，无发展趋势。

第五十六条　青光眼或可疑青光眼不合格。

第五十七条　视网膜、脉络膜、视神经疾病不合格。

下列情况合格：

（一）黄斑区少数散在幼小的玻璃膜疣、无病史的边缘清楚的黄白色斑点。

（二）视网膜、脉络膜陈旧性病灶，从黄斑部边缘至赤道部之间大小在二分之一视盘直径左右，赤道部以外在一个视盘直径左右。

（三）视网膜有髓神经纤维，在一个视盘直径左右。

第五十八条　眼部肿瘤不合格。

耳鼻咽喉科、口腔科

第五十九条　听力减退或常有耳鸣史不合格。

听力计检查，空气传导听力图在 500、1000、2000 赫兹的频率上，听力损失不超过 15 分贝；250、4000、8000 赫兹的频率上，听力损失均不超过 20 分贝合格。

第六十条　耳气压功能不良不合格。

下列情况合格：

（一）增殖体残留，咽鼓管口周围或咽隐窝淋巴组织，无明显慢性炎症，不影响咽鼓管口的轮廓，耳气压功能良好。

（二）声阻抗计检查咽鼓管功能正常。

（三）低压舱检查，耳气压功能 0 度或 I 度。

第六十一条　前庭自主神经反应敏感、晕车史、晕船史、晕机史不合格。

下列情况合格：

（一）科里奥利加速度耐力检查，耐受时间一分钟，前庭自主神经反应 0 度或 I 度。

（二）因身体不适或初次乘坐车、船、飞机所发生的轻微症状，以后未再发生。

（三）因大风浪影响所发生的晕船史，以后未再发生。

第六十二条　外耳慢性疾病或畸形不合格。

下列情况合格：

（一）能窥见鼓膜全貌的外耳道狭窄。

（二）副耳郭。

（三）不经常发炎的先天性耳前瘘管。

（四）轻度外耳道真菌病。

第六十三条　鼓膜穿孔、粘连性瘢痕，鼓膜重度内陷、增厚、萎缩、菲薄瘢痕等病变不合格。

鼓膜瘢痕或石灰质沉着，不超过鼓膜紧张部的三分之一，听力正常，耳气压功能及鼓膜活动均良好合格。

第六十四条　中、内耳疾病及内耳病史不合格。

第六十五条　重度高位鼻中隔偏曲或结节反复鼻衄不合格。

低位鼻中隔偏曲（棘或嵴），虽已压迫下鼻甲，但未引起对侧鼻甲萎缩或明显代偿性肥大，鼻腔检查无其他异常合格。

第六十六条　慢性鼻炎、鼻息肉（息肉样变性）及嗅觉丧失不合格。

下列情况合格：

（一）生理性小鼻甲。

（二）慢性单纯性鼻炎。

（三）中鼻甲、筛泡或钩状突增大，黏膜色泽正常，不影响鼻窦引流。

（四）鼻中隔前部、下鼻甲前端黏膜轻微发干，有少量痂皮。

第六十七条　慢性鼻窦炎不合格。

下列情况合格：

（一）轻度慢性上颌窦炎。

（二）X线检查，上颌窦及筛窦密度增高，上颌窦穿刺冲洗无分泌物，鼻腔检查结构正常。

第六十八条　难以治愈或影响发音的咽喉疾病不合格。

慢性扁桃体炎、扁桃体肥大、单纯性咽喉炎合格。

第六十九条　妨碍功能的耳鼻咽喉、口腔颌面部良性肿瘤不合格。

上颌窦囊肿，鼻腔检查无异常，不妨碍鼻窦功能合格。

第七十条　影响面容和咀嚼功能的牙颌畸形及口腔或颞下颌关节慢性疾病不合格。

下列情况合格：

（一）牙龈萎缩，牙龈溢脓、牙龈增生不超过四对。

（二）齿脱落，Ⅲ度以上龋齿不超过三个。

（三）颞下颌关节弹响，无自觉症状，关节活动正常合格。

妇　　科

第七十一条　各种类型的月经异常及功能性子宫出血不合格。

由于环境改变或精神因素所致一时性月经异常合格。

第七十二条　生殖器官及附属器官发育异常或慢性疾病不合格。

附录 B　中国空军飞行学员体格检查标准选编

中国人民解放军空军飞行学员体格检查标准
中国人民解放军空军
（一九九六年）

外科、皮肤科

第一条　身高低于 165cm 或超过 178cm、坐高超过 96cm、下肢长低于 74cm、体重低于 52kg 不合格。

下列情况合格：

（一）轰炸、运输机飞行学员和领航、通信、射击学员身高超过 178cm、坐高超过 96cm、下肢长不低于 75cm。

（二）女飞行学员身高不低于 160cm、体重不低于 48kg。

第二条　肥胖、过瘦、体质差导致飞行耐力不良，经矫治无明显改善不合格。

第三条　颅骨骨折、颅内手术史不合格。

高教机学员单纯线性骨折治愈后无后遗症个别评定。

第四条　结节性甲状腺肿、甲状腺瘤、甲状腺囊肿、甲状舌骨囊肿和瘘及斜颈等颈部疾病不合格。

下列情况合格：

（一）轻度习惯性斜颈可自行矫正，功能良好。

（二）单纯性甲状腺肿无压迫症状，不妨碍着装。

（三）单发甲状腺瘤或囊肿手术摘除后，无后遗症，无复发。

第五条　淋巴结结核不合格。

单个陈旧性淋巴结结核合格。

第六条　胸壁疾病、胸腔器官手术史不合格。

下列情况合格：

（一）轻度男性乳房发育症。

（二）女性乳腺小叶增生、乳腺纤维腺瘤。

第七条　腹腔器官手术史不合格。

阑尾炎手术治愈后，经 1～2 个月地面观察，无后遗症合格。

第八条　腹部疝不合格。

腹部外疝手术治愈后，经 3 个月地面观察，无复发，无后遗症合格。

第九条　难以治愈的直肠、肛门疾病不合格。

下列情况合格：

（一）单发直肠息肉手术治愈后，无后遗症。

（二）肛瘘治愈后，无后遗症。

（三）肛裂或无明显自觉症状的轻度内外痔。

第十条　血栓闭塞性脉管炎及重度下肢、精索静脉曲张等周围血管疾病不合格。

高教机学员重度下肢、精索静脉曲张手术治愈后，无后遗症合格。

第十一条　生殖系统疾病或损伤及其后遗症不合格。

下列情况合格：

（一）原因不明的一时性镜下血尿无自觉症状。

（二）急性泌尿系感染治愈后。

（三）泌尿系结石已排出，经检查未发现残留结石。

第十二条　脊柱疾病或损伤及其后遗症及慢性腰腿痛不合格。

下列情况合格：

（一）脊椎横突或棘突骨折治愈后，无后遗症。

（二）腰腿痛治疗效果好，无功能障碍。

第十三条　骨、关节、滑囊、腱鞘疾病或损伤及其后遗症不合格。

下列情况合格：

（一）单纯性骨折、骨疣治愈后，无后遗症，功能正常。

（二）关节脱位复位后功能正常，无复发。

（三）急性腱鞘炎、滑囊炎治愈后功能正常。

（四）腱鞘囊肿不影响功能。

第十四条　指、趾缺损影响功能不合格。

下列情况合格：

（一）小指或左手无名指末节缺损。

（二）双足除踇趾外缺损一趾。

第十五条　恶性肿瘤及影响功能或着装的良性肿瘤不合格。

第十六条　影响功能或容貌的瘢痕不合格。

第十七条　麻风、慢性皮肤霉菌病、慢性荨麻疹、慢性湿疹、银屑病、神经性皮炎、白癜风等难以治愈的皮肤病不合格。

下列情况合格：

（一）局限性神经性皮炎、湿疹。

（二）体癣、手癣、足癣、轻度甲癣。

（三）非暴露部位无发展趋势的白癜风。

第十八条　艾滋病及艾滋病病毒感染者、梅毒等性病不合格。

内　科

第十九条　收缩压超过 18.6kPa（140mmHg）、低于 13.3kPa（100mmHg），舒张压超过 12.0 kPa（90mmHg）不合格。

领航、通信、射击学员收缩压 12.0 ～ 13.3kPa（90 ～ 100mmHg），无症状，排除调节功能障碍合格。

初教机学员单纯收缩压波动在 18.6 ～ 21.3kPa（140 ～ 160mmHg）个别评定。

第二十条　脉搏持续超过 100 次 / 分、低于 50 次 / 分不合格。

高教机学员脉搏 46 ～ 50 次 / 分排除调节功能障碍个别评定。

第二十一条　心脏瓣膜病、风湿性或先天性心脏病、冠心病、肺心病、心肌炎、心肌病、心包炎、心内膜炎、小心脏综合征、心脏神经症等心脏疾病不合格。

第二十二条　主动脉瘤、大动脉炎等血管疾病不合格。

第二十三条　风湿病及其病史不合格。

第二十四条　窦房传导阻滞、房室传导阻滞、束支传导阻滞、分支传导阻滞、预激综合征、阵发性心动过速、心房颤动、心房扑动、频发性期前收缩等心律失常及心电图 ST-T 异常不合格。

下列心电图改变排除器质性心脏病合格：

（一）游走性节律。

（二）P_{II}、P_{III}、P_{aVF} 倒置，P_{aVR} 亦倒置。

（三）P-R 间期≥ 0.11s 或 0.21 ～ 0.24s 无症状。

（四）QRS 低电压。

（五）左、右心室高电压。

（六）电轴左偏不超过 -30 度。

（七）电轴右偏不超过 110 度。

（八）不完全性右束支传导阻滞或伴有左心室高电压。

（九）$T_{II、III、aVF}$ 非特异性改变。

（十）偶发性期前收缩不呈多源、成对性，不伴有 Q-T 间期延长、R 波落在 T 波上、ST-T 改变。

第二十五条　肺结核、结核性胸膜炎不合格。

下列情况合格：

（一）X 线检查肺野有孤立散在的小钙化点，边缘清晰，周围无浸润。

（二）X 线检查胸膜轻度肥厚、粘连，无症状，无呼吸功能障碍。

第二十六条　慢性支气管炎、支气管扩张、支气管哮喘、肺气肿等呼吸系统疾病不合格。

下列情况合格：

（一）X 线检查肺纹理轻度增粗，肺实质或间质无病变，无症状。

（二）高教机学员轻度慢性支气管炎肺功能正常。

第二十七条　慢性胃炎、胃十二指肠溃疡、十二指肠壅积、慢性肠炎、胃肠道功能紊乱等胃肠道疾病及消化道憩室不合格。

下列情况合格：

（一）偶有胃肠症状，检查无明显异常，治疗后症状消失，全身情况良好。

（二）十二指肠小憩室无症状。

第二十八条　肝硬化、肝脓肿、肝囊肿、肝血管瘤等肝脏疾病不合格。

高教机学员肝囊肿、肝血管瘤个别评定。

第二十九条　胆囊炎等肠道疾病不合格。

第三十条　急性胰腺炎等胰腺疾病或胰腺先天性异常不合格。

第三十一条　肾小球肾炎、肾盂肾炎、肾结核等泌尿系统疾病不合格。

下列情况合格：

（一）急性肾盂肾炎治愈后，经 3 个月地面观察未复发，肾功能正常，全身情况良好。

（二）功能性蛋白尿。

肾下垂、肾囊肿无症状，无功能障碍个别评定。

第三十二条　难以治愈的贫血、出血性疾病、白细胞减少症、白血病、淋巴瘤、骨髓增殖性疾病、脾功能亢进症等血液系统疾病不合格。

下列情况合格：

（一）轻度贫血，血红蛋白在 110g/L、红细胞在 $3.5×10^{12}$/L 以上。

（二）高教机学员白细胞减少症治疗后，白细胞数稳定在 $4×10^9$/L 左右，无症状。

第三十三条　糖尿病、痛风、甲状腺功能亢进、类风湿关节炎等新陈代谢、内分泌、结缔组织、免疫系统疾病不合格。

第三十四条　病毒性肝炎或肝炎病毒携带者不合格。

原因不明的单项谷丙转氨酶升高，不超过正常值 2 倍，一个月内降至正常，再经一个月观察无异常改变合格。

第三十五条　细菌性痢疾、流行性出血热、钩端螺旋体病不合格。

下列情况合格：

（一）急性细菌性痢疾治愈后，无复发，无后遗症。

（二）轻型流行性出血热治愈后，无后遗症，全身情况良好。

（三）轻型钩端螺旋体病治愈后，无复发，全身情况良好。

第三十六条　难以治愈的寄生虫病不合格。

下列情况合格：

（一）姜片虫病、绦虫病、梨形鞭毛虫病已治愈。

（二）疟疾、阿米巴痢疾、丝虫病治愈后，无复发，无后遗症。

第三十七条　食物过敏史及严重偏食、不吃肉食不合格。

下列情况合格：

（一）食物过敏原因明确，易于预防。

（二）猪、牛、羊肉中吃一种。

神经精神科

第三十八条　中枢神经系统炎症、肿瘤、外伤、变性和血管病、寄生虫病以及脱髓鞘性、代谢性、先天性疾病及其后遗症不合格。

下列情况合格：

（一）病情轻、病程短的脑膜炎治愈后，无后遗症，神经系统及有关检查正常。

（二）轻型脑震荡仅有短暂意识丧失，经一个月地面观察无异常，神经系统及有关检查正常。

（三）高教机学员轻型脑震荡后仅有头痛、头晕，经 1 ～ 2 个月治疗和地面观察，症状消失，神经系统检查正常。

第三十九条　神经痛、神经根炎、神经炎等周围神经系统疾病或损伤及其后遗症不合格。

下列情况合格：

（一）面神经炎治愈后，有轻微后遗症，功能正常。

（二）高教机学员原发性坐骨神经痛治愈后，无复发。

第四十条　原发性直立性低血压、雷诺病、红斑性肢痛症、进行性偏侧萎缩等自主神经系统疾病不合格。

肢端发绀症、肢端感觉异常、局部多汗症、血管神经性水肿治疗后症状基本消失合格。

第四十一条　重症肌无力、进行性肌营养不良、肌强直综合征、周期性瘫痪、多发性肌炎等肌病及其病史不合格。

第四十二条　因疾病、外伤、中暑、中毒等原因所致的昏迷不合格。

第四十三条　晕厥、晕厥前状态不合格。

下列情况合格：

（一）理论学员因睡眠不足、过度疲劳、体位改变、精神紧张等原因所致的晕厥前状态，仅发生一次，全身情况良好，有关检查无异常。

（二）初教机学员因上述原因所致的晕厥，仅发生一次，全身情况良好，自主神经及心脑功能检查无异常。

（三）高教机学员因加速度引起的晕厥，有关检查无异常，矫治后加速度耐力良好。

因失血过多、急性感染或重病恢复期所致的晕厥个别评定。

第四十四条　癫痫及其病史不合格。

第四十五条　发作性睡病、猝倒症及其病史不合格。

第四十六条　精神分裂症、躁狂症、抑郁症、偏执症、脑器质性精神病、反应性精神病及其病史不合格。

第四十七条　症状性精神障碍不合格。

急性中毒、感染性疾病引起的症状性精神障碍，程度轻，恢复快，脑电图检查正常合格。

第四十八条　神经衰弱、焦虑症、癔症、强迫症、恐怖症、疑病症、抑郁性神经症不合格。

下列情况合格：

（一）因精神紧张、过度疲劳偶尔发生的头痛、头昏、失眠等症状，原因除去后恢复正常。

（二）高教机学员神经衰弱，症状轻，病程短，治愈后无复发，全身情况良好。

神经症倾向个别评定。

第四十九条　口吃、梦游症、遗尿症不合格。

第五十条　偏头痛、丛集性头痛、肌紧张性头痛不合格。

偶尔发生的肌紧张性头痛治愈后合格。

眼　　科

第五十一条　裸眼远视力或近视力有一眼低于 1.0 不合格。

下列情况合格：

（一）初教机学员裸眼远视力一眼 1.0 以上，另一眼 0.9。

（二）高教机学员裸眼远视力一眼 1.0 以上，另一眼 0.8，或两眼均为 0.9。

第五十二条　近视超过 0.50 屈光度、单纯性近视散光超过 0.25 屈光度、远视超过 2.00 屈光度、单纯性远视散光超过 0.50 屈光度、复性远视散光最大径线超过 2.00 屈光度或两轴相差超过 0.50 屈光度不合格。

第五十三条　视野在任何径线上比正常缩小 15 度以上或有非生理性暗点不合格。

第五十四条　色盲、色弱不合格。

第五十五条　夜盲治疗无效不合格。

第五十六条　斜视或内隐斜超过 10 棱镜度、外隐斜超过 5 棱镜度、上隐斜超过 2 棱镜度不合格。

第五十七条　眼睑、结膜、泪器疾病或损伤治愈后遗有功能障碍不合格。

第五十八条　角膜、巩膜、虹膜睫状体疾病或损伤治愈后遗有功能障碍不合格。

第五十九条　角膜、晶状体、玻璃体混浊影响视功能不合格。

下列情况合格：

（一）角膜瞳孔区的云翳不在正中央，直径 1mm 左右，每眼不超过一块；瞳孔区外的云翳和角膜周边部的斑翳。

（二）晶状体前后囊少数散在先天性色素点、混浊点以及周边部先天性混浊点。

（三）短小的玻璃体动脉残遗、少数丝点状玻璃体混浊无症状。

第六十条　青光眼或可疑青光眼不合格。

第六十一条　视网膜、脉络膜、视神经疾病或损伤治愈后遗有功能障碍不合格。

下列情况合格：

（一）黄斑部中心凹光反射消失、游动或弥散及黄斑部色素分布不均匀，黄斑部组织正常。

（二）黄斑部散在细小的玻璃膜疣或少数孤立的黄白色小点。

（三）视网膜、脉络膜陈旧性硬性病灶，从黄斑部边缘至赤道部之间大小不超过 1PD 直径，赤道部以外大小在 1.5 PD 左右。

（四）有髓神经纤维在 1PD 直径左右。

（五）视网膜周边部色泽不均匀或呈淡灰色，视网膜组织及血管无明显病变。

（六）视网膜浅层点状或小片状出血，单一偶发，易于吸收，排除视网膜血管异常。

第六十二条　眼部恶性肿瘤及影响视功能的良性肿瘤不合格。

耳鼻喉科、口腔科

第六十三条　听力减退不合格。

听力计检查，空气传导听力图在 250、3000Hz 频率上听力损失不超过 25dB，在 500、1000、2000Hz 频率上听力损失不超过 20dB，在 250～3000Hz 5 个频率中仅一个频率听力损失超过上列标准 10dB，在 4000、6000、8000Hz 频率上双耳听力损失总值不超过 210dB 均合格。

第六十四条　耳气压功能不良不合格。

下列情况合格：

（一）增殖体残留、咽鼓管咽口周围或咽隐窝淋巴组织无明显慢性炎症，耳气压功能良好。

（二）声导抗计检查咽鼓管功能正常。

（三）低压舱检查耳气压功能 0 度或 I 度。

（四）急性航空性中耳炎治愈后，耳气压功能良好。

第六十五条　空晕病不合格。

下列情况合格：

（一）科里奥利加速度耐力检查，前庭自主神经反应 0 度或 I 度。

（二）初期飞行中出现晕机反应，经锻炼已适应。

第六十六条　前庭功能丧失、减退不合格。

第六十七条　外耳慢性疾病或畸形不合格。

下列情况合格：

（一）无症状或已治愈的先天性耳前瘘管。

（二）外耳湿疹、外耳道真菌病治愈后。

第六十八条　鼓膜穿孔、粘连、重度内陷、增厚、萎缩、菲薄瘢痕等病变不合格。

下列情况合格：

（一）鼓膜瘢痕或石灰质沉着不超过鼓膜紧张部的 1/3,耳气压功能及鼓膜活动度良好。

（二）高教机学员鼓膜重度内陷、增厚、萎缩、菲薄瘢痕,但听力正常,耳气压功能良好。

（三）急性鼓膜炎、大疱性鼓膜炎治愈后。

初教机学员鼓膜内陷、增厚、萎缩、菲薄瘢痕,但听力正常,耳气压功能良好个别评定。

第六十九条　中耳慢性疾病不合格。

下列情况合格：

（一）急性中耳炎治愈后，听力正常，耳气压功能良好。

（二）高教机学员急性化脓性中耳炎治愈后，一耳鼓膜紧张部遗有小的干性穿孔，听力正常。

第七十条　前庭性眩晕、梅尼埃病等内耳疾病及其病史不合格。

第七十一条　嗅觉丧失不合格。

第七十二条　难以治愈的慢性鼻炎、变应性鼻炎及反复发作的鼻出血、鼻息肉不合格。

下列情况合格：

（一）轻度肥厚性鼻炎、鼻中隔偏曲、干燥性鼻炎不妨碍鼻通气和鼻窦引流。

（二）单纯性慢性鼻炎、生理性小鼻甲。

（三）筛泡、钩状突、中鼻甲单纯性增大或轻度息肉样变不妨碍鼻通气和鼻窦引流。

（四）单个鼻息肉治愈后，无复发。

第七十三条　慢性鼻窦炎不合格。

下列情况合格：

（一）中鼻道有少量分泌物或 X 线检查上颌窦密度增高，上颌窦穿刺冲洗仅有少量黏液分泌物，窦口通畅，或鼻内镜检查无异常。

（二）高教机学员慢性上颌窦炎、筛窦炎治愈后，窦口通畅，X线或鼻内镜检查无异常。

初教机学员慢性上颌窦炎、筛窦炎治愈后，窦口通畅，X线或鼻内镜检查无异常个别评定。

第七十四条　难以治愈或影响发音的咽喉疾病不合格。

下列情况合格：

（一）慢性扁桃体炎、扁桃体肥大、咽角化症、单纯性咽炎。

（二）声带息肉、声带小结治愈后，发音功能正常。

第七十五条　耳鼻咽喉、口腔、颌面部恶性肿瘤及妨碍功能的良性肿瘤不合格。

下列情况合格：

（一）鼻窦囊肿不妨碍鼻窦功能。

（二）良性肿瘤治愈后，不妨碍功能。

第七十六条　重度牙周病、慢性涎腺炎、颞下颌关节炎、颞下颌关节习惯性脱位不合格。

下列情况合格：

（一）易镶补的脱落齿或龋齿。

（二）不影响咀嚼的牙颌畸形。

（三）颞下颌关节弹响无症状，不影响功能。

妇　科

第七十七条　月经异常不合格。

由于环境改变或精神因素等所引起的一时性月经异常合格。

第七十八条　生殖器官发育异常或慢性疾病不合格。

附录C　中国空军飞行人员体格检查标准选编

中国人民解放军空军飞行人员体格检查标准
中国人民解放军空军
（一九九六年）

外科、皮肤科

第一条　肥胖、过瘦、体质差导致飞行耐力不良，经反复矫治无明显改善不合格。

第二条　颅骨骨折、颅内手术史不合格。

下列情况个别评定：

（一）单纯颅骨线性骨折治愈后，经半年地面观察无后遗症。

（二）单纯凹陷性骨折面积在 1cm^2 以内，治愈后经半年地面观察无后遗症。

（三）单纯硬膜外小血肿清除术后，经半年地面观察无复发及后遗症。

第三条　颈部疾病或损伤治愈后，遗有功能障碍不合格。

单纯性甲状腺肿无压迫症状合格。

第四条　胸壁、胸腔器官疾病或损伤治愈后，遗有明显的胸廓变形或功能障碍不合格。

肺叶切除不超过3段，无并发症，经 6～12 个月的疗养和地面观察，无自觉症状，无新发病灶，乏氧耐力和肺功能正常，轰炸、运输机飞行员合格，歼、强击机飞行员个别评定。

第五条　腹腔器官疾病或损伤治愈后，遗有明显功能障碍不合格。

下列情况合格：

（一）阑尾炎手术治愈后，经 1～2 个月的地面观察，无明显后遗症。

（二）胃十二指肠溃疡或腹腔器官外伤手术治愈后，经 6～12 个月的疗养和地面观察，无症状及并发症，全身情况良好。

（三）胆囊、胆管疾病手术治愈后，经 2～3 个月的疗养和地面观察，无复发及明显后遗症。

第六条　胆囊、肝内胆管、胆管结石反复治疗无效不合格。

下列情况合格：

（一）胆囊结石手术治愈后，经 2～3 个月的疗养和地面观察，无明显后遗症。

（二）结石经非手术治疗排出，无症状。

（三）双座机飞行员和领航、通信、射击人员结石无明显症状，又不需手术。

下列情况个别评定：

（一）肝内胆管、胆管结石手术治愈后，经 2～3 个月的疗养和地面观察，无明显后遗症。

（二）单座机飞行员胆囊结石无症状，又不需手术。

第七条　腹部疝不合格。

腹部外疝手术治愈后，经 3 个月的地面观察，无复发，无明显后遗症合格。

第八条　肛门、直肠疾病治疗后，遗有明显功能障碍不合格。

第九条　血栓闭塞性脉管炎等周围血管疾病不合格。

下列情况合格：

（一）血栓性静脉炎、有症状的下肢静脉曲张治愈后，无血液循环障碍。

（二）有症状的精索静脉曲张治愈后，无明显后遗症。

第十条　泌尿、生殖系统疾病或损伤治疗后，遗有明显功能障碍不合格。

下列情况合格：

（一）慢性非特异性附睾炎、慢性前列腺炎无明显症状。

（二）附睾结核临床治愈。

（三）泌尿系统先天畸形无肾功能障碍。

（四）双座机飞行员和领航、通信、射击人员一侧肾切除后，经半年地面观察，无后遗症，全身情况良好。

下列情况个别评定：

（一）单座机飞行员一侧肾切除后，经半年疗养和地面观察，无后遗症，全身情况良好。

（二）原因不明的血尿。

第十一条　泌尿系统结石反复治疗无效，或遗有明显功能障碍不合格。

下列情况合格：

（一）结石已排出。

（二）结石手术取出后，经 2～3 个月的疗养和地面观察，无明显后遗症。

（三）双座机飞行员和领航、通信、射击人员结石无发展，无明显症状及并发症。

第十二条　脊柱疾病或损伤治疗后，遗有明显功能障碍不合格。

下列情况合格：

（一）颈椎病治疗后，症状基本消失，无功能障碍。

（二）单个椎体压缩性骨折不超过椎体 1/3，治愈后经半年疗养和地面观察，无明显症状，脊柱功能良好。

（三）脊椎横突、棘突骨折治愈后。

（四）腰椎间盘突出症治愈后，经 3～6 个月的疗养和地面观察，无明显后遗症。

第十三条　骨、关节、滑囊、腱鞘疾病或损伤治疗后遗有明显后遗症及指趾残缺影响飞行不合格。

下列情况合格：

（一）骨折治愈后无明显功能障碍。

（二）关节脱位复位后功能正常，无复发。

（三）肩关节周围炎治疗后无明显功能障碍。

（四）膝关节半月板损伤治愈后，经 2～3 个月的疗养和地面观察，功能基本正常。

第十四条　恶性肿瘤及治愈后影响功能的良性肿瘤不合格。

早期恶性肿瘤治疗效果良好个别评定。

第十五条　严重影响功能或着装的皮肤瘢痕不合格。

第十六条　麻风、深部霉菌病及面积广泛、难以治愈的泛发性银屑病、神经性发炎不合格。

第十七条　艾滋病及艾滋病病毒感染者、梅毒等性病不合格。

急性淋病、非淋菌性尿道炎、尖锐湿疣治愈后合格。

内　科

第十八条　高血压Ⅱ期、Ⅲ期及急进型高血压不合格。

高血压Ⅰ期治疗效果好，无明显症状，飞行耐力良好合格。

第十九条　收缩压低于 13.3 kPa（100mmHg）的症状性低血压，治疗无效，影响飞行耐力不合格。

收缩压 12.0～13.3 kPa（90～100 mmHg）无症状，经检查无异常，飞行耐力好个别评定。

第二十条　心脏、血管疾病及风湿病不合格。

下列情况个别评定：

（一）病毒性心肌炎临床治愈后，经 3～6 个月的疗养和地面观察。

（二）小心脏综合征。

（三）心脏神经症治愈后。

（四）急性风湿热临床治愈后，经 3～6 个月的疗养和地面观察。

第二十一条　阵发性心动过速、心房颤动、心房扑动、病态窦房结综合征、Ⅲ度窦房传导阻滞、Ⅱ度Ⅱ型或Ⅲ度房室传导阻滞、完全性左束支传导阻滞等严重心律失常不合格。

下列心电图改变排除器质性心脏病合格：

（一）窦性心动过缓、游走性节律、偶发期前收缩。

（二）Ⅰ度或Ⅱ度Ⅰ型窦房传导阻滞、Ⅰ度或Ⅱ度Ⅰ型房室传导阻滞。

（三）完全性右束支传导阻滞、左前分支传导阻滞。

（四）心室肥厚。

（五）非特异性 ST-T 改变。

下列情况个别评定：

（一）频发期前收缩、短阵室上性心动过速、首次发作的特发性短阵心房颤动治愈后，半年无复发，随访无异常。

（二）偶发期前收缩呈多源性、R 波落在 T 波上或伴有其他继发性心电图改变。

（三）预激综合征。

（四）Ⅱ度Ⅱ型窦房传导阻滞。

（五）左后分支传导阻滞。

第二十二条　肺结核、结核性胸膜炎不合格。

肺结核、结核性胸膜炎治愈后，经 6～12 个月的疗养和地面观察，病情稳定，肺功能无明显异常，全身情况良好合格。

第二十三条　支气管扩张、支气管哮喘、肺气肿、肺不张、肺部霉菌感染、脓胸等有严重呼吸功能障碍的呼吸系统疾病不合格。

轻度慢性支气管炎肺功能无明显异常合格。

下列情况个别评定：

（一）自发性气胸临床治愈后，肺膨胀良好，肺功能正常，经 3 个月的地面观察无复发。

（二）小范围的支气管扩张或肺不张肺功能正常。

（三）轻度肺气肿或尘肺、肺内异物肺功能正常。

（四）轻型支气管哮喘治疗效果好。

第二十四条　慢性胃肠道疾病反复治疗无明显效果，经常影响飞行不合格。

下列情况合格：

（一）胃十二指肠溃疡治愈后，经半年左右的疗养和地面观察，病情稳定，全身情况良好。

（二）慢性胃炎、慢性肠炎、十二指肠壅积、胃下垂治疗后，症状基本消失或明显减轻，胃肠道功能基本正常，全身情况良好。

（三）胃肠道功能紊乱治疗后好转，全身情况良好。

（四）慢性细菌性痢疾治愈后，全身情况良好。

第二十五条　肝硬化、肝脓肿等肝脏疾病不合格。

下列情况个别评定：

（一）肝囊肿、肝血管瘤、脂肪肝。

（二）肝脓肿治愈后。

第二十六条　胆囊炎、胰腺炎不合格。

急性胆囊炎、急性单纯性胰腺炎治愈后合格。

胰腺囊肿、慢性胆囊炎治疗效果好，无明显症状和后遗症个别评定。

第二十七条　肾小球肾炎、肾病综合征、慢性肾盂肾炎等泌尿系统疾病不合格。

下列情况合格：

（一）急性肾小球肾炎临床治愈后，经 3～6 个月的疗养和地面观察，全身情况良好。

（二）急性肾盂肾炎临床治愈后，经 3 个月的疗养和地面观察无复发，肾功能正常，全身情况良好。

（三）肾下垂、肾囊肿无症状，无功能障碍。

肾结核、隐性肾炎治愈后个别评定。

第二十八条　难以治愈的贫血、出血性疾病、白细胞减少症、白血病、淋巴瘤、骨髓增殖性疾病、脾功能亢进等血液系统疾病不合格。

下列情况合格：

（一）过敏性紫癜治愈后，病情稳定。

（二）白细胞减少症治疗后，白细胞数稳定在 4×10^9/L 左右，无明显症状，飞行耐力好。

第二十九条　糖尿病、痛风、甲状腺功能亢进、类风湿关节炎等新陈代谢、内分泌、结缔组织和免疫系统疾病不合格。

下列情况个别评定：

（一）甲状腺功能亢进临床治愈后，全身情况良好。

（二）轰炸、运输机飞行人员糖尿病治愈后，全身情况良好。

第三十条　病毒性肝炎不合格。

下列情况合格：

（一）急性病毒性肝炎病程不超过 3 个月，临床治愈后经半年休息和半年地面观察，病情无反复，肝功能正常，全身情况良好，乙型肝炎患者乙型肝炎病毒抗原转阴且稳定。

（二）原因不明的单项谷丙转氨酶升高，不超过正常值 2 倍，2 个月内降至正常，再经 3 个月的地面观察，无异常改变。

无肝炎病史，仅有乙型肝炎表面抗原阳性，全身情况良好个别评定。

第三十一条　包虫病、囊虫病不合格。

疟疾、血吸虫病、阿米巴病、丝虫病治愈后，无后遗症合格。

肺吸虫病、华支睾吸虫病治愈后个别评定。

神经精神科

第三十二条　中枢神经系统炎症、肿瘤、外伤、变性和血管病、寄生虫病以及脱髓鞘性、代谢性、先天性疾病及其后遗症不合格。

下列情况合格：

（一）病情轻、病程短的脑膜炎治愈后，无后遗症，神经系统及有关检查正常。

（二）早期脑动脉硬化征象，记忆力、反应能力较好，神经系统及有关检查正常。

（三）脑震荡、脑挫裂伤治愈后，轻型经 1～3 个月、中型经 3～6 个月疗养和地面观察，无后遗症或仅有疲劳后头痛、头昏，神经系统及有关检查正常。

（四）脊膜炎、脊髓震荡、脊髓挫伤治愈后，仅遗有轻微感觉障碍，运动功能良好，有关检查正常。

第三十三条　神经痛、神经根炎、神经炎等周围神经系统疾病及损伤治疗后，遗有明显功能障碍不合格。

单发的神经痛、神经炎、神经根炎治疗后，仅遗有轻微感觉障碍，运动功能良好，神经电生理检查大致正常合格。

第三十四条　原发性直立性低血压、雷诺病、红斑性肢痛症、进行性偏侧萎缩等自主神经系统疾病不合格。

肢端发绀症、肢端感觉异常、局部多汗症、血管神经性水肿治疗后症状基本消失合格。

第三十五条　重症肌无力、进行性肌营养不良、肌强直综合征、周期性瘫痪、多发性肌炎等肌病不合格。

第三十六条　脑源性、心源性、颈动脉窦性等晕厥不合格。

下列情况合格：

（一）体位性、排尿性、咳嗽性、迷走抑制性晕厥，诱因明确，神经系统、立位耐力、心电图、脑电图等检查无异常。

（二）过度换气、急性缺氧、高空减压等因素所致的晕厥，在病因除去或治愈后，乏氧耐力良好，有关检查无异常。

（三）加速度性晕厥全身情况良好，各项检查无异常，加速度耐力经锻炼、矫治后离心机检查达 3.75G/10s，歼七、歼八飞行员达 4.0G/10s，经带飞观察，身体无异常。

（四）加压呼吸所致的晕厥各项检查未发现异常，经地面加压呼吸锻炼，适应性良好。

原因不明的晕厥个别评定。

第三十七条　癫痫不合格。

第三十八条　发作性睡病、猝倒症不合格。

第三十九条 精神分裂症、躁狂症、抑郁症、偏执症、器质性精神病、反应性精神病不合格。

第四十条 焦虑症、癔症、强迫症、恐怖症、疑病症、抑郁症和反复治疗无效的神经衰弱不合格。

抑郁、焦虑样反应、强迫观念、单纯睡眠障碍经治疗后恢复正常合格。

梦游症个别评定。

第四十一条 偏头痛或反复治疗无效的头痛不合格。

非典型偏头痛、丛集性头痛、肌紧张性头痛及各种疾病并发的头痛治疗后症状消失，神经系统检查无异常合格。

第四十二条 严重飞行错觉经系统训练无效不合格。

眼　　科

第四十三条 两眼裸眼远视力均低于 0.8 不合格。

下列情况合格：

（一）歼、强击机飞行员一眼 0.9 以上，另一眼不低于 0.6 或一眼 0.8 以上，另一眼不低于 0.7。

（二）轰炸、运输机飞行人员一眼 0.8 以上，另一眼不低于 0.6。

个别经验丰富的轰炸、运输机飞行人员两眼裸眼远视力均不低于 0.4，佩戴矫正眼镜视力达 1.0 个别评定。

第四十四条 两眼裸眼近视力均低于 0.6 不合格。

轰炸、运输机飞行人员两眼裸眼近视力均不低于 0.4，矫正视力良好个别评定。

第四十五条 近视超过 2.00 屈光度、远视超过 2.50 屈光度、各种散光其最大径线超过近视或远视的规定或两轴相差超过 1.00 屈光度不合格。

第四十六条 视野在任何径线上比正常缩小 15 度以上或有非生理性暗点影响视功能不合格。

第四十七条 色盲不合格。

色弱个别评定。

第四十八条 夜盲治疗无效不合格。

暗适应时间延长个别评定。

第四十九条 斜视、隐斜治疗后遗有功能障碍影响飞行不合格。

内隐斜不超过 10 棱镜度、外隐斜不超过 5 棱镜度、上隐斜不超过 2 棱镜度合格。

超过上列棱镜度规定个别评定。

第五十条 眼睑、结膜、泪器疾病或损伤治愈后遗有功能障碍，影响飞行不合格。

第五十一条 角膜、巩膜、虹膜睫状体疾病或损伤治愈后遗有功能障碍，影响飞行不合格。

第五十二条 进行性晶状体混浊或玻璃体混浊影响飞行不合格。

轰炸、运输机飞行人员人工晶状体植入术后，经半年地面观察，视功能良好个别评定。

第五十三条 青光眼不合格。

轻度开角型青光眼疗效好，病情稳定个别评定。

第五十四条 视网膜、脉络膜、视神经疾病或损伤治愈后遗有视功能障碍不合格。

中心性浆液性脉络膜视网膜病变或急性球后视神经炎治愈后，经 1～3 个月的疗养和地面观察，无复发，视功能良好合格。

第五十五条　眼部恶性肿瘤及影响视功能的良性肿瘤不合格。

耳鼻喉科、口腔科

第五十六条　严重听力减退、一耳全聋不合格。

听力计检查，空气传导听力图在 500、1000、2000、3000Hz 频率上平均听力损失一耳不超过 25dB，另一耳不超过 35dB 合格。

个别经验丰富的飞行人员听力损失超过上述标准 5dB 内个别评定。

第五十七条　耳气压功能不良反复治疗无效不合格

第五十八条　空晕病经系统锻炼治疗无效不合格。

第五十九条　前庭功能丧失不合格。

双座机飞行人员单侧前庭功能减退，代偿功能良好个别评定。

第六十条　外耳慢性疾病或畸形妨碍使用通话装置不合格。

第六十一条　中耳慢性疾病影响听力不合格。

中耳急慢性疾病治愈后，听力符合第五十六条要求合格。

第六十二条　梅尼埃病等内耳疾病不合格。

感染性迷路炎治愈后，前庭功能检查正常合格。

第六十三条　反复发作的眩晕不合格。

下列情况合格：

（一）药物中毒性眩晕、前庭神经炎治愈后症状消失，前庭功能正常。

（二）位置性、血管性或其他原因不明的前庭性眩晕治疗后症状消失，前庭功能及有关检查无异常，地面观察 3～6 个月未发作。

反复发作的变压性眩晕经治疗症状消失，前庭功能正常个别评定。

第六十四条　鼻、鼻窦慢性疾病反复治疗无效影响飞行不合格。

嗅觉丧失排除中枢神经疾病个别评定。

第六十五条　咽喉慢性疾病治疗后遗有明显的发音或呼吸功能障碍不合格。

第六十六条　耳鼻咽喉、口腔、颌面部恶性肿瘤及治疗后妨碍功能的良性肿瘤不合格。

第六十七条　口腔、颌面部疾病或损伤治疗后严重影响咀嚼功能，妨碍佩戴面罩或头盔不合格。

妇　产　科

第六十八条　严重的月经异常治疗无效不合格。

第六十九条　生殖器官及其附属器官的慢性疾病反复治疗无效或遗有明显的后遗症不合格。

第七十条　妊娠及分娩后 3 个月内不合格。

下列情况合格：

（一）妊娠 18 周内无明显妊娠反应。

（二）手术助产无并发症，经 3～6 个月恢复，全身情况良好。

附录 D 美国空军飞行人员医学标准指导

美国空军飞行员医学标准目录

本文件给出了当前美国空军飞行资格保留、飞行类别和特殊操作职责的医学标准。本文医学标准参考空军指令 48-123。如果服役人员没有找到适用的医学标准，请参考空军指令 48-123 规定内容。

参考医学标准指导的书写格式为"医学标准目录，日期，章节条款"。例如，在叙述性摘要中当参考医学标准中腹部疾病时，书写格式为"医学标准指导，2013 年 10 月 1 日，第 I 章 52 条"。

对于航空医学特许标准，如果有适用航空医学特许指导的章节，注释栏中会注明"请参考航空医学特许飞行指南"。请谨记航空医学特许飞行指南是一个如何满足当今医学标准和申请特许飞行的指导。如果还有其他问题，请联系重要指令 /SGP 办公室。

摘要修订于 2014 年 2 月 6 日。在此明确哮喘史不符合飞行类别 Ⅰ / Ⅰ A/ Ⅲ，阻塞性呼吸睡眠暂停综合征满足职责要求。

章节 A：全身性和其他疾病美国空军医学标准

战斗控制员（1C2X1）：连续服役人员必须满足飞行分类 - Ⅲ 和地面控制员标准。另外，初次检查必须满足军校学员要求

战斗搜救指挥官（13DXA）：必须满足飞行分类 - Ⅲ 标准。另外必须符合联勤部队学校入学要求

战斗气象员（1WOX1，1WOX2，15WXX）：必须满足飞行分类 - Ⅲ 标准。另外必须符合联勤部队学校入学要求

空降救援队（IT2X1）：必须满足飞行分类 - Ⅲ 标准。另外必须符合联勤部队学校入学要求

RPA 传感器操作员（1UOX1）：必须满足 GBC 标准

SERE：必须满足 SERE 标准。同时持续跳伞状态也必须符合飞行分类 - Ⅲ 要求和学校参军要求

STO（13DXB）：必须满足飞行分类 - Ⅲ 标准。另外必须符合联勤部队学校入学要求

TAC-P（只针对地面）：必须满足 GBC 标准

TAC-P：必须满足飞行分类 - Ⅲ 和 GBC 标准。另外，初次检查必须满足军校学员要求

全身性和其他不符合情况 （请参考飞行指令 48-I23 第 5 章综合条款，同样适用）	X = 适用标准							注释
	资格保留	飞行分类 Ⅰ / Ⅰ A	飞行分类 Ⅱ	飞行分类 Ⅲ	地面控制职责	导弹操作职责	操作保障职责	
A1	引起心血管或肺部症状的任何复发性、全身性反应，不论病因是否明确	X	X	X	X	X	X	X	虽然对昆虫叮刺毒液有变态反应是不符合的情况，人员有毒液变态反应必须忍受 I-RILO 进行 ALC-C 思考
A2	需要脱敏治疗的任何过敏反应		X	X	X				参考空军特许飞行指南
A3	过敏现象：对一般食物（食品及药品管理局中的八种常见食物：牛奶、鸡蛋、小麦、大豆、花生、坚果、贝类或鱼）、香料、食品添加剂具有全身性变态反应的可靠的疾病史	X	X	X	X	X	X	X	

战斗控制员（1C2X1）：连续服役人员必须满足飞行分类 - Ⅲ 和地面控制员标准。另外，初次检查必须满足军校学员要求

战斗搜救指挥官（13DXA）：必须满足飞行分类 - Ⅲ 标准。另外必须符合联勤部队学校入学要求

战斗气象员（1W0X1，1W0X2，15WXX）：必须满足飞行分类 - Ⅲ 标准。另外必须符合联勤部队学校入学要求

空降救援队（IT2X1）：必须满足飞行分类 - Ⅲ 标准。另外必须符合联勤部队学校入学要求

RPA 传感器操作员（1U0X1）：必须满足 GBC 标准

SERE：必须满足 SERE 标准。同时持续跳伞状态也必须符合飞行分类 - Ⅲ 要求和学校参军要求

STO（13DXB）：必须满足飞行分类 - Ⅲ 标准。另外必须符合联勤部队学校入学要求

TAC-P（只针对地面）：必须满足 GBC 标准

TAC-P：必须满足飞行分类 - Ⅲ 和 GBC 标准。另外，初次检查必须满足军校学员要求

全身性和其他不符合情况（请参考飞行指令 48-123 第 5 章综合条款，同样适用）	资格保留	飞行分类 I / I A	飞行分类 Ⅱ	飞行分类 Ⅲ	地面控制职责	导弹操作职责	操作保障职责	注释
		X = 适用标准						
A4	食物引起的过敏史		X	X	X				参考空军特许飞行指南
A5	经确诊的 HIV 血清阳性，包括 HIV 在内的，原发性或获得性的免疫缺陷，参考空军飞行指导 48-135 人类免疫病毒项目中关于此项目的信息	X	X	X	X	X	X	X	参考空军特许飞行指南
A6	性传播疾病复杂症状或后遗症，慢性或严重性使人员无法履行飞行或 AFSC 职责	X	X	X	X	X	X	X	
A7	先天性或获得性梅毒。注：Ⅰ 期和 Ⅱ 期梅毒并未失去资格，检查没有发现疾病症状，没有活动性疾病和后遗症征兆，性病血清实验室研究测试排除再感染，有已查清的科学治疗史，没有证据表明中枢神经系统受累		X	X	X				
A8	全身性肺结核	X	X	X	X	X	X	X	参考 G1-G5
A9	全身性淀粉样变	X	X	X	X	X	X	X	
A10	复杂性皮肌炎	X	X	X	X	X	X	X	
A11	复杂性多发性肌炎	X	X	X	X	X	X	X	
A12	任何类型的麻风病	X	X	X	X	X	X	X	
A13	红斑狼疮	X	X	X	X	X	X	X	
A14	肉瘤样病	X	X	X	X	X	X	X	参考 G11
A15	重症肌无力	X	X	X	X	X	X	X	
A16	对治疗无应答的活动性真菌病或需要延长治疗时间的及有复杂性后遗症的	X	X	X	X	X	X	X	
A17	复发性、发热性、结节性的脂膜炎	X	X	X	X	X	X	X	
A18	全身性的硬皮病或线状类型硬皮病严重影响相关四肢或身体，或包括渐进性的全身性硬皮病在内的钙质沉着，雷诺（氏）现象，食管功能失常，指（趾）硬皮病和毛细血管扩张（综合征）	X	X	X	X	X	X	X	
A19	其他自身免疫疾病需要免疫调整药物治疗	X	X	X	X	X	X	X	

战斗控制员（1C2X1）：连续服役人员必须满足飞行分类 - Ⅲ和地面控制员标准。另外，初次检查必须满足军校学员要求

战斗搜救指挥官（13DXA）：必须满足飞行分类 - Ⅲ标准。另外必须符合联勤部队学校入学要求

战斗气象员（1WOX1，1WOX2，15WXX）：必须满足飞行分类 - Ⅲ标准。另外必须符合联勤部队学校入学要求

空降救援队（IT2X1）：必须满足飞行分类 - Ⅲ标准。另外必须符合联勤部队学校入学要求

RPA 传感器操作员（1UOX1）；必须满足 GBC 标准

SERE：必须满足 SERE 标准。同时持续跳伞状态也必须符合飞行分类 - Ⅲ要求和学校参军要求

STO（13DXB）：必须满足飞行分类 - Ⅲ标准。另外必须符合联勤部队学校入学要求

TAC-P（只针对地面）：必须满足 GBC 标准

TAC-P：必须满足飞行分类 - Ⅲ和 GBC 标准。另外，初次检查必须满足军校学员要求

全身性和其他不符合情况 （请参考飞行指令 48-123 第 5 章综合条款，同样适用）	X = 适用标准							注释
	资格保留	飞行分类 Ⅰ / I A	飞行分类 Ⅱ	飞行分类 Ⅲ	地面控制职责	导弹操作职责	操作保障职责	
A20　嗜伊红细胞肉芽肿		X	X	X				
A21　高歇病		X	X	X				
A22　汉 - 许 - 克病（慢性特发性黄瘤病）		X	X	X				
A23　莱特勒 - 西韦病（非类脂组织细胞增多症）		X	X	X				
A24　慢性重金属中毒		X	X	X				
A25　冻伤后遗症，如皮肤深部疼痛、皮肤感觉异常、多汗、皮肤易破损、苍白病、关节僵硬、指（趾）截肢或寒冷性荨麻疹		X	X	X				
A26　热性病（中暑或热衰竭）如果有可靠的病史暗示一个反常的耐热阈值下限		X	X	X				
A27　恶性体温过高史		X	X	X				
A28　所有类型的寄生虫感染，直至接受适当的治疗		X	X	X				
A29　其他先天性或获得性畸形，缺陷或疾病妨碍满意的飞行职责履行		X	X	X				
A31　12 岁后显著发生的飞行器、汽车或水上交通工具运动病经历，运动病史已经完全确认		X						UFT 中的服役人员请参考空晕病管理计划 IAW AETCI48-102
A32　具有组织或心理病因医学证据的空晕病			X	X				参考空军特许飞行特许指导
A33　血色素沉着病	X	X	X	X	X	X	X	参考空军特许飞行特许指导
A34　结缔组织特发性炎症反应		X	X	X				
A35　特许飞行人员特许飞行疾病恶化		X	X	X	X	X		

章节 B：头部和颈部美国空军医学标准

	头部和颈部不符合情况	X = 适用标准							注释
		资格保留	飞行分类 I / I A	飞行分类 II	飞行分类 III	地面控制职责	导弹操作职责	操作保障职责	
B1	头盖骨缺失，有或者没有假体置换同时伴随后遗症，或症状妨碍履行飞行职责，妨碍场站飞行任务分配	X	X	X	X	X	X	X	参考神经部分
B2	无防护性的头骨缺陷直径 3cm 以上	X	X	X	X	X	X	X	
B3	任何原因的缺失、缺陷或先天性头骨缺失		X	X	X				
B4	未矫正的头骨，面部或颌部畸形，一定程度上妨碍人员穿戴保护面具或军帽		X	X	X				
B5	头骨或面骨多发性骨折		X	X	X				
B6	有或者没有管状束，持续症状到成人期或手术不能治愈的原发性鳃裂，或甲状舌管残留物形成的先天性囊肿		X	X	X				
B7	任何原因的颈部慢性引流瘘管		X	X	X				
B8	持续性或慢性颈部肌肉收缩，已经达到影响穿戴制服或军用装备，或面容损害达到了影响或妨碍军人履行职责		X	X	X				
B9	肋颈症状		X	X	X				
B10	头部或颈部结构任何解剖或功能性异常，影响正常说话、中耳通风、呼吸咀嚼、吞咽，或航空及军用装备的穿戴		X	X	X				

章节 C：眼睛和视力美国空军医学标准

	眼睛和视力不符情况	X = 适用标准							注释
		资格保留	飞行分类 I / I A	飞行分类 II	飞行分类 III	地面控制职责	导弹操作职责	操作保障职责	

眼睛和视力

	眼睛和视力不符情况	资格保留	飞行分类 I / I A	飞行分类 II	飞行分类 III	地面控制职责	导弹操作职责	操作保障职责	注释
C1	任何眼部相关的疾病、损伤、感染过程或后遗症，限制治疗和（或）导致：远视敏锐度不能被矫正以符合条款 C2 中所列的视力保留标准，和（或）较好眼的中央视野的缺陷，这种缺陷在任何固定方向减少于 20 度的视野	X	X	X	X	X	X	X	
C2	视力标准。远距视力敏锐度保留标准，无论何种原因不能被矫正到标准数值以下除外。对飞行和特殊操作岗位，请参考表格 1 视力较好眼睛 / 视力较差眼睛 20/20 — 20/400 20/30 — 20/200 20/40 — 20/100 20/50 — 20/80 20/60 — 20/60	X	X	X	X	X	X	X	对飞行和特殊操作岗位职责医学标准，请参考本章结尾处表格 1

眼睛和视力不符情况	X=适用标准							注释
	资格保留	飞行分类 I/IA	飞行分类 II	飞行分类 III	地面控制职责	导弹操作职责	操作保障职责	
C3　翼状胬肉侵犯眼角膜超过3mm或影响视力或具有侵袭性，或引起屈光问题	X	X	X	X	X	X	X	
C4　现今无晶状体，假晶状体史，或现具有晶状体脱位或有晶状体脱位史	X	X	X	X	X	X	X	
C5　夜视缺陷史，其严重程度达到夜间行动必须借助帮助	X	X	X*	X*	X*	X*	X*	*训练中，疾病史通过合适的通话器系统做电生理测试
C6　伴随视神经盘和视野明显改变，或难治性的青光眼	X	X	X	X	X	X	X	
C7　青光眼。青光眼伴随眼内血压，压平眼压计测量30 mmHg或以上，继发性视神经盘改变，和（或）青光眼相关的视野缺陷。注：色素分散综合征不是飞行（包括初始飞行分类）医学不合格的原因，但是伴随压平眼压测量计眼内压在22mmHg或更高是不符合医学情况		X	X	X	X	X		在特许飞行考虑之前，患有青光眼的受训空勤人员需要咨询ACS。参考空军特许飞行指导
C8　眼内高血压（青光眼前）。两次以上压平眼压测量计眼压22mmHg或以上，但低于30mmHg，或双眼压差超过4mmHg或更多。注：非接触眼压计（气压眼压计）或希厄茨眼压计测量获得的异常血压值需要通过压平眼压测量法验证。基于角膜厚度调整的压平眼压测量结果来获得医学资格是不允许的		X	X	X	X	X*		*不符合情况只适用于导弹操作岗位 参考空军特许飞行指导
C9　眼球剜出或单侧眼球缺失	X	X	X	X	X	X	X	
C10　仅通过双眼隐形眼镜或非常规矫正设备（如伸缩式镜片）进行的视力矫正	X	X	X	X	X	X	X	
C11　当失能症状或体征出现时的双眼不等像，不能经标准的眼睛镜片轻易治疗的	X	X	X	X	X	X	X	
C12　持续性严重的复视，第一凝视位视力角度小于20度的	X	X	X	X	X	X	X	
C13　持续性或间歇性的凝视视野中复视，包括患病史		X	X	X				
C14　双侧，永久性的，有器官缺陷的夜盲症	X	X	X	X	X	X	X	
C15　视野：除了生理性的任何外周或中央盲点		X	X	X	X	X*		*中心暗点不符合导弹操作岗位
C16　隐形眼镜矫正单侧仅是双焦的，或符合单侧技术		X	X	X			X	
眼睑								
C17　任何眼睑症状，损害正常的眼睑功能或舒适性，或可能影响视功能		X	X	X	X	X		
C18　溢泪，鼻泪管阻塞		X	X	X				
C19　任何原因的上睑下垂，除了良性病因不具有侵袭性同时不影响凝视或各方位视力		X	X	X				

续表

眼睛和视力不符情况		资格保留	飞行分类 I / I A	飞行分类 II	飞行分类 III	地面控制职责	导弹操作职责	操作保障职责	注释
			X = 适用标准						
C20	急性或慢性泪囊炎		X	X	X				
C21	泪管狭窄		X	X	X				
结膜									
C22	慢性，过敏性结膜炎		X	X	X				参考空军特许飞行指导
C23	沙眼，除非治愈后无可见瘢痕		X	X	X				
C24	眼干燥症（干眼综合征）		X	X	X				参考空军特许飞行指导
角膜									
C25	角膜功能失调。圆锥形角膜或其他角膜诊断证明具有侵袭性，要求长期治疗及外科手术干预，并导致眼睛矫正视敏锐性低于 C2 条款中规定的水平	X	X	X	X	X	X	X	
C26	任何原因的角膜血管化或混浊，逐步恶化或导致视力降低到标准以下	X	X	X	X	X	X	X	
C27	急慢性角膜炎，如果症状是复发性的，要求延长治疗，或者导致混浊或其他影响视力的后遗症		X	X	X	X	X		
C28	角膜溃疡或复发性角膜侵蚀		X	X	X	X	X		
C29	创伤性角膜裂伤史，除非不影响视力		X	X	X				
C30	任何类型的角膜营养不良，包括各种程度的圆锥形角膜和圆锥形角膜局部样式变暗		X	X	X				参考空军特许飞行指导
C31	角膜屈光治疗或角膜塑形，现行或这些手术操作史		X	X	X				
C32	层状或全层角膜移植术（角膜移植）		X	X	X				
C33	经批准的角膜屈光手术操作史，包括屈光性角膜切除术、LASEK、epi-LASIK 和 LASIK 来调整角膜屈光能力，如果手术结果不能满足建立的视力标准或妨碍人员履行职责能力是不符合情况的。层状角膜成形术史，全层角膜移植术史，传导角膜移植术史、晶状体眼内镜片或角膜移植史（即，INTACS），来调整眼睛屈光能力，无论视力结果如何都不符合要求	X	X	X	X	X	X	X	空军特许飞行指导列出了 PRK、LASEK、epi-LASIK 和 LASIK 航空医学特许标准
C34	屈光手术包括放射状角膜切开术或任何激光手术，可植入隐形眼镜手术，角膜移植术史，来调整角膜屈光能力，无论视力结果如何都不符合要求和特许飞行医学标准		X	X	X				空军特许飞行指导列出了 PRK、LASEK、epi-LASIK 和 LASIK 航空医学特许标准
C35	光疗角膜切削术（PTK）、屈光性角膜切除术（PRK）、LASIK、epi-LASIK、LASEK		X	X	X				空军特许飞行指导列出了 PRK、LASEK、epi-LASIK 和 LASIK 航空医学特许标准

眼睛和视力不符情况	资格保留	飞行分类 I / I A	飞行分类 II	飞行分类 III	地面控制职责	导弹操作职责	操作保障职责	注释
				X = 适用标准				

巩膜外层 / 巩膜

	眼睛和视力不符情况	资格保留	飞行分类 I / I A	飞行分类 II	飞行分类 III	地面控制职责	导弹操作职责	操作保障职责	注释
C36	急慢性巩膜外层炎，如果症状是复发性的或要求延长或持续性的治疗除了人造泪液		X	X	X				
C37	任何病因性的急慢性巩膜炎		X	X	X	X	X		
	葡萄膜								
C38	急慢性或复发性葡萄膜炎，除了完全治愈的外伤性虹膜炎		X	X	X				
	视网膜 / 玻璃体								
C39	双侧视网膜剥离	X	X	X	X	X	X	X	
C40	由组织进行性疾病产生的单侧视网膜脱离或视网膜脱离导致了不可矫正的复视、视力下降和视野缺陷超过了保留标准（C2）	X	X	X	X	X	X	X	
C41	视网膜剥离和视网膜剥离史		X	X	X				参考空军特许飞行指导
C42	潜在渐进性周边视网膜衰退和营养失调，伴随视力减退或视网膜剥离危险增加，包括网膜点阵样变孔洞萎缩和视网膜分裂		X	X	X				参考空军特许飞行指导
C43	视网膜黄斑衰退和营养失调，包括视网膜病、脉络膜视网膜病、视网膜黄斑变性、黄斑囊肿、黄斑缺孔		X	X	X				
C44	视网膜炎、脉络膜视网膜炎或其他视网膜炎症不合格，除非单次发作且已治愈，产生了稳定的瘢痕，并且确定不会复发或进展和损害中央或周边视觉		X	X	X				
C45	血管瘤、瘢痣病、视网膜囊肿和其他损害或可能损害视力的情况		X	X	X				
C46	视网膜出血、盛液或其他血管紊乱		X	X	X				参考空军特许飞行指导
C47	玻璃体混浊或紊乱，引起视觉敏锐性下降		X	X	X				
	视神经								
C48	影响或可能影响中央或周围视力的先天遗传问题		X	X	X		X*		*症状影响到中心视觉不符合初始导弹操作岗位
C49	任何种类的视神经炎，包括球后神经炎、视神经乳头炎和视神经网膜炎的现病史或既往史		X	X	X				参考空军特许飞行指导
C50	视盘水肿		X	X	X				
C51	视神经萎缩（原发性或继发性）或视苍白		X	X	X				
C52	视杯大于 0.4 或两侧视杯不对称差异超过 0.2，除非经眼科专家全面评估证明是生理性的。评估必须包括局部昼间压力和视野测试		X	X	X				

眼睛和视力不符情况	资格保留	飞行分类 I / I A	飞行分类 II	飞行分类 III	地面控制职责	导弹操作职责	操作保障职责	注释
		X = 适用标准						
C53 视神经病		X	X	X				参考空军特许飞行指导
C54 视盘疣		X	X	X				参考空军特许飞行指导
晶状体								
C55 部分或全部晶状体脱位		X	X	X				
C56 晶状体不透明，白内障，不规则，并影响视力或可能是渐进性的		X	X	X				参考空军特许飞行指导
C57 假晶状体（眼内晶状体植入）		X	X	X				参考空军特许飞行指导
C58 后部和或前囊部混浊		X	X	X				参考空军特许飞行指导
C59 眼内隐形眼镜		X	X	X				参考空军特许飞行指导
其他缺陷或疾病								
C60 瞳孔异常或正常瞳孔反射消失，生理性瞳孔不等除外		X	X	X				
C61 眼外肌肉受限，麻痹或眼活动能力缺失性瘫痪或任何方向上的耦合对线		X	X	X	X			
C62 视力疲劳，如果很严重		X	X	X				
C63 任何种类的眼球震颤，除了视觉末点震颤		X	X	X	X			
C64 单侧或双侧的无眼畸形，小眼，眼球突出		X	X	X				
C65 眼球或眼附件任何的外伤性、组织性或先天性疾病，会间歇性或永久性威胁（包括可能威胁）损害视功能		X	X	X	X	X		
C66 偏头痛（或变异性偏头痛）包括非头痛性偏头痛		X	X	X	X	X		参考神经病学标号
C67 其他章节未涉及的任何眼睛手术史包括各种类型的激光手术史		X	X	X				
C68 眼内异物存留现病史和既往患病史		X	X	X				
隐斜和斜视								
C69 近距（远距）内隐斜超过 10 棱晶屈光度		X	X*	X*				* 飞行类别 I A/ II 和 III 要求履行雷达扫描职责（每个分类指导）本条适用。如果不需要履行雷达扫描职责，C75-C78 适用（空勤人员要求履行雷达扫描职责）。由于 MSD 雷达扫描监视器的职责是要求协助检查飞行器外 200 米之内的障碍安全
C70 近距（远距）外隐斜超过 6 棱晶屈光度		X	X*	X*				
C71 上隐斜超过 1.5 棱晶屈光度		X	X*	X*				
C72 近距（远距）斜视包括小眼斜视和单眼固定综合征		X	X*	X*				
C73 会聚近点超过 100mm		X	X*	X*				
C74 眼球外肌手术史或斜视治疗不符合。要求有资质的眼科医生对眼球动力进行检测并做出完整的评估		X	X*	X*				
C75 内隐斜超过 15 棱晶屈光度				X*				* 在证书检查中飞行类别 III 不需要履行雷达扫描职责
C76 外隐斜超过 8 棱晶屈光度				X*				
C77 上隐斜超过 2 棱晶屈光度				X*				

续表

眼睛和视力不符情况		X = 适用标准							注释
		资格保留	飞行分类 I / I A	飞行分类 II	飞行分类 III	地面控制职责	导弹操作职责	操作保障职责	
C78	近距（远距）斜视超过 15 棱晶屈光度（飞行分类 III 部要求承担扫描职责）				X*				* 在证书检查中飞行类别 III 不需要履行雷达扫描职责
C79	隐斜。上隐斜超过 1.5 棱晶屈光度，内隐斜超过 10 棱晶屈光度，或外隐斜超过 6 棱晶屈光度，要求验镜师或眼科学家对其他眼睛病理传导和感受器异常进行全面评估				X*				* 只有 PJs、TACP

色觉和深度知觉

C80	色觉缺陷或通过 CCT 测量结果 75 或以上的各种程度（类型）异常		X	X	X	X	X		参考空军特许飞行指导
C81	不管未矫正的水平如何，如果最佳的矫正视力状态下，未通过 VTA 或 OVT 立体视觉测试的不符合要求，且要求眼科学家或配镜师完成局部动眼能力和黄斑测试，并经过 MAJCOM 和 ACS 成员综合评价		X	X	X*	X**			* 如果不需要 AESC 分类飞行分类指导，将初始特许飞行人员置于 PEPP 无须 AFSC's 的进一步检查。** 只适用于战术空中控制团体（1C4X1）和空中指挥官。参考空军特许飞行指导

红色透镜测试

C82	在红色透镜测试过程中，在 30 度之内的任何复视或抑制认为不合格		X		X*				* 对飞行分类 III：只对飞行燃料补给者进行初始检查。如果达不到要求，需要眼科学家或验光师按照空军特许飞行指导中描述的深度知觉缺陷／立体视觉进行全面的眼能动性评估

表格 1：飞行分类／特殊导弹操作岗位视力和屈光不合格标准,（参考以下注释）SEE AMWG		飞行分类 I	飞行分类 I A	飞行分类 II（飞行员）	飞行分类 II（非飞行员）和飞行分类 III	地面指挥员	导弹操作岗位
远距视力	未矫正	20/70	20/200	20/400	20/400	20/400	—
	矫正	20/20	20/20	20/20	20/20	20/20	20/20（视力较好一侧）
近距视力	未矫正	20/30	20/40	—	—	—	—
	矫正	20/20	20/20	20/20	20/20	20/20	20/20（视力较好一侧）
角膜子午线		+2.00 to −1.50	+3.00 to −2.75	+3.50 to −4.00	+5.50 to −5.50	—	

表格 1：飞行分类 / 特殊导弹操作岗位视力和屈光不合格标准,(参考以下注释) SEE AMWG	飞行分类 I	飞行分类 I A	飞行分类 II (飞行员)	飞行分类 II (非飞行员) 和飞行分类 III	地面指挥员	导弹操作岗位
散光	1.50	2.00	2.00	3.00	—	—
两眼屈光不等	2.00	2.50	2.50	3.50	—	—

注 1：受训人员常规检查中发现单眼视力为 20/20,当前佩戴矫正镜片视力为 20/25,但被矫正到 20/20 O.U,具有正常的立体视觉可以继续进行飞行,直到合适的矫正镜片到达。镜片必须经过最为迅速的方式送达

注 2：所有的空勤人员眼睛屈光度必须被调整到最佳视觉敏锐度。近视必须通过 OVT 矫正到 20/20。双焦点处方眼镜必须基于视觉需求和飞行分类 II / III 需要的座舱工作距离。使用镜片矫正空勤人员远距视觉敏锐最好调整到 20/20

注 3：睫状肌麻痹（散瞳）政策：对初始合格或特许飞行考虑,睫状肌麻痹性屈光必须使用 2 滴 1% 环戊通,5 ~ 15 分钟分别滴注。最后一滴用药检查结果不能快于 1 个小时,环戊通最后用药 2 小时内。需要的数据：最小睫状肌麻痹屈光能力要求每只眼睛达到 20/20。假如在睫状肌麻痹情况下视觉敏锐性不能达到 20/20,需要更进一步的临床评估

注 4：在检查之前 3 个月内使用质地硬,不易弯曲的或气溶性隐形眼镜或初始飞行检查许可之前 1 个月内佩戴软性隐形眼镜是被禁止的。文件 DD 标准 2808 应确保满足要求

注 5：只有通过角膜接触镜矫正的复杂性屈光不正是不符合的

注 6：飞行指令 48-123 和知识交流规定了空勤人员隐形眼镜可佩戴性

注 7：对导弹操作岗位职责,人员常规检查发现近距或远距视力较好一侧或双侧眼睛视力小于 20/20,但是一侧眼睛矫正到近距和远距至少 20/20 可以继续执行导弹操作职责直到合适的矫正镜片到达。镜片必须经过最为迅速的方式送达

章节 D：耳和听力美国空军医学标准

耳和听力不符合标准		X = 适用标准						注释
	资格保留	飞行分类 I / IA	飞行分类 II	飞行分类 III	地面控制职责	导弹操作职责	操作保障职责	
耳								
D1	乳突切除术（乳突炎）伴随慢性排脓（慢性感染）需要经常（长期）专科医学治疗	X	X	X	X	X	X	X	
D2	耳感染或乳突炎,需持续长期治疗无法正常工作	X	X	X	X	X	X	X	
D3	乳突切除史或乳突手术		X	X	X		X		
D4	除了胆脂瘤,包括中耳在内的手术史		X	X	X		X		参考空军特许飞行指导,参考 D15
D5	包括前庭窗开窗术、水平半规管开窗术、内淋巴分流术、镫骨切除术、假体修复或移植术以及镫骨重建在内的任何中耳手术		X	X	X		X		参考空军特许飞行指导
D6	咽鼓管功能障碍。慢性或复发性咽鼓管功能障碍（无法通过捏鼻鼓气法保持中耳气压平衡）		X	X	X		X		参考空军特许飞行指导

耳和听力不符合标准		X＝适用标准							注释
		资格保留	飞行分类 I/IA	飞行分类 II	飞行分类 III	地面控制职责	导弹操作职责	操作保障职责	
D7	鼓膜穿孔或鼓膜修复手术，直至完全治愈且听力正常		X*	X*	X*			X*	* 对初始申请者，鼓膜穿孔或手术不符合，直至手术操作后120天，听觉正常。12岁后鼓膜（包括 PE 导管）创伤或手术开放，除非完全愈合
D8	复发性梅尼埃病或其他经常性的前庭功能障碍，严重到需要经常或长期治疗或是影响到职责履行	X	X	X	X	X	X	X	参考空军特许飞行指导
D9	迷路功能异常		X	X	X	X	X	X	
D10	复发间歇性眩晕或其他平衡失调	X*	X	X	X	X	X	X	* 只有慢性的
D11	迷路功能异常史或无法解释的复发性眩晕		X	X	X	X	X	X	
D12	伴随其他活动性疾病的耳鸣或影响到了社会或职业功能		X	X	X	X	X	X	
D13	影响到听觉或前庭功能的其他情况		X	X	X	X	X	X	参考空军特许飞行指导
D14	外耳道闭锁，结节，严重狭窄或肿瘤阻碍了鼓膜视野或全外耳道有效的治疗。严重的外耳畸形妨碍或影响听力保护装备或军用装备的穿戴		X	X	X			X	
D15	慢性中耳炎，胆脂瘤或内耳或中耳外科手术史（包括耳蜗植入术）。胆脂瘤，或胆脂瘤切除术史		X	X	X			X	参考空军特许飞行指导中耳炎或胆脂瘤
D16	感染。耳部的任何感染过程，直至完全治愈，除了轻微的无症状的外耳炎		X	X	X			X	
D17	耳小骨手术		X	X	X			X	
D18	听神经瘤		X	X	X			X	参考空军特许飞行指导
D19	影响到正常听力的耳硬化症		X	X	X	X	X	X	参考空军特许飞行指导
D20	任何其他的外耳，中耳或内耳症状需要不止一年一次的耳鼻喉科、耳科或听力复查	X	X	X	X	X	X	X	
D21	任何其他的外耳，中耳或内耳症状导致 H-3 或听力损害	X	X	X	X	X	X		
D22	未通过大声阅读测试		X*	X*	X*	X*	X*		* 只有初始申请者；参考对其他 AFSC's AFPC 训练要求

续表

耳和听力不符合标准		资格保留	飞行分类 I/IA	飞行分类 II	飞行分类 III	地面控制职责	导弹操作职责	操作保障职责	注释
				X = 适用标准					

听力（听力计阈水平；参考以下内容）

D23	尽管使用听力辅助器材，妨碍了安全、有效的工作职责表现的听力损失	X	X	X	X	X	X	X	
D24	使用助听器		X	X	X	X			要求使用听力辅助不妨碍部署或活动状态。必须具有合适的无须听力辅助听力能力来履行职责安全
D25	任何一只耳朵听阈级超过或等于 H-2		X	X*	X*	X			-SERE 要求 H2 飞行分类 I/IA、II、III、GBC 初始申请者，在选择时必须满足 H-1 *飞行分类 II/III H2 训练需要评估来排除传导性或耳蜗后的病理（包括听力学评估和可能潜在需要的 ENT 评估），检查期间不必要求限制飞行
D26	任何一只耳朵听阈级超过或等于 H-3		X	X	X	X	X		H2 要求初始 MOD（国防部）岗位 参考空军特许飞行指导
D27	在任何连续两次测试中左耳和右耳听力损失不对称超过 25 分贝或更多		X	X	X	X	X		参考空军特许飞行指导

章节 E：喉、鼻、咽和气管疾病美国空军医学标准

喉、鼻、咽和气管疾病美国空军医学标准		资格保留	飞行分类 I/IA	飞行分类 II	飞行分类 III	地面控制职责	导弹操作职责	操作保障职责	注释
				X = 符合标准					
E1	喉头麻痹，伴有双侧喉返神经麻痹或异常明显影响到语言或气道通气影响到呼吸	X	X	X	X	X	X	X	
E2	瘤、鼻息肉、肉芽肿或喉溃疡	X	X	X	X	X	X	X	
E3	鼻息肉，肉芽肿或喉溃疡需要耳鼻喉手术或超过每年一次的复查		X	X	X				
E4	慢性或复发性喉头炎，声嘶，或失语，影响到沟通交流		X	X	X	X*	X*		*通过言语测试证明具有清晰的语音交流能力
E5	口（包括牙齿）、鼻、喉、舌、颌骨、声带、咽头或喉头畸形及损伤或疾病的，影响到呼吸、咀嚼、吞咽、说话或言语交流		X	X	X	X			
E6	语言——任何言语缺陷影响到清楚有效的英语交流（如重言或口吃）		X	X	X	X*	X*		*通过言语测试证明具有清晰的语音交流能力
E7	复发性梗阻性水肿	X	X	X	X	X	X	X	
E8	引起呼吸困难的喉或气管狭窄	X	X	X	X	X	X		

喉、鼻、咽和气管疾病美国空军医学标准		资格保留	X = 符合标准						注释
			飞行分类 I / I A	飞行分类 II	飞行分类 III	地面控制职责	导弹操作职责	操作保障职责	
E9	气管切开术或气管瘘		X	X	X	X	X	X	
E10	萎缩性（非变应性）鼻炎，严重慢性的需要持续定期复查	X	X	X	X	X	X	X	
E11	12岁以后有过的变应性，非变应性或血管运动性鼻炎明确病史的，除非症状轻微并且可以通过单一药物控制		X						参考空军特许飞行指导
E12	变应性鼻炎，直至症状缓和，病情可以通过药物控制的，不会对受检者从事飞行活动造成影响的轻度变应性鼻炎		X	X	X	X		X	参考空军特许飞行指导
E13	鼻息肉引起的临床症状不适合飞行/室内作业		X	X	X			X	参考空军特许飞行指导
E14	鼻中隔穿孔		X	X	X				
E15	鼻中隔偏曲，间隔刺激征，鼻甲肿大或鼻通气梗阻导致的临床症状		X	X	X	X	X	X	
E16	严重慢性鼻窦炎；导致经常地错过任务失败或要求超过一年一次的耳鼻喉随访	X	X	X	X	X	X	X	
E17	慢性或复发性鼻窦炎和或手术治疗慢性鼻窦炎		X	X	X			X	参考空军特许飞行指导
E18	鼻窦炎，鼻息肉或鼻组织增生导致的任何手术操作		X						
E19	慢性，复发性鼻出血（超过3个月每周超过一次的鲜红性鼻出血）		X	X	X				
E20	复发性唾液腺或唾液导管结石		X	X	X				参考空军特许飞行指导
E21	永久性的嗅觉丧失或嗅觉异常		X	X	X				
E22	唾液瘘		X	X	X				参考空军特许飞行指导
E23	硬腭或软腭畸形，穿孔或组织广泛缺失；软腭和咽广泛性粘连；或软腭完全麻痹。注：软腭双侧麻痹但不影响语言或吞咽，无症状的是符合要求的		X	X	X				
E24	慢性咽炎和鼻咽炎		X	X	X				
E25	颞颌关节——当症状非常严重要求耳鼻喉或口腔外科跟踪随访超过每年一次，或不适合长期佩戴面罩	X	X	X	X	X	X	X	
E26	颞颌关节复发性脱位		X	X	X				

章节 F：牙科疾病美国空军医学标准

牙科不符合情况		X = 符合标准							注释
		资格保留	飞行分类 I / I A	飞行分类 II	飞行分类 III	地面控制职责	导弹操作职责	操作保障职责	
F1	颌骨异常，病变或伴有组织改变，尽管通过治疗，影响到正常咀嚼，正常言语或必需的生命支持装备（生化急救箱）的佩戴，包括防毒面具的有效使用，或影响到工作表现	X	X	X	X	X	X	X	生命支持装备包括 AFSC 装备和其他 AFSC 应用装备
F2	颌骨疾病或伴有囊肿，肿瘤，慢性感染和严重牙周症状影响到了正常的咀嚼，直至适当的治疗。这些包括，但并不限于颞下颌关节紊乱和（或）需要矫正的肌筋膜痛			X	X	X			
F3	严重咬合不良妨碍到正常的咀嚼或要求延长治疗			X	X	X			.
F4	牙齿缺陷如龋齿，牙列畸形，牙列缺损且未用义齿修复或义齿恢复功能不良			X					
F5	正在使用或未来需要使用固定矫正器			X					
F6	患有牙体疾病的空勤人员，在飞机着陆过程中可能会引起牙紧急情况			X	X	X			
F7	个人穿戴牙齿矫正器不需要为体格检查移除矫正器。在咨询正在治疗的牙科矫正医师后，当地的航空医生可以授予个人飞行职责，假如没有语言上的影响或合适穿戴装备的能力			X	X	X			
F8	牙齿矫正器如果影响到口头的有效交流，或使个人或飞行安全受到威胁			X	X	X	X		
F9	颌骨疾病或伴有包囊、肿瘤、慢性感染和严重牙周症状影响到了正常的咀嚼，直至适当的治疗。这些包括，但并不限于颞下颌功能失调和（或）需要矫正的肌筋膜痛		X	X	X	X	X		

章节 G：胸壁和肺部疾病美国空军医学标准

胸壁和肺部取消资格情况		X = 符合标准							注释
		资格保留	飞行分类 I / I A	飞行分类 II	飞行分类 III	地面控制职责	导弹操作职责	操作保障职责	
G1	存在慢性或复发性肺部疾病症状或手术并发症，这些情况会妨碍履行职责、影响运动耐量，并引起频繁缺岗或需要每年超过一次的专科医疗服务	X	X	X	X	X	X	X	可能包括但不限于支气管炎、尘肺病、肺部广泛纤维化和胸膜纤维化
G2	存在妨碍履行职责，或需要每年超过一次的专科医学治疗的其他肺部或胸壁的疾病或异常情况	X	X	X	X	X	X	X	

胸壁和肺部取消资格情况		资格保留	飞行分类 I/IA	飞行分类 II	飞行分类 III	地面控制职责	导弹操作职责	操作保障职责	注释
			X = 符合标准						
G3	存在任何程度的哮喘、反应性气道疾病、内源或外源性支气管哮喘、运动诱发的支气管痉挛或免疫球蛋白 E 介导的哮喘	X	X*	X*	X*	X*	X	X	* 哮喘病史要求初始特许飞行资格
G4	患有中或重度阻塞性睡眠呼吸暂停（诊断性多导睡眠图 AHI 或 RDI 超过 15）、进行气道正压通气治疗的飞行员	X	X	X	X	X	X	X	睡眠障碍参考 L22-L23 诊断必须基于夜间多导睡眠图和提供授权睡眠药物的评估。患有中度阻塞性呼吸睡眠暂停的飞行员（诊断性多导睡眠图 AHI and RDI ≤ 15），无论选择何种治疗，不需要求初始 RILO。不需要调整治疗而稳定超过 90 天的飞行员可以通过 DAWG 批准后，将编码 31 移除，不受任何部署限制。"参考 COCOM 报告指导"
G5	患有中或重度阻塞性睡眠呼吸暂停（诊断性多导睡眠图 AHI 或 RDI 超过 15）、采用非气道正压通气治疗（体位疗法、口腔矫治器等）后仍有症状的飞行员；或需要辅助供氧或兴奋药物以维持觉醒	X	X	X	X	X	X	X	
G6	患有混合型或中枢型睡眠呼吸暂停的飞行员，无论 AHI 或 RDI 值是多少	X	X	X	X	X	X	X	
G7	患有睡眠性呼吸暂停现病或既往史或其他临床睡眠障碍，不管前期治疗如何		X	X	X				参考空军特许飞行指导；参考 L22-L23
G8	需要 15 个月或更长时间治愈的活动性结核病。注:隐性结核杆菌感染不会取消资格，但必须在疾病控制中心的指导下进行评估（如果合适的话给予药物预防）	X	X	X	X	X	X	X	
G9	PPD 试验（结核菌素皮肤试验）或全血干扰素试验阳性，没有评估或治疗的记录		X	X	X				
G10	任何类型或位置的活动性肺结核，或两年之内活动性肺结核史		X	X	X				
G11	肺结核治疗后的慢性后遗症，包括会引起经常性缺岗或需要超过每年一次的专科随访的结核性胸膜炎或肺功能减退	X	X	X	X	X	X	X	
G12	肺结核治疗后的慢性后遗症，包括结核性胸膜炎或肺功能减退		X	X	X				
G13	复发的自发性气胸，肺部缺陷无法通过手术治愈	X	X	X	X	X	X	X	
G14	自发性气胸病史。注:仅出现过一次的自发性气胸如果已经治愈，后前位的呼气和吸气胸片及薄层 CT 平扫显示肺完全扩张、无再次引发气胸的病理性征象，无须特许飞行		X	X	X			X	参考空军特许飞行指导
G15	肺大疱，除外经手术治愈、完全恢复、肺功能测试正常的情况		X	X	X				
G16	导致经常性的缺岗或需要超过每年一次专科随访的支气管扩张	X	X	X	X	X	X	X	

续表

胸壁和肺部取消资格情况	资格保留	X = 符合标准						注释
		飞行分类 I / I A	飞行分类 II	飞行分类 III	地面控制职责	导弹操作职责	操作保障职责	
G17　支气管扩张		X	X	X				
G18　肉状瘤病	X	X	X	X	X	X	X	参考空军特许飞行指导，参考 A12 保留 stds
G19　胸腔积液。注：病毒或细菌感染产生的积液自然消退或经抗生素 / 抗病毒药物治愈是合格的		X	X	X				
G20　脓胸或脓胸手术后胸壁窦未愈合		X	X	X				
G21　肺气肿、肺部或全身性大疱	X	X	X	X	X	X	X	
G22　肺囊或腔的疾病		X	X	X				
G23　肺或纵隔脓肿的现病或疾病史		X	X	X				
G24　慢性传染性肺疾病，包括但不限于病毒性 / 细菌性 / 非典型肺炎，寄生虫和真菌感染。存在感染后遗症如腔形成，除外散在分布的结节性的肺实质和肺门钙化。注：急性肺感染治疗后完全恢复符合要求		X	X	X				
G25　存在气管或支气管异物		X	X	X			X	
G26　能够减少胸腔容积，引起气流阻滞，或影响呼吸或心功能，某种程度上妨碍剧烈运动或穿戴防护装备的漏斗胸、鸡胸或其他先天性或获得性的肺部、脊柱、胸壁或纵隔缺陷。手术修复后如果留有影响穿着 PPE 的疼痛或瘢痕，同样不符合要求	X	X	X	X	X	X	X	
G27　肺栓子（飞行分类 I / I A/ II / III类肺栓子既往史仍不合格）	X	X	X	X	X	X	X	参考 H50，参考空军特许飞行指导
G28　慢性粘连性胸膜炎，除外仅引起轻微的肋膈角变钝		X	X	X				
G29　任何类型的慢性肺或胸膜疾病		X	X	X	X	X	X	
G30　肺切除术	X	X	X	X	X	X	X	
G31　影响训练耐受或工作表现，引起经常性的缺岗，或需要超过每年一次的肺脏医生随访的有症状的肺叶或多段肺切除病史	X	X	X	X	X	X	X	
G32　慢性囊性乳腺炎		X	X	X				
G33　乳房有硅胶植入、注射物或盐水膨胀物植入		X	X	X				参考空军特许飞行指导

章节 H：心脏和血管疾病美国空军医学标准

心脏和血管不符合情况		资格保留	飞行分类 I / IA	飞行分类 II	飞行分类 III	地面控制职责	导弹操作职责	操作保障职责	注释
		X = 符合标准							
心脏和血管系统									
H1	与心肌梗死、充血性心力衰竭、持续性的主节律紊乱、反复发作性的心绞痛，或轻中度工作负荷下无症状性的心肌缺血相关的动脉硬化性心脏病	X	X	X	X	X	X	X	注释：当管理 ARC 病例时参考 ARC 补充条款
H2	任何程度的冠心病		X	X	X	X	X	X	参考空军特许飞行指导
H3	心肌梗死。持续心肌梗死的个人在发作后 90 天内需要进行初始 RILO	X	X	X	X	X	X	X	
H4	心绞痛	X	X	X	X	X	X	X	
H5	需要持续使用药物治疗或预防心绞痛、充血性心力衰竭或主节律紊乱（室性心动过速，心室颤动，有临床症状的突发性室上性心动过速，心房扑动或心房颤动）	X	X	X	X	X	X	X	
H6	冠心病病史，包括心肌梗死、心绞痛、无症状性心肌缺血等		X	X	X	X	X	X	参考空军特许飞行指导
H7	任何原因引起的复发性心源性晕厥（除外直接原因明确且可以避免的）	X	X	X	X	X	X	X	参考 L14
传导紊乱 / 心律失常									
H8	室上性快速性心律失常（包括心房颤动、心房扑动、阵发性室上性心动过速），除外成功消融且不伴有结构性心脏病的。注：单次发作的心房颤动如果病因明确且可以逆转，成功治愈后可以获得保留资格	X	X	X	X	X	X	X	
H9	有症状或无症状的主要心律失常病史。主要心律失常包括室上性心动过速、房性心动过速、心房扑动、心房颤动、室性心动过速、心室扑动、心室颤动、心跳停搏和不适当窦性心动过速综合征		X	X	X				参考空勤人员特许指导和 ECG 检查结果处置指导来获得额外信息
H10	心室颤动或持续性室性心动过速	X	X	X	X	X	X	X	
H11	具有临床症状的、会影响履行工作职责的室性期前收缩	X	X	X	X	X	X	X	
H12	有症状或无症状的二度 II 型或三度房室传导阻滞，或有症状的二度 I 型房室性传导阻滞。除外可逆性原因引起的房室阻滞	X	X	X	X	X	X	X	
H13	心电图显示 Brugada 综合征既往史，先天性长 QT 间期综合征，致心律失常性右室心肌病，或肥厚型心肌病	X	X	X	X	X	X	X	
H14	确证的主心电图传导缺陷病史，如二度 II 型房室传导阻滞、三度房室传导阻滞、左束支传导阻滞、WPW 综合征或 LGL 综合征		X	X	X	X	X	X	参考空军特许飞行指导

心脏和血管不符合情况	"X" = 符合标准							注释
	资格保留	飞行分类 I / I A	飞行分类 II	飞行分类 III	地面控制职责	导弹操作职责	操作保障职责	
H16	任何其他静息 12 导联心电图结果处于心电图资料库中的临界点或存在异常，或基于以前记录存在连续改变，除外通过 ACS/ 心电图指导和检查心脏评估认为没有不符合的疾病的情况		X	X	X				参考空勤人员特许指导中"ECG 检查结果处置"来作为指导，决定飞行员 / 空勤人员待定的评估，结合最终来自 ACS/ECG 资料的推荐。参考空军特许飞行指导
H17	ACS/ 心电图库中记录的异常的、非侵入性的心脏研究。注：对军官，为寻找临床或航空医学指征而进行的心脏研究的任何记录 / 图片报告或复印件（如心电图、动态心电图监护、超声心动图、踏旋器、压力心肌灌注图、冠状动脉心肌扫描）必须发送至 ACS/ 心电图资料库以进行回顾分析		X	X	X				
H18	心脏起搏器或植入性心脏除颤器	X	X	X	X	X	X	X	
炎症性的和混合型心脏疾病									
H19	心肌炎和心肌层退化	X	X	X	X	X	X	X	
H20	心包炎，慢性缩窄性心包炎，除外手术成功且有客观文件记录血流动力学恢复正常，慢性严重心包炎	X	X	X	X	X	X	X	
H21	心内膜炎，传染性的（急性或亚急性的）、消耗性的心脏疾病，能够导致心功能减退，或伴有瓣膜性、先天性、肥厚型心脏疾病	X	X	X	X	X	X	X	
H22	心包炎、心肌炎、心内膜炎现病或疾病史		X	X	X				参考空军特许飞行指导
H23	任何病因的心肌病，包括但不限于肥大性、先天性、离子通道失调的、获得性、扩张性、限制性和继发性心肌病	X	X	X	X	X	X	X	
H24	无论任何原因的心衰或心肌症病史		X	X	X				参考空军特许飞行指导
H25	急性风湿性心脏瓣膜炎或慢性风湿性心脏病后遗症（参考瓣膜性心脏病）	X	X	X	X	X	X	X	
H26	闭塞性脉管炎	X	X	X	X	X	X	X	
先天性和结构异常									
H27	瓣膜性心脏病史包括二尖瓣脱垂；二叶式主动脉瓣；轻度以上的肺动脉瓣、二尖瓣、三尖瓣反流，超过微量的主动脉瓣反流和各种程度的瓣膜狭窄		X	X	X	X		X	参考空军特许飞行指导
H28	需要治疗的有症状的二尖瓣脱垂	X	X	X	X	X	X	X	参考空军特许飞行指导
H29	中至重度的主动脉瓣狭窄（瓣膜的、瓣膜下的、瓣膜上的），即使无症状	X	X	X	X	X	X	X	参考空军特许飞行指导

心脏和血管不符合情况		X = 符合标准							注释
		资格保留	飞行分类 I / I A	飞行分类 II	飞行分类 III	地面控制职责	导弹操作职责	操作保障职责	
H30	有症状或伴有低射血分数的、任何原因造成的中、重度二尖瓣反流。成功施行瓣膜修复术后，射血分数正常，不需要抗凝剂或抗心律失常药物治疗，训练耐受正常者可以特许飞行，但是手术之前需要进行 DAWG 检查	X	X	X	X	X	X	X	参考空军特许飞行指导
H31	严重的肺动脉瓣或瓣下狭窄。通过球囊瓣膜成形术对肺动脉瓣进行矫正后可以进行特许飞行，但手术之前需要进行 DAWG 检查	X	X	X	X	X	X	X	注释：DAWG 如果需要可以推迟到 DPANM
H32	具有症状的二尖瓣狭窄伴有二尖瓣区域超过 1.0cm²	X	X	X	X	X	X	X	
H33	有症状的、严重的主动脉瓣关闭不全，伴有左心室扩张或功能不全	X	X	X	X	X	X	X	参考空军特许飞行指导
H34	先天性的、非正常变异的结构性心脏异常。未伴有栓子的卵圆孔未闭，不要求 MEB	X	X	X	X	X	X	X	
H35	心脏和或血管先天性异常，包括经手术或导管介入治疗矫正的		X	X	X				参考空军特许飞行指导
H36	.明显的外伤性心脏病史		X	X	X				
H37	经超声心动图证实的右心室或左心室肥大或心腔扩大，除外 ACS 检查评估证明是运动引起的正常改变或其他正常变异		X	X	X				
H38	直立性或症状性低血压或复发性的血管抑制型晕厥		X	X	X	X	X		参考神经病学，参考空军特许飞行指导

血管疾病

		资格保留	飞行分类 I / I A	飞行分类 II	飞行分类 III	地面控制职责	导弹操作职责	操作保障职责	
H39	大动脉疾病和异常，包括手术的或经皮介入治疗的，包括但不限于动脉瘤、解剖、动脉硬化、胶原血管病、炎症情况和感染性疾病	X	X	X	X	X	X	X	
H40	有症状的外周和中央血管疾病，包括跛行、皮肤改变或脑血管事件（包括脑卒中、短暂性缺血发作、心脑血管意外、梗死等）	X	X	X	X	X	X	X	参考 L40
H41	经常性、严重的、伴有全身性疾病或限制任务能力的雷诺现象	X	X	X	X	X	X	X	
H42	动脉疾病和紊乱，包括但不限于动脉瘤、动脉夹层、动脉硬化、胶原血管病、动脉炎、感染性疾病、Raynaud 病或血管痉挛性疾病、红斑性肢痛病和糖尿病血管并发症		X	X	X				参考空军特许飞行指导
H43	静脉曲张。严重疼痛限制运动 / 适应性测试或存在皮肤溃疡	X	X	X	X	X	X	X	
H44	结节性动脉周围炎	X	X	X	X	X	X	X	
H45	有症状的或要求弹力支持或慢性抗凝药治疗的慢性静脉功能不全（静脉炎后综合征）	X	X	X	X	X	X	X	

心脏和血管不符合情况		X = 符合标准							注释
		资格保留	飞行分类 I / I A	飞行分类 II	飞行分类 III	地面控制职责	导弹操作职责	操作保障职责	
H46	静脉疾病和功能紊乱，包括经手术或经皮介入治疗的，包括但不限于动脉瘤、复发性血栓性静脉炎、超过轻度疼痛或有并发症的静脉曲张，伴有水肿或皮肤溃疡的静脉功能不全，炎症或感染		X	X	X		X*		只有初始 MOD
H47	动静脉瘘或主要血管的瘘		X	X	X	X			
H48	动脉瘤或动脉瘤手术修复史	X	X	X	X	X	X	X	
H49	反复发作的需要治疗或预防的深静脉血栓	X	X	X	X	X	X	X	参考空军特许飞行指导
H50	肺栓子（飞行分类 I / I A/ II / III 肺栓子病史不合格）	X	X	X	X	X	X	X	参考空军特许飞行指导 参考 G23
H51	高血压性心血管疾病。经过足量时间的非卧床治疗后舒张期血压持续超过 110 mmHg，或伴有以下情况的高血压史：次极量的大脑改变。高血压相关心脏疾病，包括心房颤动、中度到重度的左心室肥大和具有临床症状的收缩或舒张功能障碍。确证的肾功能损害。基底节 III 级（Keith-Wagener）改变。需要多药治疗并要求过量医疗监督，或在初始药物稳定之后需要定期的实验室监测	X	X	X	X	X	X	X	药用剂量调整、初期稳定期间人员不能被部署
H52	通过经许可的单一疗法（详见空勤人员特许飞行指导）未能控制到低于 140/90mmHg 的高血压。注：平均收缩期血压值在 140 ～ 160mmHg 或平均舒张期血压在 91 ～ 100mmHg 的无症状个人，可以持续飞行 6 个月（从第一次确定高血压之日起），同时经过非药物介入治疗达到可接受的血压值		X	X	X	X			参考空军特许飞行指导
H53	任何源于代谢性或病理性原因的血压升高。除外原发病已经矫正，且原发病是符合标准的		X	X	X				
手术									
H54	心脏、心包、血管的手术	X	X	X	X	X	X	X	
H55	重建手术包括：移植物，为了治疗目的而置入的假体，不论治疗效果如何。冠状动脉内支架在一些情况下可以不经 MEB 而接受，如结局良好、未发生心肌梗死、6 个月后平板试验未发现心肌缺血。具有心肌损伤的人员的职责胜任情况需要美国红十字会人员 6 ～ 12 个月的跟踪随访；如果没有心肌损伤需要 3 个月跟踪	X	X	X	X	X	X	X	
H56	无论何种结果的冠状动脉手术史。冠状动脉血管成型术在某些情况下，如未发生心肌梗死、结局良好、6 个月后平板试验或类似试验未发现心肌缺血，可以不经 MEB 而被接受	X	X	X	X	X	X	X	注释：参考 AFI48-123 第 10 章，当处理 ARC 人员时
H57	心外科手术史或基于导管治疗介入史。心脏和（或）血管先天性异常，包括经手术矫正或导管介入治疗矫正的		X	X	X				参考空军特许飞行指导

章节 I：腹部和胃肠道疾病美国空军医学标准

腹部和胃肠道不符合情况	X = 符合标准							注释
	资格保留	飞行分类 I / I A	飞行分类 II	飞行分类 III	地面控制职责	导弹操作职责	操作保障职责	
I1	吞咽迟缓（贲门痉挛），经常感觉不适，无法保持正常的体重或营养或需要重复的扩张或手术	X	X	X	X	X	X	X	
I2	持续性和严重性的食管炎	X	X	X	X	X	X	X	
I3	慢性或复发性的食管炎或胃食管反流疾病或食管动力失调，不能通过"法定的空军航空医学批准药物"控制或病情复杂包括狭窄或反应性的气道疾病		X	X	X	X	X		参考空军特许飞行指导
I4	食管憩室引起经常性的回流，梗阻或体重减轻，对治疗不敏感或需要经常专科随访	X	X	X	X	X	X	X	
I5	食管狭窄需要流质饮食、经常性的扩张或住院治疗，或难以保持正常体重和营养	X	X	X	X	X	X	X	
I6	具有临床症状的食管疾病，包括但不限于溃疡、憩室、脉管曲张、瘘管、狭窄、显著的扩张、迟缓不能、动力紊乱，或巴雷特食管		X	X	X	X	X		
I7	严重/慢性胃炎（经胃镜检查确诊），症状反复发作需要经常脱岗治疗	X	X	X	X	X	X	X	
I8	慢性或严重性的胃炎或非溃疡性消化不良，无法通过"法定的空军航空医学批准药物"控制		X	X	X	X	X		
I9	溃疡，消化性、十二指肠或胃溃疡（经实验室检查，影像学，或内镜检查确诊的）引起反复发作的动力不足或缺岗或需要专科随访	X	X	X	X	X	X	X	
I10	消化性溃疡病，活动性，难治性的，或伴出血、梗阻或穿孔的复杂情况		X	X	X	X	X		参考空军特许飞行指导
I11	复发性的，动力不足性腹痛妨碍职责履行，经常性缺岗，或需要经常性专科治疗	X	X	X	X	X	X	X	
I12	伴有严重症状的食管裂孔疝，无法通过膳食、药物、手术缓解	X	X	X	X	X	X	X	
I13	其他类型疝气，症状影响继续工作的，且因医学原因有手术修复禁忌证，或不能通过手术修复治疗	X	X	X	X	X	X	X	
I14	腹壁疝，除了无症状的脐或裂孔疝		X	X	X				
I15	创伤，损伤，伤疤或腹壁肌无力，影响机体正常功能		X	X	X				
I16	肝硬化，需要专科随访或症状复杂，包括肝功能异常	X	X	X	X	X	X	X	参考空军特许飞行指导
I17	任何类型的肝炎，伴有肝功能损伤或需要超过6个月的专科随访	X	X	X	X	X	X	X	参考空军特许飞行指导

腹部和胃肠道不符合情况		X = 符合标准							注释
		资格保留	飞行分类 I/IA	飞行分类 II	飞行分类 III	地面控制职责	导弹操作职责	操作保障职责	
I18	任何其他慢性肝疾病，病毒携带状态，或慢性肝病后遗症，不论先天性或获得性的，包括但不限于血色素沉着病，肝豆状核变性，或 α1-抗胰蛋白酶缺乏症	X	X	X	X	X	X	X	参考 A33，N24。参考空军特许飞行指导
I19	阿米巴脓肿后遗症。经过适当的治疗后，持续性肝功能测试异常，无法保持体重和正常的体力	X	X	X	X	X	X	X	
I20	急性胰腺炎，复杂的或伴有大的胰腺假性囊肿	X	X	X	X	X	X	X	参考空军特许飞行指导
I21	慢性或复发性胰腺炎，合并有脂肪泻；需要胰岛素或其他降糖药治疗的糖代谢异常；需要住院治疗的频发的腹痛或缺勤	X	X	X	X	X	X	X	参考空军特许飞行指导
I22	任何原因的急性或慢性胰腺炎；或胰腺炎病史		X	X	X				参考空军特许飞行指导
I23	腹膜或其他腹部粘连引起阵发性的肠梗阻伴有绞痛、呕吐，且需要持续住院治疗或经常性缺岗	X	X	X	X	X	X	X	
I24	节段性回肠炎、局域性肠炎、肉芽肿性肠炎或小肠结肠炎	X	X	X	X	X	X	X	参考空军特许飞行指导
I25	溃疡性结肠炎或直肠炎	X	X	X	X	X	X	X	参考空军特许飞行指导
I26	直肠狭窄。出现严重梗阻症状伴有难治性便秘。排便疼痛、困难需要定时服用泻药，灌肠，或反复住院或经常缺岗	X	X	X	X	X	X	X	
I27	直肠狭窄或脱垂		X	X	X				
I28	慢性直肠炎，伴有轻至重度出血，排便疼痛，里急后重或腹泻，需要反复住院或经常缺岗	X	X	X	X	X	X	X	
I29	慢性或具有临床症状的直肠炎		X	X	X				
I30	具有明显症状的痔疮，或内痔出血或间歇性、持续性突出，手术矫正后合格		X	X	X				
I31	肛门。肛门括约肌损伤伴大便失禁	X	X	X	X	X	X	X	
I32	大便失禁		X	X	X				
I33	急性或慢性肛瘘		X	X	X				
I34	坐骨直肠窝脓肿		X	X	X				
I35	家族性肠息肉病	X	X	X	X	X	X	X	
I36	憩室炎，其他具有临床症状的憩室病，或具有临床症状的麦克尔憩室		X	X	X				参考空军特许飞行指导
I37	具有临床症状或需要手术治疗的先天性肠畸形。由任何慢性或复发性的疾病引起、需要手术治疗的肠梗阻（除了无功能性后遗症的儿童期简单肠狭窄或肠套叠的矫正治疗）		X	X	X				
I38	结肠部分切除术，排便习惯改变不影响职责履行	X	X	X	X	X	X	X	

续表

腹部和胃肠道不符合情况		X = 符合标准							注释
		资格保留	飞行分类 I/IA	飞行分类 II	飞行分类 III	地面控制职责	导弹操作职责	操作保障职责	
I39	大肠或小肠部分切除术史（不包括阑尾切除术）		X	X	X				
I40	结肠造口术、小肠造口术、胃造口术，或永久性回肠造口术或其他永久的人造口术	X	X	X	X	X	X	X	
I41	全胃切除术	X	X	X	X	X	X	X	
I42	伴或不伴有迷走神经切断的次全胃切除术，或伴或不伴有迷走神经切断的胃空肠吻合术，尽管有好的医学管理，当个人发展成为倾倒综合征或发展成为经常性的上腹部疼痛，伴有症状性的腹泻循环综合征，或持续性的体重减轻	X	X	X	X	X	X	X	
I43	胃肠吻合术史、胃肠改道术、胃分离术或肠粘连松解术		X	X	X				
I44	腹壁窦或瘘		X	X	X				
I45	胰腺切除术，除了因为良性疾病而行胰腺部分切除术且未造成后遗症的	X	X	X	X	X	X	X	
I46	胰管十二指肠吻合术、胰管胃吻合术和胰管空肠吻合术	X	X	X	X	X	X	X	
I47	直肠切除术	X	X	X	X	X	X	X	
I48	直肠麻痹、直肠成形术、直肠缝合术，或直肠切开术后，经过适当治疗大便失禁仍存在	X	X	X	X	X	X	X	
I49	胃肠分流或胃分隔术，或其他通过调整胃容量来控制肥胖的手术	X	X	X	X	X	X	X	参考 44-102.3.5，使用体重控制药物或手术
I50	任何原因导致的胃肠出血（除了较小的痔出血）		X	X	X				
I51	腹部疾病或口炎性腹泻	X	X	X	X	X	X	X	
I52	吸收功能障碍综合征需要专门的饮食（军队即食餐会引起生存期缩短风险），或经过治疗仍有症状的、需要经常医疗预约的、需要持续专科随访的、或经常缺岗的	X	X	X	X	X	X	X	
I53	吸收功能障碍综合征		X	X	X				
I54	肠功能综合征（过敏性肠综合征），除了无症状的和只需通过饮食可以控制或经常性医疗预约，需要持续专科随访，或经常性脱岗	X	X	X	X	X	X	X	
I55	功能性的肠功能综合征（过敏性肠综合征），除了无症状的和只需通过饮食即可控制		X	X	X		X		参考空军特许飞行指导
I56	无论任何原因的慢性腹泻		X	X	X				
I57	巨结肠		X	X	X				
I58	任何原因的显著肝脏增大（包括肝囊肿）		X	X	X				
I59	任何原因的肝损伤，如果是慢性和（或）需要持续专科随访的	X	X	X	X	X	X	X	

续表

腹部和胃肠道不符合情况		X = 符合标准							注释
		资格保留	飞行分类 I / I A	飞行分类 II	飞行分类 III	地面控制职责	导弹操作职责	操作保障职责	
I60	慢性胆囊功能损伤，不愿意接受手术治理且需要持续专科随访	X	X	X	X	X	X	X	
I61	症状性的，慢性的或需要继续治疗的胆囊炎/胆石症		X	X	X	X	X		参考空军特许飞行指导
I62	奥迪括约肌功能障碍，或胆小管异常或狭窄		X	X	X				
I63	先天性异常，脾脏疾病；慢性脾脏增大		X	X	X				
I64	任何原因的脾切除，除了以下原因：创伤性破裂和先天性遗传性球形红细胞增多症		X	X	X				参考 N24，参考空军特许飞行指导

章节 J：泌尿生殖疾病美国空军医学标准

泌尿生殖和妇科不符合情况		X = 符合标准							注释
		资格保留	飞行分类 I / I A	飞行分类 II	飞行分类 III	地面控制职责	导弹操作职责	操作保障职责	
J1	先天性异常，导致经常性的缺岗或超过每年一次的持续性专科随访	X	X	X	X	X	X	X	
J2	肾移植	X	X	X	X	X	X	X	做出必须移植的决定后，90 天内按照 IAW41-210 节 4.52.2.1.3 处理。不要等待移植后
J3	肾切除术。术后余肾或余肾功能异常	X	X	X	X	X	X	X	
J4	永久性或长期（大于 1 年）的肾造口术或肾盂造口术	X	X	X	X	X	X	X	
J5	单侧肾缺失		X	X	X				
J6	马蹄形肾		X	X	X				
J7	肾下垂（浮游肾），引起肾排尿障碍、高血压、腰痛		X	X	X				
J8	症状性的或失能性的肾结石，尚未治疗或症状频发，妨碍正常的职责履行，需要超过每年一次的持续专科随访	X	X	X	X	X	X	X	
J9	复发性或双侧肾结石；非复杂的一过性发作的肾结石无须特许，但必须经过评估		X	X	X	X	X		参考空军特许飞行指导
J10	残余肾结石		X	X	X	X			参考空军特许飞行指导
J11	肾囊肿（多囊肾），伴有肾功能损伤，或需要超过每年一次的持续性专科随访	X	X	X	X	X	X	X	

泌尿生殖和妇科不符合情况		X = 符合标准							注释
		资格保留	飞行分类 I / I A	飞行分类 II	飞行分类 III	地面控制职责	导弹操作职责	操作保障职责	
J12	多囊肾病		X	X	X				
J13	单侧或双侧功能性肾损伤		X	X	X				参考空军特许飞行指导
J14	肾积水，引起持续性或频发的症状，或需要超过每年一次的持续性专科随访	X	X	X	X	X	X	X	
J15	肾积水，或肾盂积脓		X	X	X				
J16	肾发育不全或其他先天性或获得性肾功能异常，伴有血压升高或经常性感染或肾功能减退，或需要超过每年一次的持续性的专科随访	X	X	X	X	X	X	X	
J17	慢性肾炎，伴有肾功能损伤或需要超过每年一次的持续性专科随访	X	X	X	X	X	X	X	
J18	慢性肾盂肾炎或肾炎，对药物或手术治疗不敏感，伴有持续性高血压或肾功能减退，或需要超过每年一次的持续性的专科随访	X	X	X	X	X	X	X	
J19	慢性肾炎或肾盂肾炎		X	X	X				
J20	慢性肾小球性肾炎或肾病综合征		X	X	X				
J21	肾病变（除了轻度的）或尿蛋白超过500mg/24h	X	X	X	X	X	X	X	
J22	常规活动状态下（剧烈运动后至少休息48h）尿蛋白超过200mg/24h，或尿蛋白与肌酐比超过0.2（随机尿标本），或其他泌尿道检查指标，（以上结果不符合标准）除非会诊认为是良性病引起		X	X	X				参考空军特许飞行指导
J23	管型尿，血红蛋白尿或其他标志物显示典型的肾疾病		X	X	X				
J24	输尿管乙状结肠吻合术	X	X	X	X	X	X	X	
J25	外部或皮部输尿管造口术	X	X	X	X	X	X	X	
J26	输尿管肠吻合的或直接经皮的尿流改道术	X	X	X	X	X	X	X	
J27	尿流改道术		X	X	X				
J28	输尿管膀胱吻合术。伴有持续性或频发的症状或复发性的感染	X	X	X	X	X	X	X	
J29	输尿管成型术，伴有持续性或经常性症状或复发性的感染；当单侧手术不成功，需要行肾切除术，考虑肾切除术标准。当双侧手术修复不成功且伴有明显的复杂症状或后遗症（如肾积水、梗阻后遗症或疗效有限的肾盂肾炎）	X	X	X	X	X	X	X	

泌尿生殖和妇科不符合情况	X = 符合标准							注释
	资格保留	飞行分类 Ⅰ / ⅠA	飞行分类 Ⅱ	飞行分类 Ⅲ	地面控制职责	导弹操作职责	操作保障职责	
J30	尿失禁导致需要导尿，经常性缺岗，或超过每年一次的持续性专科治疗	X	X	X	X	X	X	X	
J31	任何足够严重的创伤性、器质性或先天性尿道疾病，导致分心，需要频繁干预，或影响正常的功能		X	X	X		X		
J32	尿瘘		X	X	X				
J33	急性、复发性或慢性尿路疾病引起严重的症状或影响正常的功能，包括但不限于尿道炎和膀胱炎		X	X	X				
J34	神经源性膀胱障碍如果引起失禁，需要插导尿管，或需要超过每年一次的持续性的专科随访	X	X	X	X	X	X	X	
J35	神经源性膀胱障碍		X	X	X	X	X	X	
J36	膀胱炎。当症状或治疗本身妨碍职责履行，或当需要超过每年一次的持续性专科随访	X	X	X	X	X	X	X	
J37	慢性膀胱炎		X	X	X				
J38	膀胱切除术	X	X	X	X	X	X	X	
J39	膀胱成形术。如果重建效果令人不满意，或持续有症状性难治性感染	X	X	X	X	X	X	X	
J40	膀胱造口术		X	X	X	X			
J41	慢性或复发性尿道炎或尿道狭窄或尿道造口术，如果引起失禁，需要导尿，或经常性缺岗，或需要超过每年一次的持续性专科随访	X	X	X	X	X	X	X	
J42	尿道狭窄		X	X	X				
J43	尿道造口术，外部或当不能重建令人满意的尿道	X	X	X	X	X	X	X	
J44	尿道下裂。无法修复或当需要超过每年一次的持续性的专科随访	X	X	X	X	X	X	X	
J45	尿道上裂或尿路下裂伴有不令人满意的手术矫正或继发性的慢性尿路感染，尿道狭窄或排泄功能异常		X	X	X				
J46	阴茎截断术导致尿失禁，需要插管，或严重精神症状	X	X	X	X	X	X	X	
J47	现有或既往的慢性或复发性阴囊疼痛或与男性生殖器官有关的非特异性症状		X	X	X				
J48	慢性前列腺炎；伴有尿潴留的前列腺增生；前列腺脓肿		X	X	X				

泌尿生殖和妇科不符合情况	资格保留	X = 符合标准						注释
		飞行分类 I / I A	飞行分类 II	飞行分类 III	地面控制职责	导弹操作职责	操作保障职责	
J49 慢性睾丸炎，附睾炎，如果引起严重症状或影响正常的功能		X	X	X				
J50 性腺切除术，当经过治疗和恢复期后，仍然存在精神或身体症状	X	X	X	X	X	X	X	
J51 隐睾。双侧睾丸缺失		X	X	X				
J52 大的或疼痛的左精索静脉曲张。任何右侧精索静脉曲张，除非明显的潜在疾病被排除		X	X	X				
J53 阴囊积水，除了小的和无症状的		X	X	X				
J54 所有的具有临床症状的先天性生殖系统异常		X	X	X				
J56 任何外伤性，器质性，或先天性生殖器功能失调严重到引起注意力不集中症状，需要经常性干预，或妨碍正常的功能		X	X	X		X		
J57 生殖器异常、缺陷如两性同体，性别改变，相关的病史，或并发症（粘连、损毁瘢痕等），或这些情况的手术矫正后遗症	X	X	X	X	X	X	X	
J58 怀孕或其他原因引起的具有临床症状的子宫颈扩大		X	X	X		*X	X	每段时间航空医生应该教育女飞行员怀孕不符合飞行要求。咨询特许飞行指导来获得专业更详细的信息。参考AFRCI41-104，空军储备人员怀孕指导来获得进一步的集中分配保留 X* 导弹操作者，妊娠24周或早期显著的怀孕反应如孕吐和先兆子痫，移除警觉岗位。参考空军特许飞行指导
J59 慢性输卵管炎或卵巢炎如果导致一再发生的住院治疗，经常性缺岗，或需要超过每年一次的持续性的专科随访 / 治疗	X	X	X	X	X	X	X	
J60 子宫内膜异位症，卵巢囊肿，或其他类型的慢性骨盆痛，导致无法完成工作，经常性缺岗，或需要超过每年一次的持续性的专科随访 / 治疗	X	X	X	X	X	X	X	
J61 子宫内膜异位症史		X						

泌尿生殖和妇科不符合情况	资格保留	X＝符合标准						注释
		飞行分类 Ⅰ/ⅠA	飞行分类 Ⅱ	飞行分类 Ⅲ	地面控制职责	导弹操作职责	操作保障职责	
J62	持续性的具有临床症状的卵巢囊肿		X	X	X				
J63	具有临床症状的子宫平滑肌瘤		X	X	X				参考空军特许飞行指导
J64	痛经、绝经期症状、经前综合征和（或）异常子宫出血导致无力履行工作职责，经常性缺岗，或需要超过每年一次的持续性的专科随访/治疗	X	X	X	X	X	X	X	
J65	异常子宫出血，包括但不限于月经过多，子宫出血，月经频繁或闭经，当症状妨碍了工作，或引起其他情况（贫血、骨质疏松症等）		X	X	X				参考空军特许飞行指导
J66	子宫或阴道壁错位（子宫阴道下垂、膀胱突出症、脱肛），具有临床症状的		X	X	X	X			
J67	慢性具有症状性的阴道炎或外阴炎		X	X	X				

章节 K：脊柱和四肢疾病美国空军医学标准

脊柱和四肢不符合情况	资格保留	X＝符合标准						注释
		飞行分类 Ⅰ/ⅠA	飞行分类 Ⅱ	飞行分类 Ⅲ	地面控制职责	导弹操作职责	操作保障职责	

脊柱/肩胛骨/肋骨，和骶髂联合

K1	先天异常呈现出了能妨碍工作表现的功能性缺陷	X	X	X	X	X	X	X	
K2	伴有明显的体征和症状的根性或髓性症状的脊柱裂	X	X	X	X	X	X	X	
K3	脊柱裂，超过一块椎骨受累，如果覆盖相应位置的皮肤有小凹形成，或脊柱裂手术修复史		X	X	X				
K4	髋内翻，超过中度疼痛，畸形和关节炎改变	X	X	X	X	X	X	X	
K5	髓核突出症，当症状和伴有客观所见的程度达到了需要反复住院治疗，明显的工作能力限制，或经常性缺岗	X	X	X	X	X	X	X	
K6	可见脱出的髓核病史，手术史或化学髓核溶解术史		X	X	X				参考空军特许飞行指导
K7	强直性脊柱炎或其他炎症性的脊椎病，如果有职责限制，经常性缺岗，持续超过一年一次的随访，或服用免疫调节剂/DMARDS	X	X	X	X	X	X	X	参考空军特许飞行指导
K8	椎骨脱离或脊椎前移，当症状和客观表现达到了需要重复住院治疗，工作能力限制，或经常性缺岗的程度	X	X	X	X	X	X	X	

续表

脊柱和四肢不符合情况		资格保留	X = 符合标准						注释
			飞行分类 I / I A	飞行分类 II	飞行分类 III	地面控制职责	导弹操作职责	操作保障职责	
K9	症状性的脊椎前移或椎骨脱离		X	X	X				参考空军特许飞行指导
K10	脊柱偏移或弯曲。脊柱腰曲或胸曲侧凸超过30°，或影响功能，职业，或军队制服或装备穿戴。脊柱后凸 / 脊柱前凸超过55°或影响功能，职业，或军队制服或装备穿戴	X	X	X	X	X	X	X	参考空军特许飞行指导
K11	经过 Cobb 法测量腰部脊柱侧凸超过20°或胸部脊柱侧凸超过25°。脊柱弯曲异常程度达到体检明显可见或存在疼痛或影响功能情况，或具有渐进性情况		X	X	X				参考空军特许飞行指导
K12	脊柱或骶髂关节疾病或损伤史，无论有无明显客观体征，已经妨碍受检者成功进行日常生活积极的身体锻炼或伴有四肢局部或牵连痛，肌肉痉挛，体位畸形，需要外部支持，经常治疗，或妨碍工作的圆满完成		X	X	X				
K13	所有类型的脊柱关节炎		X	X	X				
K14	活动性的或已治愈的脊柱肉芽肿性疾病		X	X	X				
K15	脊椎骨折或脱臼		X	X	X				注释：如无症状，横突骨折史是允许的。参考空军特许飞行指导
K16	伴有 X 线显示的任何程度的后遗症的幼年型骨骺炎或脊柱后凸		X	X	X				
K17	背部无力或背痛需要外部支持		X	X	X				
K18	慢性背痛或颈痛，无论何种原因，需要限制持续勤务或部署超过一年，或持续专科随访超过一年一次，或经常性缺岗，或慢性 / 重复性使用麻醉剂	X	X	X	X	X	X	X	
K19	任何原因引起的复发性伤残性背痛		X	X	X				参考空军特许飞行指导
K20	任何手术脊柱融合术		X	X	X				参考空军特许飞行指导
K21	骨骼肌系统，脊柱和四肢。骨骼肌系统任何疾病，症状或畸形，可能妨碍工作表现或控制设备，表现出渐进性，或需要经常使用镇痛药或抗炎药物控制		X	X	X	X*	X		*GBC：包括如果症状损害控制设备，可能具有渐进性，或需要经常使用镇痛药或抗炎药物来达到控制
上肢									
K22	上肢一部分或大部分截肢，导致的损害相当于手缺失	X	X	X	X	X	X	X	
K23	手或手指任何部分缺失		X	X	X				
K24	关节切除不包括整个手指		X	X	X				
K25	多指（趾）		X	X	X				

续表

脊柱和四肢不符合情况		X = 符合标准							注释
		资格保留	飞行分类 I / I A	飞行分类 II	飞行分类 III	地面控制职责	导弹操作职责	操作保障职责	
K26	手指或手瘢痕或畸形，损害循环，具有临床症状的，或损害正常功能，达到了影响令人满意的飞行/控制/投射表现的程度		X	X	X	X	X		
K27	手腕，肘或肩已治愈疾病或损伤，伴有无力后遗症或症状达到妨碍令人满意的飞行职责表现的程度。与正常手握力相比，握力小于75%预测正常值（非主握力是主握力的80%）		X	X	X				
K28	关节运动范围，损害了正常功能至不能完成令人满意的工作和（或）不能等于或超过以下情况：肩向前伸展90°。外展90°	X	X	X	X	X	X	X	
K29	关节运动范围，损害了正常功能至不能完成令人满意的工作和（或）不能等于或超过以下情况：肘弯曲到130°。伸展45°	X	X	X	X	X	X	X	
K30	肩活动受限，妨碍到正常的工作表现		X	X	X				
K31	肩或肘的慢性错位，无法矫正的或有手术禁忌证	X	X	X	X	X	X	X	
K32	反复发作的肩关节不稳		X						
下肢									
K33	反复发作的髋关节或膝关节脱位	X	X	X	X	X	X	X	
K34	2年内检查发现已证实的髋关节错位史，或从X线发现陈旧髋关节错位处退化性改变		X	X	X				
K35	已查证的先天性髋关节脱位史，髋关节骨软骨炎（幼年变形性成软炎），或髋关节股骨头骨骺滑脱伴有X线证据的后遗畸形或退行性改变		X	X	X				
K36	关节活动范围，不能等于或超过以下情况。髋关节：屈曲到90°。伸展到0°	X	X	X	X	X	X	X	
K37	膝关节内紊乱症，如果导致持续的职责或部署限制超过一年，或要求持续的超过一年一次的专科随访/治疗，或引起缺岗	X	X	X	X	X	X	X	
K38	膝无力。关节半月板错位或松动膝关节内异物；或膝关节韧带后遗不稳；或与正常一侧相比大腿肌肉显著萎缩或无力；或关节活动受限或内紊乱症；或影响飞行/控制工作表现的症状		X	X	X	X			
K39	下肢缩短术超过5cm（2寸）	X	X	X	X	X	X	X	
K40	两只腿长相差超过2.5cm（从髂前上棘到医学上的足踝远端）		X	X	X				

续表

脊柱和四肢不符合情况		X = 符合标准							注释
		资格保留	飞行分类 I / I A	飞行分类 II	飞行分类 III	地面控制职责	导弹操作职责	操作保障职责	
K41	关节活动范围，不等于或超过：膝关节弯曲到 90°。伸展到 15°	X	X	X	X	X	X	X	
K42	软骨软化或骨关节软骨炎，如果导致持续的职责或部署限制超过一年，或要求持续的超过一年一次的专科随访 / 治疗，或引起缺岗	X	X	X	X	X	X	X	
K43	膝或踝骨关节软骨炎，如果有 X 线改变		X	X	X				
K44	软骨软化，如果具有临床症状，或有查证的关节液渗出史，影响功能，或手术后遗症		X	X	X				
K45	胫骨粗隆软骨炎（胫骨粗隆软骨病），如果有临床症状，或局部有明显凸起，X 线证据显示散在骨碎片		X	X	X				
K46	下肢活动受限影响紧急出逃或执勤能力		X	X	X	X	X		
K47	趾截肢或趾妨碍了跑步或走路的能力，未察觉的或影响工作履职	X	X	X	X	X		X	
K48	任何缺失或截肢超过 ITEM K49 包括足、腿或大腿	X	X	X	X	X	X	X	
K49	足任何部位的截肢或缺失，或下肢第二至五足趾缺失超过一个		X	X	X				
K50	踇趾外翻导致整年持续的勤务或部署限制，或需要持续的超过一年一次的专科随访 / 治疗，或引起经常性缺岗，或妨碍要求军鞋的穿戴	X	X	X	X	X	X	X	
K51	足底筋膜炎或扁平足，如果导致持续整年持续的工作或部署限制，或需要持续的超过一年一次的专科随访 / 治疗，或引起经常性缺岗，或妨碍要求军鞋的穿戴	X	X	X	X	X	X	X	
K52	硬性或痉挛性扁平足，具有临床症状的扁平足，跗骨联合		X	X	X				
K53	严重的高弓足，长时间站立和行走后有中度不适，跖骨痛，或妨碍军鞋的穿戴	X	X	X	X	X	X		
K54	足底纵弓升高（弓形足），如果程度严重引起跖骨头部半脱位和足趾爪形状。横弓闭塞伴有永久性的小趾弯曲		X	X	X				
K55	任何程度的畸形足		X	X	X				
K56	足无力伴有已查证的足外翻，足后跟外翻，或距骨内旋引起的内边界明显膨出，无论有无症状		X	X	X				

续表

	脊柱和四肢不符合情况	X = 符合标准							注释
		资格保留	飞行分类 I/IA	飞行分类 II	飞行分类 III	地面控制职责	导弹操作职责	操作保障职责	
K57	任何足或足趾的症状，疾病或损伤导致伤残性痛转移性不适，无法履行军事职责，或导致持续整年的工作或部署限制，或需要超过一年一次的持续的专科随访/治疗，或引起经常性缺岗，或妨碍要求的军鞋穿戴	X	X	X	X	X	X	X	
K58	足僵硬妨碍行走、行军、奔跑、跳跃		X	X	X				
四肢骨折									
K59	骨愈合不全，经过适当的治疗，有严重的愈合不全伴有显著的四肢畸形或中度的功能丧失	X	X	X	X	X	X	X	
K60	骨折愈合不全显著影响功能		X	X	X	X			
K61	骨不连，当经过适当的治愈期，骨不连仍存在并伴有功能丧失	X	X	X	X	X	X	X	
K62	具有临床症状的骨不连		X	X	X				
K63	骨折后过多的骨痂，当功能损害妨碍到了正常的职责履行和骨痂对治疗不敏感	X	X	X	X	X	X	X	
关节									
K64	关节成形术伴有严重的疼痛，活动限制和（或）功能限制，如果导致持续性整年的执勤或部署限制，或需要持续的超过一年一次的专科/随访治疗，或引起经常性缺岗	X	X	X	X	X	X	X	
K65	关节置换或关节修复术如果导致了持续性超过一年的执勤或部署限制，或需要持续性的超过一年一次的专科随访/治疗，或引起经常性缺岗	X	X	X	X	X	X	X	
K66	骨或纤维性关节强直，伴有严重疼痛牵连主要的关节或脊柱部分，或恶化部分的关节强直或有明显功能丧失的关节强直	X	X	X	X	X	X	X	
K67	伴有明显功能丧失的挛缩且手术无法治愈	X	X	X	X	X	X	X	
K68	关节内部有松动部分伴有明显的功能损伤并发关节炎至影响满意治疗结果的程度	X	X	X	X	X	X	X	
K69	关节内有明显的松动（包括骨软骨或外来异物）		X	X	X				
K70	关节置换		X	X	X				参考空军特许飞行指导
K71	主关节失能，如果症状超过中度，或如果有证据表明失能，无力，或显著的萎缩需要后续手术		X	X	X				
K72	未减轻的关节脱位，已证实的主关节复发性脱位或半脱位病史，如果没有满意的矫正		X	X	X				

脊柱和四肢不符合情况	X = 符合标准							注释
	资格保留	飞行分类 I/IA	飞行分类 II	飞行分类 III	地面控制职责	导弹操作职责	操作保障职责	
其他各种情况								
K73 由于感染引起的关节炎伴有持续性痛和明显的功能损失，有X线证据和反复发作失能的文档证明	X	X	X	X	X	X	X	
K74 任何类型的超过最低程度的关节炎，影响到了日常生活积极的身体锻炼，或影响到了正常的工作表现	X	X*	X*	X*	X	X	X	* 注释：飞行员必须能够完成包括躲避的职责
K75 由于外伤引起的关节炎，当手术治疗失败或有手术禁忌证，具有牵连关节的功能损伤，妨碍正常的职责履行	X	X	X	X	X	X	X	
K76 骨关节炎，具有严重症状，伴有工作表现或处置能力的慢性损害，或慢性/反复的麻醉剂使用，或超过一年一次的专科随访/治疗	X	X	X	X	X	X	X	
K77 类风湿关节炎或风湿性多肌炎	X	X	X	X	X	X	X	
K78 迟缓或痉挛性麻醉，或一块或更多块肌肉缺失，产生功能丧失，影响令人满意的军事作业表现	X	X	X	X	X	X	X	
K79 肌肉麻痹，痉挛，挛缩，或萎缩，如果具有渐进性，或达到影响工作表现或处置问题能力的程度	X	X	X	X	X	X	X	
K80 具有典型临床症状的先天性肌强直	X	X	X	X	X	X	X	
K81 先天性肌强直		X	X	X				
K82 身上固定的任何矫形外科学装备影响功能或易受外伤损伤		X	X	X				
K83 畸形性骨炎。牵涉单个或多个骨合成畸形，或症状严重影响到功能	X	X	X	X	X	X	X	
K84 骨关节病。肥大的，继发性的，伴有严重的单个或多个关节疼痛和中度的功能失能	X	X	X	X	X	X	X	
K85 慢性的骨髓炎。复发性的对治疗不敏感或牵连到骨达到影响稳定和功能的程度	X	X	X	X	X	X	X	
K86 急性骨髓炎，或明确的脊髓炎病史，除外非活动性的，在检查2年之内无复发的，不具有残肢畸形影响到功能的		X	X	X				
K87 骨质疏松症影响到部署装备的穿戴或要求超过一年一次持续性的随访/治疗	X	X	X	X	X	X	X	
K88 骨质疏松症		X	X	X				参考空军特许飞行指导
K89 骨软骨瘤病或多发性的软骨外生骨赘		X	X	X				

脊柱和四肢不符合情况		X = 符合标准							注释
		资格保留	飞行分类 I / I A	飞行分类 II	飞行分类 III	地面控制职责	导弹操作职责	操作保障职责	
K90	任何骨或关节的疾病或损伤，或先天性畸形，伴有残肢畸形，不稳，疼痛，强直，或活动受限，如果功能受损影响到训练，正常的生活，或飞行／操作职责		X	X	X	X	X		
K91	持续膨大的滑膜炎或活动受限		X	X	X				
K92	骨坏死		X	X	X				
K93	骨融合术缺陷当有证据表明有严重的疼痛或功能丧失	X	X	X	X	X	X	X	
K94	肌腱移植。功能恢复不令人满意	X	X	X	X	X	X	X	
K95	瘢痕，广泛的，深层的或粘连到皮肤，软组织或神经瘤，终末端，疼痛，影响到运动，妨碍装备佩戴，或出现故障的趋势		X	X	X				
K96	具有临床症状的截肢残端（神经瘤、骨刺、粘连性瘢痕或溃疡）		X	X	X				

章节 L：神经系统疾病美国空军医学标准

神经不符合情况		X = 符合标准							注释
		资格保留	飞行分类 I / I A	飞行分类 II	飞行分类 III	地面控制职责	导弹操作职责	操作保障职责	
L1	肌萎缩性侧索硬化或运动神经元相关性疾病	X	X	X	X	X	X	X	
L2	脊髓性肌萎缩	X	X	X	X	X	X	X	
L3	进行性肌萎缩，包括脊髓灰质炎后遗症	X	X	X	X	X	X	X	
L4	舞蹈症。慢性和进行性的，包括亨廷顿病和非遗传性舞蹈症	X	X	X	X	X	X	X	
L5	震颤，肌张力障碍，或其他影响飞行任务的运动功能障碍	X	X	X	X	X	X	X	
L6	其他遗传性的中枢神经系统退行性病变	X	X	X	X	X	X	X	
L7	遗传性或获得性共济失调	X	X	X	X	X	X	X	
L8	肝豆状核变性（威尔逊病）	X	X	X	X	X	X	X	
L9	遗传性神经或肌肉病变的个人史或家族史（二级亲属以内），如神经纤维瘤病、亨廷顿病、肝豆状核变性、急性间歇性卟啉病、脊髓小脑共济失调、神经病变、肌肉病变或家族性周期性麻痹，以及影响大脑、小脑、脊髓、周围神经的疾病		X	X	X				
L10	退化进行中，包括但不限于帕金森病、基底神经功能失调、肌肉萎缩，或其他慢性肌病	X	X	X	X	X	X	X	

续表

	神经不符合情况	X = 符合标准							注释
		资格保留	飞行分类 I / I A	飞行分类 II	飞行分类 III	地面控制职责	导弹操作职责	操作保障职责	
L11	脱髓鞘病，包括但不限于多发性硬化、横贯性脊髓病，或视神经脊髓炎	X	X	X	X	X	X	X	参考空军特许飞行指导
L12	脊髓空洞症或其他先天性中枢神经系统畸形	X	X	X	X	X	X	X	
L13	痴呆，阿尔茨海默病，其他永久性或进行性认知缺损	X	X	X	X	X	X	X	
L14	无原因解释的晕厥或复发性晕厥	X	X	X	X	X	X	X	参考 H7
L15	意识障碍（非颅脑创伤性的），医学无法解释的意识障碍史，或需要手术治疗进行矫正的直接原因。*例外情况：在静脉穿刺或者长时间站立（队列中或者相似的良性刺激下）等情况下孤立发作的神经心源性或血管迷走神经性晕厥，发作持续时间小于 1min，能够快速完全恢复，航医对神经和心血管评估发现无异常。由氧张力引起的生理性意识丧失，全身麻醉，或其他医学原因导致的意识丧失（除了血管迷走神经性晕厥）如果完全恢复没有后遗症。离心机训练中加速度引起的意识丧失（除非有神经后遗症，或有证据表明加速度引起的意识丧失伴有并发症或解剖异常）。由不适当的抗加速度应变操作或抗加速度保护齿轮故障，引起的飞行中加速度性意识丧失，航医在事件发生后检查证实没有生理异常		X	X	X	X	X		参考空军特许飞行指导
L16	癫痫发作 / 癫痫。当外部激发原因无法明确时，无论抗癫痫药物使用与否。注：对 ARC 成员加入 WWD 后 90d 之内初次发生（参考 ARC 补充条款）。注：未遵医嘱服用药物或者酒精饮料摄入后导致的癫痫发作不属于可控性失调范畴	X	X*	X*	X*	X*	X*	X*	*5 岁之前伴有发热的癫痫发作，具有正常的脑电图，或创伤后癫痫，可申请特许飞行。更多的信息参考空军特许飞行指导
L17	由创伤或外部原因引起的癫痫发作或痉挛，包括药物相关不良反应，如曲马多、安非他酮、唑吡坦等	X	X	X	X	X	X	X	注释：保留决定的做出基于 AF/SG 神经病学方面或指定咨询专家。参考空军特许飞行指导。
L18	癫痫样异常。清醒、困倦或失眠状态下出现的单峰、锐波、复杂性峰波、复杂性锐波慢波等全身性的、单侧的或局灶性的癫痫样异常放电。在清醒状态下出现的全身性的、单侧的或局灶性的持续的多态性 δ 波或间歇的节律性 δ 波，除非病因已经明确并且不会因此丧失资格。一过性可复原的，如小锐波峰，可复原的短暂癫痫样睡眠，小门样波峰，6 赫兹峰和波，困倦时节律性的 theta 波（精神运动性变异），14Hz 和 6Hz 正波峰等情况符合标准		X	X	X	X	X		参考空军特许飞行指导

神经不符合情况		资格保留	飞行分类 I/ⅠA	飞行分类 Ⅱ	飞行分类 Ⅲ	地面控制职责	导弹操作职责	操作保障职责	注释
				X = 符合标准					
L19	偏头痛。不能通过治疗缓解，导致频繁缺席任务，丧失战斗力	X	X	X	X	X	X	X	
L20	非头痛性偏头痛		X	X	X	X	X*		参考 C66。*.未经训练的导弹操作职责者（MOD）具有该病史或经过训练的 MOD，如果该病反复发作，需经神经病学家评估确认
L21	任何下列类型的头痛病史：任何类型单独性的失能性头痛（如伴有意识丧失，失语症，共济失调，眩晕或精神错乱）。反复发作的血管性头痛，偏头痛，或丛集性头痛，或任何其他类型引起社会、职业、学术活动能力障碍，需要处方进行药物治疗或控制的头痛		X	X	X	X	X		参考空军特许飞行指导以及 C66
L22	昏睡病，猝倒及其类似的症状	X	X	X	X	X	X	X	参考 G4、G5
L23	临床睡眠障碍导致睡眠中断、白天瞌睡或影响工作表现，需要通过药物治疗。包括但并不限于下肢不宁综合征，周期性的四肢睡眠活动，失眠，睡眠过度，异态睡眠，昏睡病或需要药物兴奋剂来保持清醒状态。梦游病，梦语病，严重的梦魇（非创伤后精神紧张性障碍或其他不适的精神健康状况）不适用于 DoDI1332.38 附件 5 和空军飞行指导 36-3208 段 5.11.2。如果不符合，则不能服役于 MEB，但可以服役于小的指挥单元管理部门（参考注释部分）	X	X	X	X	X	X	X	指挥官不能将这些患有睡眠障碍者进行行政隔离，你可以提交 I-RILO 来只作为 ALC-C 考虑（非 MEB 或因病退伍），因为这些人员可能不是 WWQ
L24	周围神经损伤或如下症状：严重的、持续性的、治疗效果差的神经痛、神经炎、神经根病或神经病。由周围神经损伤导致的神经炎或麻痹，并伴有明显的中度、永久性的功能损害。麻痹，无力，功能不协调，感觉障碍或其他特定的麻痹并发症	X	X	X	X	X	X	X	
L25	任何神经炎、神经痛、神经病变或疾病史，除非症状完全消失（无后遗症），病因明确且无航空医学上的担忧		X	X	X	X	X		
L26	多发性神经炎，无论何种病因，除非：急性发作的孤立事件，在检查之前症状已消退至少 1 年，不伴有在实际工作中可能影响正常功能的后遗症		X	X	X	X	X		

续表

神经不符合情况	X = 符合标准							注释
	资格保留	飞行分类 I/IA	飞行分类 II	飞行分类 III	地面控制职责	导弹操作职责	操作保障职责	
L27	创伤性的大脑损伤，经过适当的治疗后仍有持续性的创伤后遗症，包括但不限于：神经系统定位征，头痛，呕吐，无力或重要肌肉群麻痹，畸形，共济失调。疼痛或感觉失衡，意识障碍，语言障碍，定向障碍，空间不平衡，记忆损害，集中力不强，注意力集中时间短，头晕，睡眠模式改变，任何其他脑部疾病，或可能影响工作表现的性格改变	X	X	X	X	X	X	X	参考空军特许飞行指导
L28	头部外伤史伴有任何下列情况不允许特许飞行：穿透性损伤；创伤后癫痫发作（不包括受伤时癫痫发作）；影像学检查发现丢失超过 25ml 脑容量；永久性的神经缺陷；明显的中枢神经系统实质损伤，如轻偏瘫、偏盲；有证据表明的高级智力功能区的永久损伤或由于损伤造成的个性改变；脑脊液分流。头部外伤不伴有意识丧失、健忘症或体检异常，不要求申请特许飞行		X	X	X	X	X		
L29	轻度的头部外伤史。意识丧失或记忆缺失小于 30 分钟，临床检查和头颅 MRI 正常，1 个月后可考虑特许飞行		X	X	X	X*	X*		* 神经系统检查正常不需要申请特许飞行 参考空勤人员特许飞行专科指导评估要求
L30	中度头部外伤史。意识丧失或记忆缺失超过 30 分钟但小于 24 小时，或非移位的头骨骨折；磁共振检查正常，6 个月后可以考虑特许飞行		X	X	X	X	X		参考空军特许飞行指导
L32	重度头部外伤史（意识丧失或记忆缺失超过 24 小时；磁共振正常或显示有出血异常、弥散性轴索损伤、含铁血黄素沉积、硬膜下血肿或脑挫伤；穿透性头部外伤，或磁共振显示有更显著的异常）		X	X	X	X	X		参考空军特许飞行指导
L33	其他类型的颅内出血，血管功能不全，动脉瘤，动静脉或其他血管畸形	X	X	X	X	X	X	X	
L34	诊断或治疗性的颅骨切除术史，或任何切开硬脑膜或脑实质的手术，包括脑室 - 腹膜分流术，血肿清除术，脑组织活检		X	X	X	X	X		
L35	软脑膜囊肿，颅腔积气或动静脉瘘		X	X	X	X	X		
L36	颅内的、脑膜的或其他神经系统的良恶性肿瘤	X	X	X	X	X	X	X	
L37	大脑、垂体、脊髓及其表面的良恶性肿瘤病史		X	X	X				
L38	颅底陷入症、脑积水、颅缝提前关闭、脑膜膨出症、大脑或小脑发育不全证据或病史，如果有证据表明正常功能受损或疾病症状加重	X	X	X	X	X	X	X	

神经不符合情况		资格保留	飞行分类 I / I A	飞行分类 II	飞行分类 III	地面控制职责	导弹操作职责	操作保障职责	注释
			X = 符合标准						
L39	中枢神经系统感染性疾病,包括但不限于脑膜炎、脑炎、神经系梅毒、脑脓肿,直至完全恢复且不伴有神经系统损伤或其他后遗症		X	X	X	X	X		参考空军特许飞行指导
L40	脑卒中,短暂性脑缺血发作,血流动力学显著改变的动脉硬化,颅内血栓,蛛网膜下腔出血,脑实质出血,中枢神经系统动脉瘤,动静脉的或其他血管畸形,脑神经病变。*对于 FC I / I A、FC II、FC III,同时还包含以上疾病的病史	X	X	X	X	X	X	X	参考空军特许飞行指导
L41	免疫相关性疾病或病史,如重症肌无力、Lambert- Eaton 肌无力综合征、自身免疫失调或类肿瘤性症状神经功能异常	X	X	X	X	X	X	X	
L42	神经系统有被有毒、代谢性物质损伤或疾病进展的证据或病史,如果有任何证据显示会长期影响实际工作中的正常功能,或是进展性或复发性的,或有显著的影响到飞行 / 控制 / 飞机舱职责的神经病学后遗症		X	X	X	X	X		
L43	其他神经病学症状。任何其他神经病学症状,无论何种病因,当经过适当治疗后仍有后遗症,如持续性的严重的头痛,无力,或重要肌群的麻痹,畸形,共济失调,疼痛或感觉障碍,意识或语言障碍,精神缺陷,或个性改变而影响工作表现	X	X	X	X	X	X	X	
L44	减压病或神经系统相关联的气体栓塞及其病史,体格检查或影像学检查证据显示结构损害。低气压引起的神经系统减压病,若症状在两周内消失,无须申请特许飞行		X	X	X			X	参考空军特许飞行指导

章节 M:内分泌和代谢性疾病美国空军医学标准

内分泌和代谢性疾病不符合情况		资格保留	飞行分类 I / I A	飞行分类 II	飞行分类 III	地面控制职责	导弹操作职责	操作保障职责	注释
			X = 符合标准						
M1	肢端肥大症	X	X	X	X	X	X	X	
M2	对治疗不敏感的肾上腺功能亢进或需要超过每年一次的持续专科随访	X	X	X	X	X	X	X	
M3	肾上腺功能不全或艾迪生病	X	X	X	X	X	X	X	
M4	各种程度的肾上腺功能紊乱包括肾上腺髓质瘤		X	X	X	X	X	X	
M5	尿崩症	X	X	X	X	X	X	X	

续表

内分泌和代谢性疾病不符合情况		X = 符合标准							注释
		资格保留	飞行分类 I/IA	飞行分类 II	飞行分类 III	地面控制职责	导弹操作职责	操作保障职责	
M6	糖尿病 1 型或 2 型，包括饮食控制和需要胰岛素或口服降血糖药物控制。注：妊娠期糖尿病并不是不符合情况；糖尿病并发症会不断增加空勤人员风险，需要密切随访	X	X	X	X	X	X	X	参考空军特许飞行指导
M7	由于任何原因的持续性糖尿，包括空腹肾性糖尿均不符合情况。餐后糖尿，或糖负荷异常在无或不排除肾脏疾病时；复发性的泌尿生殖感染史。但是检查结果需要评估		X						
M8	痛风，通过治疗后仍伴有经常性急性加剧，或伴有严重的骨、关节或肾损伤	X	X	X	X	X	X	X	
M9	痛风		X	X	X				
M10	高胰岛素症，由恶性肿瘤引起，或症状不容易控制	X	X	X	X	X	X	X	
M11	确定的，具有临床症状的高胰岛素血症		X	X	X	X	X		
M12	甲状旁腺功能亢进，当表现出后遗症或复杂症状，或当需要超过每年一次持续的专科随访	X	X	X	X	X	X	X	
M13	甲状旁腺功能障碍		X	X	X	X	X		
M14	有客观证据表明的甲状腺功能亢进，甲状腺功能减退，伴有严重的症状，治疗无法消退或需要超过每年一次的持续的专科随访	X	X	X	X	X	X	X	
M15	甲状腺功能亢进，甲状腺功能减退，或甲状腺炎需要维持药物治疗或手术来控制激素水平和（或）症状		X	X	X	X	X		参考空军特许飞行指导
M16	甲状腺功能减退		X	X	X	X	X		参考空军特许飞行指导
M17	甲状腺毒症		X	X	X	X	X		
M18	骨软化症，当经过治疗后后遗症达到明显限制身体活动的程度	X	X	X	X	X	X	X	
M19	肥胖性生殖器退化（垂体综合征）		X	X	X				
M20	呆小病	X	X	X	X	X	X	X	
M21	甲状腺肿伴按压症状，甲状腺功能不全或肿大程度影响到军服或器材的穿戴		X	X	X	X	X		
M22	垂体功能障碍，垂体功能减退或亢进		X	X	X	X	X		
M23	具有明显的临床症状的自发的或术后黏液水肿		X	X	X	X	X		
M24	超过轻度、不易治疗的或发生了永久性的病理改变的营养缺乏疾病（包括脚气病、糙皮病和维生素 C 缺乏症）		X	X	X				
M25	卟啉症	X	X	X	X	X	X	X	

续表

内分泌和代谢性疾病不符合情况	X = 符合标准							注释
	资格保留	飞行分类 I / I A	飞行分类 II	飞行分类 III	地面控制职责	导弹操作职责	操作保障职责	
M26	其他内分泌或代谢性疾病明显妨碍到了军队服务的工作表现，或需要经常或延长治疗。包括（不限于）纤维囊泡症、卟啉病、淀粉样变性病	X	X	X	X	X	X	X	
M27	血胆脂醇需要除经批准的单独抑制素或树脂黏结剂控制外的药物治疗，或需要多种药物联合控制。参考"法定空军批准的航空医学药物"		X	X	X				参考空军特许飞行指导
M28	任何确定的（重复性的）空腹血清低密度脂蛋白胆固醇超过 190 mg/dl 伴有一个或不伴心脏危险因素，或超过160mg/dl 伴有两个或更多危险因素		X						
M29	骨质减少或骨质疏松症		X	X	X				（参考 K88 和 K90），参考空军特许飞行指导
M30	任何内源性原因引起的低血糖		X	X	X	X	X		

章节 N：血液和血液形成组织疾病美国空军医学标准

血液不符合情况	X = 符合标准							注释
	资格保留	飞行分类 I / I A	飞行分类 II	飞行分类 III	地面控制职责	导弹操作职责	操作保障职责	
N1	具有临床症状的贫血（遗传性的，后天性的，再生障碍的，或原因不明的），治疗效果不满意，或需要超过每年一次的血液病学家随访	X	X	X	X	X	X	X	
N2	任何病因的贫血。在本指南中，贫血定为血细胞比容男性少于 40、女性少于 35		X	X	X	X			参考空军特许飞行指导
N3	慢性白细胞减少或粒细胞减少，治疗效果不满意的，或治疗需要超过每年一次的血液学家随访的	X	X	X	X	X	X	X	白细胞计数必须在 1200 ~ 3500 个 /mm³，必须经过评估
N4	所有的白血病，其他骨髓组织增生功能障碍	X	X	X	X	X	X	X	
N5	慢性、有临床症状的或伴有复发性的危象的溶血性疾病	X	X	X	X	X	X	X	
N6	有临床症状的或需要治疗的红细胞增多症。在本指南中，红细胞增多症定为血细胞比容男性超过 50，女性超过 47	X	X	X	X	X	X	X	注释：如果人员需要静脉切开术来维持血细胞比容，人员不需要达到标准

血液不符合情况		X = 符合标准							注释
		资格保留	飞行分类 I / I A	飞行分类 II	飞行分类 III	地面控制职责	导弹操作职责	操作保障职责	
N7	出血性功能障碍和凝血功能紊乱，包括但不限于特发性血小板减少症，或过敏性紫癜（遗传性假血友病除外）	X	X	X	X	X	X	X	遗传性假血友病认为不符合 IAW DoDI 1332.38，参考空军特许飞行指导
N8	复发性，或治疗效果不佳，或需要长期抗凝结治疗的血栓栓塞性疾病	X	X	X	X	X	X	X	参考 L40 参考 CVA 和 TIA 参考 G27 对 PE
N9	任何单发的出血性或血栓栓子病		X	X	X				
N10	血小板减少症或血小板增多症。血小板计数少于 100 000/mm³ 或超过 400 000/mm³ 不符合。除外由于急性疾病（急性期反应物）引起的一过性的血小板数量升高	X	X	X	X	X	X	X	参考空军特许飞行指导
N11	血小板功能异常	X	X	X	X	X	X	X	
N12	所有类型的淋巴瘤，包括蕈样真菌病和恶性皮肤网状细胞增多症	X	X	X	X	X	X	X	
N13	原生质体融合：包括但不限于多发性骨髓瘤和巨球蛋白血症	X	X	X	X	X	X	X	
N14	其他血液疾病当治疗结果不满意，或需要长期使用抗凝药或抗血小板药物（除外阿司匹林或双嘧达莫），或需要过量的医学监督	X	X	X	X	X	X	X	
N15	镰状细胞疾病和除镰状细胞贫血特质之外的镰状细胞功能紊乱不符合资格。注：有症状的镰状细胞贫血紊乱的人员必须经过 MEB 评估。参考 ARC 补充条款对 ARC 人员的规定	X	X	X	X	X	X	X	
N16	镰状细胞贫血特质，当个人有镰状细胞紊乱症状病史或在低压舱中低压下血管内镰状细胞引起症状。在空军飞行指令 48-123，附件 2 通过相应的证书授权，需要有镰状细胞贫血特质飞行人员和飞行训练申请者在经过特许标准的评估后提交证明		X	X	X			X	参考空军特许飞行指导
N17	失血超过 200ml 或更多，包括献全血、血浆和血小板的人，需要不涉及飞行职责。注：参考空勤人员特许飞行指导		X1	X1	X1	X2	X3	X1	X1 =72 小时 DNIF X2 = 8 小时 DNIC（不需要航空军医） X3 = 4 小时 DNIA/C（不需要航空军医）参考空军飞行标准指导
N18	当前免疫治疗		X	X	X	X	X4		空勤人员 /SOD 不能进行免疫疗法 X4= 地面试验完成

血液不符合情况		资格保留	飞行分类 I/IA	飞行分类 II	飞行分类 III	地面控制职责	导弹操作职责	操作保障职责	注释
			X = 符合标准						
N19	骨髓捐献或活检		X5	X5	X5	X5	X5		X5= 无须特许要求。DNIF 直到能够 RTFS 特许飞行指导参考空军飞行标准指导
N20	全身性淋巴结病，短暂性脾大，除外病因被矫正的情况		X	X	X				
N21	血红蛋白病和地中海贫血		X	X	X				参考空军飞行标准指导
N22	同型结合血红素异常		X	X	X				
N23	上面条款未提及的慢性系统性炎症或自身免疫疾病	X	X	X	X	X	X	X	
N24	无论任何原因导致的脾切除术、脾脏缺失，先天性脾脏异常或脾脏疾病		X	X	X	X			参考 I64。参考空军飞行标准指导
N25	慢性、不宜手术的脾大	X	X	X	X	X	X	X	
N26	霍奇金病	X	X	X	X	X	X	X	
N27	免疫缺陷	X	X	X	X	X	X	X	

章节 O：肿瘤和恶性肿瘤美国空军医学标准

肿瘤和恶性肿瘤不符合情况		资格保留	飞行分类 I/IA	飞行分类 II	飞行分类 III	地面控制职责	导弹操作职责	操作保障职责	注释
			X = 符合标准						
O1	恶性肿瘤。所有恶性肿瘤（除了经过手术治愈的皮肤基地细胞或鳞状细胞癌和宫颈原位癌）需要回 I-RILO	X	X	X	X	X	X	X	通常只要诊断确立手术就要完成，但是 I-RILO 开始治疗之后不能超过 90 天
O2	影响到了令人满意的工作表现，或症状不可治疗，或被拒绝治疗的良性肿瘤，或需要超过一年一次持续的专科随访	X	X	X	X	X	X	X	注：已经经过适当检查的基底细胞癌和鳞状细胞癌（已经被病理报告证实或皮肤病学家已经对基地细胞癌实施电干燥法和刮除术）已被肿瘤委员会行动排除，不需要 MEB
O3	白血病、淋巴瘤，或其他淋巴系，或血液形成组织的需要 I-RILO 过程的肿瘤	X	X	X	X	X	X	X	通常只要诊断确立手术就要完成，但是 I-RILO 开始治疗之后不能超过 90 天
O4	子宫颈原位癌，当症状影响到令人满意的工作表现或症状无法治愈，或治疗遭到拒绝，或超过每年一次持续的专科随访 / 治疗	X	X	X	X	X	X	X	注释：子宫颈癌经过适当的检查，病理报告证明可以被肿瘤委员会行动排除，不需要 MEB
O5	神经节瘤或脑膜成纤维细胞瘤，大脑受到影响的	X	X	X	X	X	X	X	

肿瘤和恶性肿瘤不符合情况		资格保留	飞行分类 I/IA	飞行分类 II	飞行分类 III	地面控制职责	导弹操作职责	操作保障职责	注释
			X = 符合标准						
O6	恶性肿瘤。恶性肿瘤，囊肿或任何种类的癌病史或现病。儿童期恶性肿瘤已治愈的在一对一的基础上可以考虑特许飞行		X	X	X				已经经过适当检查的基底细胞癌和鳞状细胞癌，子宫颈鳞状细胞癌经过适当的检查（已经被病理报告证实或皮肤病学家已经对基底细胞癌实施电干燥法和刮除术）已经被肿瘤委员会行动排除，不需要 MEB。参考空军特许飞行指导
O7	影响功能，或救生设备的穿戴，或其他要求的装备的良性肿瘤，可能增大，或在军事活动过程中易受伤，或显示出恶性倾向的肿瘤		X	X	X				参考空军特许飞行指导

章节 P：皮肤疾病美国空军医学标准

皮肤相关不合格情况		资格保留	飞行分类 I/IA	飞行分类 II	飞行分类 III	地面控制职责	导弹操作职责	操作保障职责	注释
			X = 符合标准						
P1	严重痤疮对治疗不敏感，影响到工作表现或军服的穿戴或军事器材的使用	X	X	X	X	X	X	X	参考空军特许飞行指导
P2	严重的或需要经常脱岗特应性皮炎	X	X	X	X	X	X	X	
P3	特应性皮炎具有活动性或者残留皮损需要通过长期的局部外用类固醇进行控制		X	X	X				参考空军特许飞行指导
P4	明确的 8 岁后特应性皮炎，湿疹和（或）银屑病病史		X						参考空军特许飞行指导
P5	囊肿和肿块	X	X	X	X	X	X	X	参考 O 部分
P6	疱疹样皮炎，对治疗不敏感	X	X	X	X	X	X	X	
P7	任何种类的疱疹样皮炎		X	X	X				
P8	任何类型的慢性湿疹，当经过持续治疗仍然具有中度程度的累及或症状进行性加重的	X	X	X	X	X	X	X	
P9	慢性湿疹，对治疗无反应								参考空军特许飞行指导
P10	象皮病或慢性淋巴水肿，对治疗不敏感	X	X	X	X	X	X	X	
P11	大疱性表皮松解症	X	X	X	X	X	X	X	
P12	严重的，慢性的或复发性的多形红斑	X	X	X	X	X	X	X	
P13	慢性剥脱性皮炎	X	X	X	X	X	X	X	
P14	浅表真菌感染，如果对治疗不敏感，导致经常性缺岗	X	X	X	X	X	X	X	
P15	全身性的或浅表性的皮肤真菌感染，影响正常的工作或生命支持设备的穿戴		X	X	X				

续表

皮肤相关不合格情况	资格保留	X = 符合标准						注释
		飞行分类 I/IA	飞行分类 II	飞行分类 III	地面控制职责	导弹操作职责	操作保障职责	
P16 全身广发的，反复发作的或慢性疖病		X	X	X				
P17 化脓性汗腺炎和脱发性毛囊炎	X	X	X	X	X	X	X	
P18 严重的手或足多汗症，或者并发皮炎或真菌或细菌感染，不愿进行治疗的	X	X	X	X	X	X	X	
P19 慢性或严重的多汗症		X	X	X				
P20 皮肤白血病和蕈样肉芽肿	X	X	X	X	X	X	X	
P21 全身性的和对治疗无反应的扁平苔藓	X	X	X	X	X	X	X	
P22 任何程度的扁平苔藓		X	X	X				
P23 红斑狼疮	X	X	X	X	X	X	X	参考 A13
P24 神经纤维瘤，如果广泛性毁容或影响工作表现或其他器官系统累及	X	X	X	X	X	X	X	
P25 神经性纤维瘤		X	X	X				
P26 天疱疮	X	X	X	X	X	X	X	
P27 光敏性皮肤病，排除药物原因		X	X	X				
P28 光过敏史，包括但不限于原发性的日光过敏症状，如多形性的日光疹，或日光性荨麻疹，或任何日光照射后加重的皮肤病，如红斑狼疮，是不符合的情况	X	X	X	X	X	X	X	
P29 银屑病或副银屑病，无法通过治疗控制或只能通过全身性的药物或紫外线治疗进行控制	X	X	X	X	X	X	X	
P30 银屑病		X	X	X				参考空军特许飞行指导
P31 藏毛囊肿，如果在检查两年前有炎症或瘘口形成史。手术治疗藏毛囊肿或瘘不符合标准，直至伤口愈合，无相关症状，无须进一步的治疗或用药		X	X	X				
P32 放射性皮肤炎，如果在局部引起恶性退行性改变且不愿治疗的	X	X	X	X	X	X	X	
P33 瘢痕和瘢痕疙瘩，范围较大，严重影响了身体功能、肌肉运动，或影响正常体型和军用装备的佩戴，包括但不限于生命支持装备、个人防护装备或任何其他履行军事职责必需的装备，或装备穿戴后有故障先兆的	X	X	X	X	X	X	X	
P34 硬皮病		X	X	X				参考 A18 保留规定
P35 对治疗无反应的皮肤结核病	X	X	X	X	X	X	X	参考肿瘤和恶性肿瘤
P36 皮肤溃疡，经过适当时间的治疗无反应，或导致经常性缺岗	X	X	X	X	X	X	X	
P37 慢性，严重荨麻疹，且不愿治疗的	X	X	X	X	X	X	X	参考空军特许飞行指导

皮肤相关不合格情况	X = 符合标准							注释
	资格保留	飞行分类 I / I A	飞行分类 II	飞行分类 III	地面控制职责	导弹操作职责	操作保障职责	
P38 慢性荨麻疹		X	X	X				参考空军特许飞行指导
P39 黄色瘤，如果具有临床症状或伴有血胆脂醇过多，或高脂蛋白血症		X	X	X				
P40 其他皮肤疾病，如果慢性的或原发性的需要经常的专科医学治疗或影响军事任务完成情况的	X	X	X	X	X	X	X	对飞行员 /SOD：非常严重引起反复的飞行返回

章节 Q：精神病学和精神卫生

不符合情况	X = 符合情况							注释
	资格保留	飞行分类 I / I A	飞行分类 II	飞行分类 III	地面控制职责	导弹操作职责	操作保障职责	
Q1 任何精神病（如精神分裂症或偏执型障碍），除非预后良好且有明确的、可逆的病因	X	X	X	X	X	X	X	
Q2 任何躁狂性发作	X	X	X	X	X	X	X	
Q3 双相情感障碍	X	X	X	X	X	X	X	参考空军特许飞行指导
Q4 父母精神分裂症或双极情感障碍病史		X						参考空军特许飞行指导
Q5 精神分裂症或其他精神障碍及其病史		X	X	X		X	X	
Q6 精神卫生状况长期影响工作或导致职能受限，或症状影响军事活动超过一年（参考注释 1）	X	X	X	X	X	X	X	除外 DoDI1332.38 附件 5 所列不符合症状
Q7 精神卫生状况反复导致工作职能受损（参考注释 1）	X	X	X	X	X	X	X	除外 DoDI1332.38 附件 5 所列不符合症状
Q8 精神卫生症状，需要持续超过 1 年的精神病学治疗（如为保持功能每周进行精神疗法）	X	X	X	X	X	X	X	除外 DDoI1332.38 中所列不符合症状
Q9 精神卫生症状，需要使用锂剂、抗惊厥药或抗精神病药来保持精神稳定	X	X	X	X	X	X	X	
Q10 谵妄，痴呆，遗忘症和其他认知障碍	X	X	X	X	X	X	X	参考神经部分和注释 3
Q11 跟踪随访有自杀企图的现役人员，MTF SGH 应该开会讨论，对有自杀企图的人员进行医学干预，会议至少包括一位精神病学专家。现役飞行员有潜在不符合医学资格诊断的，需要咨询医学评估委员会	X	X	X	X	X	X	X	对有自杀企图的 ARC 人员，需要对岗位适应进行评估（参考 AFRC/SGP 联合计划备忘录）
Q12 企图自杀或有自杀未遂的历史		X	X	X	X	X	X	参考空军特许飞行指导
Q13 复发性的或慢性的焦虑症，需要 SSRIs 或其他 CPG 一线药物以外的药物治疗，或需要住院治疗	X	X	X	X	X	X	X	对长期依赖抗抑郁药或抗焦虑药的人员，即使无症状或症状缓解，必须向 ANG/SGPA 提交 WWD 评估，以便加以考虑。参考空军特许飞行指导

续表

不符合情况		资格保留	飞行分类 I/IA	飞行分类 II	飞行分类 III	地面控制职责	导弹操作职责	操作保障职责	注释
		X = 符合情况							
Q14	慢性或复发性抑郁或抑郁症，影响工作表现或工作效率，或不能通过 SSRIs 或其他 CPG 一线药物治疗恢复的	X	X	X	X	X	X	X	对长期依赖抗抑郁药或抗焦虑药的人员，即使无症状或症状缓解，必须向 ANG/SGPA 提交 WWD 评估，以便加以考虑。参考空军特许飞行指导
Q15	抑郁症包括中毒抑郁，精神抑郁，狂躁抑郁精神病和其他未特殊说明的抑郁症		X	X	X	X	X		
Q16	焦虑症及其病史，包括但不限于广泛性的焦虑症、恐惧症、强迫症。如果航医认为该问题是由于非恐惧性害怕飞行或者（在实习时）恐惧不安的表现所引起，则需要的是行政处置而非医学处理		X	X	X	X	X		注释：创伤应激相关性障碍的发展（恐惧症，创伤后应激障碍、适应性障碍）由于职业原因持续的应激源暴露可能会成为治疗的一部分。这些状况须加以考虑，并且允许个人最大可能的履行职责（对任务、人员或飞行安全无危险）。应激源的职业暴露在考虑这些情况后通常会取得最佳的疗效。参考空军特许飞行指导
Q17	创伤后应激障碍、急性应激障碍、适应性障碍或其他特殊的创伤应激相关性障碍，影响飞行、控制、警报安全，或人员无法在疾病诊断 60 天后返回岗位（最小的后遗症是可以接受的）		X	X	X	X	X	X	
Q18	创伤后应激障碍、适应性障碍或其他特殊的创伤应激相关性障碍超过 60 天，或人员在返回岗位执行任务时症状复发		X	X	X	X	X	X	
Q19	严重精神疾病导致住院治疗	X	X	X	X	X	X	X	注释：确保下面的症状符合 IAW DoDI1332.38
Q20	复发性的轴 I 障碍需要住院治疗，或需要精神病药物治疗（除了 CPG 一线药物以外）超过一年，除非不符合 IAW 国防指令 1332.38 条款	X	X	X	X	X	X	X	参考 ARC 注释 2，其他不适症状请参考国防部指令 1332.38 附件 5
Q21	轴 I 障碍（包括慢性适应性障碍）影响工作职能或全球范围的分配和部署，符合 IAW 国防部指令 1332.38.附件 5	X	X	X	X	X	X	X	药物滥用参考 Q24，ARC 参考注释 2，其他不适症状请参考 DoDI1332.38，附件 5
Q22	持续 60 天以上的适应性障碍		X	X	X	X	X		参考空军特许飞行指导
Q23	持续 60 天以上的适应性障碍病史		X						
Q24	使用药物。只有当轴 I 障碍症状发生或早已存在时，才能使用药物	X	X	X	X	X	X	X	
Q25	酒精或药物引起的并发症，如出血性静脉曲张、肝硬化等	X	X	X	X	X	X	X	
Q26	既往或现在有酗酒或药物依赖，或其他药物相关性疾病		X	X	X	X	X	X	参考空军特许飞行指导
Q27	严重的人格障碍，再三证明影响到了飞行安全、机组人员协作或任务完成，不符合医学停飞标准（不符合 MEB），但已经不适合执行航空或特殊任务		X	X	X	X	X		

不符合情况		X = 符合情况							注释
		资格保留	飞行分类 I / I A	飞行分类 II	飞行分类 III	地面控制职责	导弹操作职责	操作保障职责	
Q28	进食障碍，包括但不限于神经性厌食症或贪食症，对治疗无反应或明显影响工作职能	X	X	X	X	X	X	X	参考空军特许飞行指导
Q29	进食障碍，包括但不限于神经性厌食症或贪食症		X	X	X	X	X	X	参考空军特许飞行指导
Q30	躯体症状障碍，包括但不限于疾病焦虑症或转换障碍	X	X	X	X	X		X	注释：癌症不符合包括现役人员在内所有飞行分类的要求，人员以保留处理，行政上不符合条件
Q31	月经前焦虑障碍。生理性的或人为的因素，明显影响到工作职能	X	X	X	X	X	X	X	
Q32	任何原因引起严重慢性损伤，影响到教育目标的达成，或慢性行为困难需要入院或长期治疗	X							参考注释 3
Q33	注意力缺乏症或认知/学习障碍，除非个人能够在不需要药物治疗的情况下获得学位和（或）扎实的工作 12 个月以上		X	X*	X*	X*			参考空军特许飞行指导中注意缺乏症或学习障碍。保留标准请参考注释 3。*初始飞行类别 II / III / GBC 必须满足这个标准
Q34	注意力缺乏症，18 岁以后通过药物治疗		X	X*	X*	X*			
Q35	申请机组人员位置不令人满意的 ARMA/AR-GBC/AR-MOD。适应不良的个性特点（未达到个性障碍诊断标准），或适应不良的个性明显影响到了飞行安全、机组人员协作或任务完成。缺少适应不良个性调整、特点或行为特征、动机问题需进行行政管理，AR 须进行适当评估		X	X	X	X	X		
Q36	任何潜在的不适症状，包括无法进行归类的离性障碍和冲动控制障碍，根据国防部指令 1332.38 附件 5，症状严重到再三证明影响到了飞行安全、机组人员协作或任务完成，但不能将此作为退役的医学原因		X	X	X	X	X		
Q37	全身性的医学症状引起的精神障碍		X	X	X	X	X		
Q38	心理学原因引起的医学症状		X	X	X	X	X		
Q39	任何精神病学症状或病史，影响 AFSC- 特殊飞行、控制或特殊职能（如幽闭恐怖症）		X	X	X	X	X	X	
Q40	任何上述诊断，除外无须住院治疗的、症状较轻的适应性障碍	X							

注释 1：在精神卫生症状影响工作职能或全球范围的分配和部署等情况下，需要医疗评估委员会进行评估。当症状已经明显导致或预期会导致工作损害或受限超过一年，或症状反复发作或预期反复发作，必须经过医疗评估委员会评估。确定的轴 I 障碍导致飞行员无法履行飞行职责，需要接受医疗评估委员会的检查（参考下列保留资格标准）。轴 II 障碍导致人员不能履行进一步的军事职能，需服从行政分离。由于疾病原因（不适宜岗位）导致的失能必须与缺乏动机或潜在的人格障碍（不合适工作）相区别。轴 II 障碍伴发轴 I 障碍时，其损伤和预后将会更差。当轴 I 障碍或轴 I 联合轴 II 障碍影响工作职能或全球部署时，需要医疗评估委员会进行评估。当人员对处于行政分离期间做出的不适宜岗位的诊断有疑问，指挥官需要联系当地的 MPF 和军队法官人员，来获得专业指导。不适宜障碍名单列于 DODI 1332.38，附件 5

续表

不符合情况	X = 符合情况							注释
	资格保留	飞行分类 I / I A	飞行分类 II	飞行分类 III	地面控制职责	导弹操作职责	操作保障职责	

注释 2：ARC 成员诊断为轴 I 障碍，需要进行非工作相关适应性工作评估。预备役人员如果明确轴 I 障碍的诊断，须密切关注精神性药物的使用。基于本节，对于服用精神病药物的无精神疾病诊断的 AFRC 成员无须全球部署工作的评定。非轴 II 障碍的 ANG 人员服用 SSRI 药物超过 90 天不需进行 WWD 评估。对所有其他问题的病例，请前往参考 ANG/SGPA

注释 3：注意缺陷多动障碍。患有注意缺陷障碍的人员必须进行适应性评估以明确是否适合继续服役。患有此疾病的人员不应受到医学委员会的处置，可以进行行政上的管理。如果需要进行药物治疗来保证工作职能，需要向指挥官提交行政处理的决定。指挥官可能会基于工作表现的损害进行行政分离，或进行药物治疗的价值超过风险允许其继续工作。如果不需要药物治疗就能胜任工作职能，人员可以继续进行服役。患有注意缺陷多动障碍的 ANG 人员必须仔细地进行适应性评估其是否可以继续服役。如果进行药物治疗，需要全球范围的职能评估和 ANG/SG 特许申请

注释 4："飞行恐惧"达到影响军事空运的程度，需要进行行政上的处理，除非症状是由轴 I 障碍引起而非简单的恐惧症

章节 R：美国空军医学系列注释

	1	2	3	4
P：体格情况	免于任何的器官缺陷或全身性疾病	稳定的、较小的器官缺陷或全身性疾病。能够进行基本的分类与职位工作。可以被用来鉴定最小的症状来限制特殊岗位的处置	在良好控制下明显的缺陷或疾病。能够进行所有基本的分类与职位工作	器官缺陷，全身性和感染疾病，已经过 MEB 或 ALC 快速跟踪，由处置适应工作组处理
U：上肢	骨、关节和肌肉正常，能够进行操纵战斗	关节轻度活动限制，中毒肌肉无力或其他骨骼与肌缺陷，不影响操纵战斗，适应长时间飞行的。能够进行所有基本的分类与职位工作	缺陷中度影响功能，然而短时间内能够进行很强的努力。能够进行所有基本的分类与职位工作	力量，活动范围，手一般效率，手臂，上肢带骨和背，包括颈部和胸部脊柱严重受损已经过 MEB 或 ALC 快速跟踪，由处置适应工作组处理
L：下肢	骨、肌肉和关节正常。能够进行长时间不受限制的行军，持续性的站立，奔跑，攀爬和挖掘	轻度的关节受限，中度肌肉无力，或其他肌骨骼缺陷，不影响中长期的行军，攀爬，奔跑，挖掘，或较长时间的耐力。能够进行所有基本的分类与职位工作	缺陷中度妨碍功能，然而短时间内能够进行较强的努力。能够进行所有基本的分类与职位工作	力量，活动范围和足一般效率，腿，骨盆带，下腰部和腰椎严重受迫，已经通过 MEB 或 ALC 快速跟踪，由处置适应工作组处理

H：听力（耳朵）参考听力部分

	1	2	3	4
E：视觉（眼睛）	每只眼睛最小视觉 20/2000 矫正至 20/20	一只眼视觉矫正至 20/40，另一只眼矫正至 20/70，或一只眼 20/30，另一只眼 20/200，或一只眼 20/20，另一只眼 20/400	视觉不差于 E2	视觉缺陷差于 E3，已经经过 MEB 或 ALC 快速跟踪，由处置适当组处理
S：精神稳定性	诊断或治疗对职能、任务风险、保持安全许可能力不存在损害或潜在损害	诊断或治疗因存在损害或潜在损害存在低风险，需要上级考虑改变或限制其职责	诊断或治疗可能损害其职能、任务风险或保持安全许可能力而存在中等风险	诊断或治疗因损害其职能、任务风险或保持安全许可能力而存在高或极高风险，并且经过了 DWAG 决定的 MEB 或 ALC 快速通道

章节 S：SERE 美国空军医学标准

SERE 专家训练课程精神和身体上需要忍受严苛的条件。在每天的 SERE 训练中，学员需要能够忍受爬山，热和冷暴露，负重达到 70 磅，长距离奔跑，能够伏地挺身，引体向上，坐下无困难。在应用时间中 SERE 专家需要将医学检查记录在 DD 表格 2808 和 DD 表格 2807-1 上。新兵初始训练必须完成飞行分类 Ⅲ 和静态直线要求的内部联勤部队学校要求，身体同样满足下述标准

条目	初始 SERE 标准	注释
S1	医学标准指导中列举的任何保留标准	参考保留栏中 A ~ Q 部分
S2	侧面图少于 P1、U1、L1、H1、E2、S1，除了未矫正的视力不差于 20/400，矫正到 20/20	
S3	说话妨碍物影响清晰的发声。最小，大声阅读测试需要	
S4	复发性或慢性背痛史	
S5	通过科布测量法脊柱侧弯超过 25°。任何其他脊柱各种程度的弯曲率，有明显的畸形或疼痛，或影响功能，具有渐进性	
S6	椎骨脱离或脊椎前移，如果具有临床症状的	
S7	复发性膝疼痛或髌骨骨软化。膝手术史需要矫形评估和无须绷带超过一年紧张身体活动证明	
S8	复发性的外胫夹手术史	
S9	复发性的踝扭伤史	
S10	复发性的足痛史	
S11	应力性骨折史	
S12	任何椎骨骨折史，除了已治愈的，无症状横向骨折，符合情况	
S13	主要关节需要矫形评估手术史	
S14	冻伤或冻疮史，热衰竭史	
S15	哮喘史，复发性的气道疾病或训练诱发的呼吸困难	
S16	对昆虫叮刺，花粉，树，草，或灰尘过敏，除了通过药物进行了脱敏控制	
S17	夜视障碍或色视症	
S18	厌食症，昆虫或蛇恐怖症	
S19	个性或行为障碍史	
S20	物质使用障碍史	
S21	自杀倾向或尝试史	
S22	对禁闭或限制空间不耐受	
S23	精神卫生症状，显示申请者不能接受建设性的批评或不能在高压环境下正常工作	

SERE 保留标准

S24	受过训练和有经验的生存指导，可以考虑使用 S1 ~ S23 标准中的内容作指导，但是持续的工作表现是与人员的工作能力和工作表现相独立的	

章节 T：体重和测量数值美国空军医学标准

体重和测量数据	X = 符合标准			
	飞行分类 I / I A	飞行分类 II	飞行分类 III	
站高				
T1	飞行分类 I 身高小于 64 英寸或超过 77 英寸。飞行分类 I A 和初始飞行 II 身高小于 64 英寸或超过 77 英寸	X			武器系统可以考虑特许飞行。参考空军特许飞行指导
T2	身高小于 64 英寸或高于 77 英寸		X	X	注释:武器控制者 / 指挥官，战斗控制，伞兵救生和空中战斗管理者无标准
摸高				
T3	航空医学排除职责最小摸高标准是 76 英寸，无论身高。初始 1AX1（飞行分类 III）			1AX1 46FF	
坐高				
T4	飞行分类 I 坐高超过 40 英寸或小于 34 英寸。飞行分类 I A 坐高高于 40 英尺或小于 33 英尺	X			测量方法参考体格检查技术
T5	飞行分类 II，坐高超过 40 英寸或小于 33 英寸		X		测量方法参考体格检查技术
膝臀长				
T6	飞行分类 I 膝臀长不超过 27 英寸（飞行分类 I 或飞行分类 II；不超过 26.7 英尺只针对 A-10）	X			测量方法参考体格检查技术
体重				
T7	对刚具有飞行资格的人员需要达到合适标准 IAW 空军飞行指令 36-2905 适应计划	X	X	X	同样适用保留标准
T8	弹射座椅中额外的标准，对 T-38 所有人员体重不能低于 103 磅或超过 240 磅，所有的弹射座椅不超过 245 磅。体重是净体重。注：对 UPT 学员，战斗机 UNT 学员和训练有素的弹射座椅乘员，身体体重超过弹射座椅标准，通知中队 /CC 通过空军 Form1042 和（或）空军 Form469 行动	X	X	X	
T9	对训练有素的弹射座椅乘员。对 T-38 所有人员体重不能低于 103 磅或超过 240 磅，对其他所有的弹射座椅不超过 245 磅。体重是净体重		X	X	
T10	分配到弹射座椅飞行器的任何空勤人员无法达到 / 保持在弹射座椅体重标准，将被分到 DNIF，通知中队 /CC 进行合适的动作		X	X	

章节 U：小型无人飞行器操作员医学标准

以下是 SUAS-O 最小医学标准。SUAS 定义为空军 /As。

U1. 必须满足保留医学标准 IAW 空军飞行指导 48-123 和医学标准指导。

U2. 必须具有完整的色觉，通过 CCT75 或以上。

U3. 远距和近距视觉敏锐度必须矫正至 20/20OU 或更好。

U4. 无医学症状显示可能使个体突然或无警告失能。

U5. 人员当使用具有常见不良反应或预计行为的药物影响警觉性，判断力，认知，特殊感觉功能或功能协调的，不能履行 SUAS-O 职责。这些药物包括非处方药和处方药。SUAS-O 人员要求使用上述药物必须限制执行 SUAS 职责，空军论坛 469 文件。地面药物实验显示有潜在影响的特异性反应，考虑移除 SUAS-O 工作。

空军表格 422 文件资格。无须使用 PEPP 或空军表格 1042 处理或选择。SUAS-O 无须航医失察。这些人员的职责将在空军表格 469 限制。

如果需要 SUAS-O 特许飞行，航医办公室将向有特许授予权的 MAJCOM 进行 AIMWTS 进行请求。

章节 V：美国空军特殊部署部门医学标准

作为 DoDI6490.07，军队人员和 DoD 文官雇员部署限制医学症状，DoD 部署标准补充必须符合以下标准，为了美国空军人员考虑部署。请参考空军指令 48-123，章 11，首先参考下述附加标准。特殊部署额外要求标准；参考 COCOM 报告指导。

V1. 能够长时间履行 AFSC 职责（至少 12 小时）。

V2. 必须具有合适的夜视能力，能够无须协助进行夜间飞行。

V3. 最少能够携带所有需要的部署辎重（至少 40lbs）和额外为职责或部署 AFSC 要求额外装备。

V4. 必须能够跑到至少 100 码来进行隐藏。

V5. 必须能够以野战口粮生存超过 179 天。

V6. 在热和冷环境中必须能够履行职责，无任何已知的因素导致热或冻伤。

注释：DoDI6490.07 E3.a（2）表述"症状妨碍免疫"是医学症状妨碍了部署，无特许飞行。

附录 E　韩国空军飞行人员体格检查标准

　　以下所列项目为航空医学领域的不合格条件。如通过专业的飞行能力评价被判断为具备空勤能力，则按照相关规定（空规 11-2）的流程经飞行能力委员会表决后赋予飞行任务观察（特许）处理。

　　与此同时，限于可以得到完全康复的、暂时性急性疾病、损伤或者与此相关的航空医学方面的处置，原则上适用地面观察措施。以现有航空医学条件或资料无法明确做出飞行能力的判断时，可在相关规定（空规 11-2）的范围内适用地面观察措施，直到可以做出完整的飞行能力判断为止。

　　为了正确判断体检对象的飞行能力，负责体检的航空军医应以是否适合执行空勤任务为基准检查空勤体检对象。除以下所列医学项目外，在航空医学领域内被认为可能造成飞行安全问题或者可能给空勤任务的执行带来危险的因素，经航空军医的判断后也应将其包含到不合格范围内。

　　空勤人员体格检查（1 级）标准适用于航空课最初选拔体格检查。

身高、体重、体格

　　1. 空勤Ⅲ级

　　（1）不论男女，身高低于 155cm 或超过 195cm 的，但考虑到空勤人员的飞行任务，可追加不合格条件。

　　（2）使用高性能弹射座椅的工作人员，坐高低于 86.5cm 或超过 101.5cm 的。

　　（3）体重：低于或超过表 1 的体重范围的，但针对身高低于 162cm 空勤人员，根据飞行任务设定体重标准。

　　2. 空勤Ⅰ、Ⅱ级

　　（1）不论男女，身高低于 162.5cm 或超过 195cm 的。

　　（2）不论男女，坐高低于 86.5cm 或超过 101.5cm 的。

　　（3）体重：低于或超过表 1 的体重范围的但根据弹射系统，可追加体重限制。

表 1　身高体重对照表

身高（cm）	男性（kg）		女性（kg）	
	最低	最高	最低	最高
162	47.0	74.5	46.0	65.5
163	47.5	75.0	46.5	66.5
164	48.0	76.0	47.0	67.0
165	48.5	77.0	48.0	68.0
166	48.5	78.0	48.5	69.0
167	49.0	78.5	49.0	70.0
168	49.5	79.0	49.5	70.5

身高（cm）	男性（kg）		女性（kg）	
	最低	最高	最低	最高
169	50.0	80.0	50.0	71.0
170	50.5	81.0	50.5	72.0
171	51.5	82.0	51.0	73.0
172	52.5	83.0	51.5	74.0
173	53.0	84.0	52.0	74.5
174	53.5	85.0	52.5	75.0
175	54.0	86.0	53.0	76.0
176	55.0	87.0	53.5	77.0
177	56.0	88.0	54.0	78.0
178	56.5	89.0	54.5	79.0
179	57.0	90.0	55.0	79.5
180	58.0	90.5	55.5	80.0
181	58.5	91.0	56.0	81.0
182	59.5	92.0	56.5	82.0
183	60.0	93.5	57.0	83.0
184	60.5	95.0	57.5	84.0
185	61.5	96.0	58.0	85.0
186	62.0	97.5	58.5	87.0
187	63.0	99.0	59.0	88.0
188	63.5	100.0	59.5	89.0
189	64.0	101.0	59.5	90.0
190	64.5	101.5	60.0	90.5
191	65.0	102.0	60.5	91.0
192	65.5	103.0	61.0	92.0
193	66.5	104.5	61.5	93.0
194	67.5	106.0	62.0	94.0
195	68.0	107.0	63.0	95.0

头部、眼部、颈部、头皮

空勤Ⅰ、Ⅱ、Ⅲ级

（1）有碍于穿着军装及配备军用装备的头颈部肿瘤（参照肿瘤及恶性疾病）。

（2）头盖骨成骨不全。

（3）因头盖骨凹陷、骨折或外生骨疣引起的头部畸形，无法配备军用装备。

（4）脑水肿或小头症。

（5）引发大脑、脊椎或末梢神经疾病的头盖骨畸形。

（6）受伤或外科手术截肢、肿瘤、溃疡、瘘孔、面部萎缩、面瘫等影响外观的面部及头部畸形。

（7）伴有持续性神经痛的面部痉挛、面瘫。

（8）头盖骨骨折不愈合。

（9）腮裂或甲状舌管瘘管或无瘘管先天性头颈部囊肿。

（10）各类头颈部慢性瘘孔，但无并发症的耳前囊肿及瘘孔即可从不合格条件中排除，若伴有发炎病史及眩晕症状时，待手术后再做鉴定。

（11）因颈部淋巴结肥大及包括恶性肿瘤在内的甲状腺、颈部其他组织的肥大肿块，有碍于穿着军装及配备军用装备的（参照肿瘤及恶性疾病）。

（12）包括肿瘤、霍奇金病、白血病、结核的颈部淋巴结疾病（参照肿瘤及恶性疾病）。

（13）因颈部肌肉非僵硬性收缩及瘢痕收缩，无法穿着军装及配备军用装备。

（14）慢性持续性颈部肌肉僵硬。

（15）斜颈症。

（16）需要经外科处置的硬脑膜破裂或引发脑坏死的凹陷骨折。

（17）不可矫正的头盖骨缺陷或可矫正但缺陷超过 $1in^2$ 的（ $6.45cm^2$ ）。

（18）通过医学检查可鉴定并伴有挤压动脉或神经症状的颈肋（X 线检查上能观察到，但无症状的可排除）。

（19）有碍于佩戴氧气面罩、头盔或其他飞行装备的所有头颈部缺陷。

（20）头部损伤（请参照神经系统）。

（21）甲状腺异常（请参照内分泌及新陈代谢系统）。

鼻、鼻旁窦、口腔、咽喉

1. 空勤Ⅱ、Ⅲ级

（1）影响呼吸、会话、咀嚼及吞咽的口腔、鼻、咽喉畸形、损伤、疾病。

（2）引起经常性鼻呼吸功能障碍或干扰鼻窦换气及引流进而需长期治疗的鼻中隔偏曲、肥厚性鼻炎及其他原因引起的鼻闭塞症。

（3）影响空勤工作并且脱敏或类固醇、色甘酸疗法不起效的过敏性鼻炎。

（4）慢性鼻炎症状轻度以上，进而引起耳咽管功能异常或产生恶臭分泌物，并间歇性类固醇疗法对其无效。

（5）萎缩性鼻炎。

（6）器质性或进行性疾病导致的鼻中隔穿孔。

（7）鼻息肉及有相关病史，但至少 1 年之前做了摘除手术并未复发的即可从不合格条件中排除。

（8）嗅觉丧失或嗅觉异常。

（9）慢性副鼻窦炎。伴有慢性脓鼻涕、鼻息肉、鼻组织增厚，需要频繁的医学治疗；

慢性副鼻窦炎影响空勤工作。但气液平面或脓鼻涕若能根治，即可从不合格条件中排除。

（10）外科处置未能治愈的唇裂。

（11）创伤、烧伤或其他原因导致的唇部大面积缺损。

（12）舌头的部分丧失、畸形等原因导致的咀嚼、会话、吞咽困难。

（13）引起舌功能障碍的良性肿瘤。

（14）明显的口腔炎、溃疡及黏膜白斑。

（15）舌下大面积囊性肿瘤。

（16）涎腺瘘或唾液管堵塞，唾液腺或唾液腺导管复发性结石。

（17）硬腭或软腭溃疡、穿孔、大面积缺失、麻痹。

（18）软腭和咽部粘连。

（19）慢性扁桃体肥大导致会话或吞咽困难。

（20）咽扁桃体肥大导致呼吸困难或复发性中耳炎。

（21）慢性咽炎及喉炎。

（22）咽部赘生物、息肉、肉芽肿及坏死。

（23）声带麻痹及失音症。

（24）气管切开术后未经 3 个月或有后遗症。

（25）后鼻孔闭锁及狭窄。

（26）慢性复发性鼻出血。

（27）导致闭塞的鼻咽疾病。

（28）因发声器官缺陷，发音不清楚。

（29）引起副鼻腔或中耳换气功能障碍的急性或慢性疾病。

（30）通过医学处置，鼻、副鼻腔、口腔或咽喉功若能痊愈，即可从不合格条件中排除。

2. 空勤 Ⅰ 级

基于空勤 Ⅱ、Ⅲ 级标准上，附加以下项目。

（1）12 岁以后的过敏性或血管运动性鼻炎病史。

（2）有针对副鼻腔、鼻息肉、肥厚性组织的外科处置病史。但若已痊愈且功能恢复正常，并在客观或主管检查中都显正常，即可从不合格条件中排除。

耳　部

1. 空勤 Ⅱ、Ⅲ 级

（1）全耳郭缺失或大面积畸形。

（2）外耳道闭锁、严重狭窄或有肿瘤。但妨碍鼓膜的正常视诊或妨碍外耳道治疗及处置的外耳道狭窄和变形也属于不合格条件。轻度外生骨疣，可从不合格条件中排除。

（3）伴有相关症状的急慢性外耳道炎。

（4）急慢性乳突炎或乳突漏。

（5）急慢性化脓性中耳炎。

（6）中耳胆脂瘤。

（7）急慢性浆液性中耳炎。

（8）复发性卡他性中耳炎。

（9）任何一耳是粘连性中耳炎，导致 30dB 以上的听力损失。

（10）梅尼埃病。

（11）有中耳外科手术的既往病史（但鼓膜穿刺术排除）：乳突根治术；单纯乳突切开术或保存疗法后未痊愈、未恢复正常功能；内耳开窗手术，镫骨切除术，采用合成材料的鼓室成形术；内淋巴囊减压术。

（12）耳咽管功能障碍。

（13）影响空勤的鼓膜穿孔。但针对单纯的鼓膜穿孔或暂时性通气管置管术，可附加飞行任务监测。

（14）自鼓膜穿孔修补手术起，未到 120d。

（15）器质性疾病引起的耳鸣。

（16）通过适当检查确诊前庭功能异常。

（17）伴有呕吐、恶心、耳鸣、听力障碍的复发性眩晕。

（18）伴有听力障碍或前庭功能异常的耳部疾病。

（19）听力及听力正常值标准请参照表 2。

表 2　听力正常值标准

分类	频率（Hz）					
	500	1000	2000	3000	4000	6000
空勤 I 级	25	25	25	35	45	45
空勤 II、III 级	35	35	35	45	45	45

针对不是器质性异常引起的听力异常，结合医学建议及飞行任务执行能力，判断空勤人员的飞行能力。

空勤 I 级，适用现行听力标准。

空勤 II、III 级，针对达到最低标准值的人员，进行耳鼻咽喉检查（气导及骨导听阈测试、根据诊断要求进行耳鸣程度测试、听性脑干反应测试、颞骨 MRI 等），确定听力异常原因及程度，并实施如下管理（表 3）。

表 3　飞行能力管理

听力异常	飞行能力管理
会话音域（低于 3000Hz）	申请飞行能力咨询
高音域（超过 4000Hz）	针对不伴有器质性异常人员，根据体格检查中的听力检查，自行管理飞行能力

被要求飞行能力咨询的人员：① 以下耳鼻咽喉精密检查项目，需无异常反应；②根据飞行队长建议书（参照附录），可以判断对空勤无碍时，才可从不合格条件中排除。

气导及骨导听阈测试。

语音听力测试（90% 以上）。

耳鸣程度测试。

声导抗测听法。

鼓室导抗测试。

听性脑干反应测试。

为了保证检查结果的客观性,在航空宇宙医疗中心或航空宇宙医疗中心指定机构进行精密检查。

2. 空勤 I 级

基于空勤 II 、 III 级标准上,附加以下项目。

(1)眩晕发作病史。

(2)影响空勤的慢性及严重空晕病。

(3)复发性气压损伤性中耳炎。

(4)不管听力受损程度,在语频或高频中,有 45dB 以上的听力损失。

眼及其附属器

空勤 I 、 II 、 III 级

(1)眼睑

1)引起视力障碍或损伤眼睑正常功能的所有状态。

2)睫毛向内生长。

3)因眼睑大面积损伤,无法保护眼球。

4)轻度以上慢性眼睑炎。

5)眼睑大面积瘢痕。

6)上下眼睑粘连或眼睑和结膜粘连。

7)眼睑痉挛。

8)引起视力障碍的眼睑下垂。

9)睑内翻或外翻。

10)兔眼症。

11)无症状、非进行性良性病变以外的眼睑增生或肿瘤。但可治愈的初期眼睑扁平上皮癌,即可从不合格条件中排除。

12)急性或慢性泪囊炎。

13)溢泪症及鼻泪管闭锁。

(2)结膜

1)急性结膜炎(除已痊愈的)。

2)慢性结膜炎(包括春季角结膜炎)。

3)活动性沙眼,痊愈无瘢痕即可从不合格条件中排除。

4)眼球干燥症。

5)进行性或引发屈光异常等视力障碍的翼状胬肉,侵犯角膜超过 1mm 或 3 次手术后复发。

(3)角膜

1)急性或慢性角膜炎及其病史。

2）各类角膜溃疡及复发性角膜溃疡或复发性角膜糜烂病史。

3）进行性或引起视力障碍的各类角膜白斑或角膜新生血管。

4）包括圆锥角膜的各类角膜营养障碍综合征。仅针对空勤Ⅱ、Ⅲ级：满足所有空规11-21所规定的视功能相关标准；疾病特性上，不伴有妨碍飞行安全的不良反应及并发症；根据疾病特有的症状及征兆或病变部位、形态及进行程度，可以判断不会引起视功能障碍时，可从不合格条件中排除。为了保证对包括圆锥角膜在内的各类角膜营养障碍综合征进行客观正确的判断，确诊及追踪观察（包括疾病的特有相关症状及征兆、不良反应及并发症、视功能评价）相关的一切检查项目由航空医疗中心指定，并在航空医疗中心（或航空医疗中心指定医疗机关）进行检查。

5）包括角膜成形术或 LASIK、LASEK、PRK、角膜移植、角膜塑形镜等，改善角膜屈光能力相关的所有微型手术及处置或其病史。

6）外伤致角膜裂伤的病史，未引起视力障碍并且非进行性疾病，即可从不合格条件中排除。

（4）葡萄膜：急性、慢性或复发性葡萄膜炎，已治愈的外伤虹膜炎，即可从不合格条件中排除。

（5）视网膜／玻璃体

1）视网膜脱离及其病史。

2）视网膜变性，包括视网膜劈裂症，各类视网膜色素变性及黄斑变性，黄斑囊，黄斑裂孔。

3）视网膜炎或脉络膜视网膜炎及其病史，复发可能性低、不会引起视力障碍且一次性治愈的病史，即可从不合格条件中排除。

4）血管瘤，斑痣性错构瘤病，视网膜囊肿及引起视力变化的其他先天性遗传性疾病。

5）视网膜出血，视网膜渗出物或视网膜血管疾病。

6）引起视力低下的玻璃体混浊或疾病。

（6）视神经

1）各类视神经炎及其病史。

2）视盘水肿。

3）视神经萎缩及视盘苍白。

4）影响视神经功能的先天性遗传性视神经系统疾病。

5）视神经炎既往病史。

（7）晶状体

1）无晶状体眼及假晶状体眼。针对空勤Ⅱ、Ⅲ级的假晶状体眼，若达到视力标准，即可从不合格条件中排除。

2）晶状体脱位或半脱位。

3）引起视力障碍或进行性白内障及继发性白内障。

（8）其他

1）严重的视疲劳。

2）眼球及眼眶肿瘤。

3）单侧或双侧突眼症。

4）眼球震颤

5）复视。

6）视野缺损。

7）除生理性瞳孔不等大以外，非正常性瞳孔及瞳孔反射消失。

8）眼内异物。

9）眼球缺损。

10）无眼球症或小眼球症。

11）其他引起视力功能障碍的眼球或眼附属器的外伤性、器质性、先天性异常。

12）肿瘤（请参照肿瘤及恶性疾病）。

屈　　光

1. 空勤Ⅲ级

（1）屈光异常超过 +5.50D 或 -5.50D。

（2）需要 3.00D 以上凸透镜。

（3）3.50D 以上屈光参差。

（4）只能通过隐形眼镜才能矫正的复合型屈光异常。

2. 空勤Ⅱ级

（1）屈光异常超过 +3.75D 或 -4.25D。

（2）散光超过 2.00D。

（3）屈光参差超过 2.50D。

3. 空勤Ⅰ级

（1）在任何经线上，屈光异常，超过 +2.25D 或 -1.75D。

（2）散光超过 1.75D。

（3）屈光参差超过 2.00D。

（4）矫正角膜屈光的角膜屈光手术病史。

（5）为了保证准确的屈光率检查,禁止检查前 3 个月因需要或任意佩戴硬性接触镜片，或前 1 个月佩戴软性接触镜片。

远　视　力

1. 空勤Ⅲ级

（1）裸眼视力：两眼低于 20/400。

（2）矫正视力：一侧低于 20/20，另一侧低于 20/30。

2. 空勤Ⅱ级

（1）裸眼视力：两眼低于 20/200。

（2）矫正视力：两眼低于 20/20。

3. 空勤Ⅰ级

（1）裸眼视力：低于 20/50。

（2）矫正视力：低于 20/20。

近 视 力

1. 空勤Ⅲ级

（1）裸眼视力：未满足标准视力。

（2）矫正视力：一侧低于 20/20，另一侧低于 20/30。

2. 空勤Ⅱ级

（1）裸眼视力：未满足标准视力。

（2）矫正视力：低于 20/20。

3. 空勤Ⅰ级

裸眼视力：低于 20/20。

视 野

1. 空勤Ⅱ、Ⅲ级

（1）从各方向，视野缩小到中心 15° 以内。

（2）活动性疾病引起的暗点（scotoma）。

（3）治愈后的病灶引起的暗点。但若对空勤无碍，即可从不合格条件中排除。

2. 空勤Ⅰ级

（1）从各方向，视野缩小到中心 30° 以内。

（2）除生理性暗点以外的所有暗点。

色 觉

空勤Ⅰ、Ⅱ、Ⅲ级

（1）假同色表（pseudoisochromatic plate）14 个中，读不出 5 个以上。

（2）VTS-CCT 测试 50 分以下。

夜 视

空勤Ⅰ、Ⅱ、Ⅲ级

（1）先天性夜盲症。

（2）其他疾病引起的夜间视力低下。

深度觉及立体视觉

空勤Ⅰ、Ⅱ级

（1）VTA-ND 测试，B、C 或 D 表中读不出 1 个以上。

（2）立体图测试（Titmus fly test）不超过 400s。

斜位及斜视

1. 空勤 I 、 II 级

（1）内斜位超过 10PD。

（2）外斜位超过 6PD。

（3）上斜位超过 1.5PD。

（4）包括隐斜的所有斜视。

（5）集合近点（point of convergence）超过 100mm。

（6）针对有斜视手术病史者，由专业航空军医对眼球运动进行精密检查之后，再做判定。

2. 空勤 III 级

（1）内斜位超过 15PD。

（2）外斜位超过 8PD。

（3）上斜位超过 2PD。

（4）斜视超过 15PD。

复视及抑制

空勤 I 、 II 级：红外镜头测试、Worth 四点测试等，有复视或抑制现象。

调 节 力

空勤 I 级：调节力低于各年龄段最低正常值（表 4、表 5）。

表 4　各年龄段调节力平均正常值

年龄（岁）	屈光度	年龄（岁）	屈光度	年龄（岁）	屈光度
17 ~	11.8	27 ~	9.5	37 ~	6.7
18 ~	11.6	28v	9.2	38 ~	6.4
19 ~	11.4	29 ~	9.0	39 ~	6.1
20 ~	11.1	30 ~	8.7	40 ~	5.8
21 ~	10.9	31 ~	8.4	41 ~	5.4
22 ~	10.7	32 ~	8.1	42 ~	5.0
23 ~	10.5	33 ~	7.9	43 ~	4.5
24 ~	10.2	34 ~	7.6	44 ~	4.0
25 ~	9.9	35 ~	7.3	45 ~	3.6
26 ~	9.7	36 ~	7.0		

表5 各年龄段调节力最低正常值

年龄（岁）	屈光度	年龄（岁）	屈光度	年龄（岁）	屈光度
17 ~	8.8	27 ~	6.5	37 ~	3.7
18 ~	8.6	28 ~	6.2	38 ~	3.4
19 ~	8.4	29 ~	6.0	39 ~	3.1
20 ~	8.1	30 ~	5.7	40 ~	2.8
21 ~	7.9	31 ~	5.4	41 ~	2.4
22 ~	7.7	32 ~	5.1	42 ~	2.0
23 ~	7.5	33 ~	4.9	43 ~	1.5
24 ~	7.2	34 ~	4.6	44 ~	1.0
25 ~	6.9	35 ~	4.3	45 ~	0.6
26 ~	6.7	36 ~	4.0		

眼 压

空勤Ⅰ、Ⅱ、Ⅲ级

（1）眼压超过30mmHg。

（2）2次以上测试，其间的间隔时间充裕，其测试结果高于22mmHg，低于30mmHg。

（3）眼压上升引起的视盘、视野等的变化。

（4）眼压正常，但出现青光眼性视神经盘凹陷及视野缺损。

（5）双眼眼压相差超过4mmHg。

口腔及牙齿

1. 空勤Ⅱ、Ⅲ级

（1）没有可以正常咀嚼的健康天然牙或修复体。

（2）缺牙或未治疗的蛀牙，但结构上或功能上已治愈的，即可从不合格条件中排除。

（3）种植牙植入后引起并发症，若种植体不牢固，需重新植入或以普通修复体替代。

（4）腭骨或其周围组织患有不能治愈的疾病或骨头不正。

（5）引起咀嚼困难的咬合不良，需要以固定式矫正器进行校正或行腭骨矫正手术。

（6）佩戴固定式活动式矫正器。矫正结束佩戴的保持器，可从不合格条件中排除。

（7）腭骨缺损或疾病引起语言及咀嚼功能障碍。

（8）因牙周病数颗牙齿松动或牙周袋超过5mm。但结构上或功能上已痊愈的，即可从不合格条件中排除。

（9）针对缺牙的不良修复体，对牙齿或牙周组织进行慢性刺激（但结构上或功能上已痊愈的，即可从不合格条件中排除）。

（10）包括慢性下颌关节炎、真性或假性关节僵硬、复发性脱臼的颞下颌关节紊乱病，难以痊愈的肌筋膜疼痛功能障碍综合征（TMD）。

2. 空勤Ⅰ级

基于空勤Ⅱ、Ⅲ级标准上，附加以下项目。

（1）蛀牙、畸形牙、不良修复体或牙冠，但结构上或功能上已痊愈的，即可从不合格条件中排除。

（2）前牙区大面积缺牙。但结构上或功能上已痊愈的，即可从不合格条件中排除。

（3）腭骨周围组织的囊肿、肿瘤、慢性疾病及严重的牙周病，而且不能治疗。但结构上或功能上已痊愈的，即可从不合格条件中排除。

（4）不完整根管治疗，牙根尖病灶。但结构上或功能上已痊愈的，即可从不合格条件中排除。

（5）牙齿矫正为目的的矫正器佩戴，可从选拔及定期体格检查的不合格条件中排除。

心脏及血管系统

1. 空勤Ⅱ、Ⅲ级

（1）根据心电图，以下均被视为正常变异。

1）窦性心动过缓（每分钟 40~50 次）。

2）窦性心律不齐。

3）心率每分钟 100 次以内下的房性异位心律。

4）加速性交接区心律。

5）心率每分钟 100 次以内下的室上性心律。

6）心房游走性节律。

7）不完全左、右束支传导阻滞。

8）非特异性室内传导延迟。

9）早期复极综合征引起的 ST 段上升。

10）不伴有其他病因或右心室肥大的电轴右偏。

11）R/S ＞ 1，无右心室肥大迹象或无下壁心肌梗死。

12）V_1、V_2 导联呈现 RsR′ 波，且 QRS 时长 ＜ 120ms。

13）一度房室传导阻滞。

14）二度房室传导阻滞（莫氏Ⅰ型）。

（2）针对心室性期前收缩（PVC），进行心脏功能无创伤检测（运动负荷试验、心脏超声、24h 动态心电图、加速度训练）后，给出以下结论。

1）若检查发现有异常，根据相关疾病规定进行判定。

2）检查无异常，但是 24h 动态心电图的 unifocal PVC 超过 10%。

3）检查无异常，但是 24h 动态心电图的 couplet PVC 超过 10 个以上。

4）多源性（multifocal）心室性期外收缩。

5）被运动及加速度训练诱发或加重。

6）针对空勤Ⅰ级，伴有成对、多形、二联律、三联律、四联律、"RonT"现象等，属于不合格条件。

（3）房性心动过速并且心室反应超过每分钟 100 次，伴有相关症状需治疗。

（4）阵发性室上性心动过速（PSVT）。但通过导管射频消融术成功治愈的，即可从不合格条件中排除。

（5）预激综合征。但通过电生理试验未发现心律失常或通过导管射频消融术成功切断旁道的，即可从不合格条件中排除。

（6）室性心动过速。

（7）二度房室传导阻滞及三度房室传导阻滞。但如果是莫氏Ⅰ型，通过心脏超声波、运动负荷试验、24h 动态心电图结果，判定是否排除。

（8）传导阻滞

1）完全性左束支传导阻滞。

2）2 个以上分支传导阻滞。

3）完全性右束支传导阻滞及心室内传导阻滞。

4）上述情况，若以航空医学原理判断无致病因素，即可从不合格条件中排除。

（9）高血压

1）6 个月以内，服用航空医学认可的药物之后，血压有调节时，可从不合格条件中排除。

2）坐姿测量的 5d 的平均收缩压超过 140mmHg 或平均舒张压超过 90mmHg。

3）24h 动态血压的平均收缩压超过 135mmHg 或平均舒张压超过 85mmHg。

4）体检当日，按 1h 以上间隔，共测量 3 次以上的血压平均收缩压超过 150mmHg 或舒张压超过 90mmHg。

5）正服用航空医学未认可的抗高血压药。

6）高血压引起的病变。

（10）低血压（收缩压低于 90mmHg、舒张压低于 60mmHg）。但若无伴随症状或致病因素，即可从不合格条件中排除。

（11）心脏手术及其病史。但针对空勤Ⅱb、Ⅲ级，房间隔缺损、室间隔缺损、动脉导管未闭，如手术 6 个月后，可以确定无任何残留缺损，即可从不合格条件中排除。

（12）心囊炎、心肌炎、心内膜炎。但只有一次新囊炎病史、6 个多月后的心脏超声波无异常、无后遗症的，即可从不合格条件中排除。

（13）缺血性心脏病或冠状动脉手术病史。

（14）心脏瓣膜的各类器质性异常及手术病史。

1）主动脉瓣关闭不全。但确诊只是轻度反流，反流量不流过左心室流出道（LVOT），心脏功能正常及伴有其他心脏病时，视为生理性反流，即可从不合格条件中排除。

2）主动脉瓣狭窄。不论程度，一律属于不合格条件，但是，压差低于 25mmHg 的轻度狭窄，限于空勤Ⅱb 级，可从不合格条件中排除。

3）二尖瓣关闭不全。但不伴有结构性异常和心律失常的轻中度反流，并且可正常运动、左心室功能及大小均正常，即可从不合格条件中排除。

4）二尖瓣狭窄。不论程度一律不合格。

5）二尖瓣脱垂（MVP）。但加速度训练之后，包括心电图监测的心脏功能评价正常，并且不伴有心律失常或传导阻滞等器质性原因，即可从不合格条件中排除。

6）三尖瓣反流。但不伴有心律失常或其他心脏病，并且可正常运动，中轻度反流的，即可从不合格条件中排除。

7）三尖瓣狭窄。不论程度一律不合格。

8）肺动脉瓣反流。但不伴有心律失常或其他心脏病，并且可正常运动，中轻度反流的，即可从不合格条件中排除。

9）肺动脉瓣狭窄。不论程度一律不合格。

（15）包括心力衰竭，通过心脏超声波观察到的心脏血流动力学方面的不稳定。

（16）循环障碍。

1）复发性血栓静脉炎或其过去病史。

2）轻度以上水肿、皮肤溃疡，伴有旧溃疡瘢痕的静脉曲张。

3）雷诺病、Buerger 病、动脉硬化、糖尿病性血管疾病。

4）血管瘤手术及其病史。

5）四肢动脉血流不足。

（17）包括肥厚型、扩张型心肌病的各类心肌病。

2. 空勤 I 级

基于空勤 II，III 级标准上，附加以下项目。

（1）完全性右束支阻滞。

（2）二度房室传导阻滞，莫氏 I 型。

（3）预激综合征。

（4）心脏杂音（但心脏功能性杂音可排除）。

（5）二尖瓣脱垂（MVP）。

（6）高血压。

肺 及 胸 部

1. 空勤 II、III 级

（1）肺结核或结核性胸膜炎。但应用抗结核药物治疗之后，通过 6 个月以上追踪观察可确定是非活动性的，即可从不合格条件中排除。

（2）结核（包括其他器官结核）治愈后复发病史或对结核杆菌的宿主免疫力明显低下。

（3）产生胸膜渗出液，渗出液及胸膜组织检查提示为结核性胸膜炎。但抗结核药物治疗之后，通过 6 个月以上追踪观察可确定是非活动性的，即可从不合格条件中排除。

（4）最近 2 年，产生过原因不清的胸膜渗出液。

（5）自发性气胸。但针对一次性自发性气胸，各项评价提示为痊愈、呼吸气胸透和计算机断层扫描成像（CT）显示肺扩张正常、肺功能检查正常、未观察出复发病因的，即可从不合格条件中排除。若不符合以上条件，通过手术完全切除病变，经过胸膜粘连术及 6 个月以上观察之后，肺功能检查及航空军医在场下进行的低压舱试验均为正常时，才能被排除。

（6）脓胸或脓胸手术之后产生囊肿。

（7）未痊愈的腹壁窦道。

（8）未痊愈的肺、胸廓、胸膜及纵隔的急性感染。

（9）横膈膜上升。

（10）引起肺功能障碍的慢性支气管炎。

（11）支气管扩张症。但通过手术已痊愈，肺功能检查及航空军医在场下进行的低压舱试验均正常时，即可从不合格条件中排除。

（12）哮喘。2人以上航空军医进行的医学检查中，确诊有喘鸣，哮喘激发试验（乙酰甲胆碱激发试验、运动负荷试验或过敏原测试等）呈阳性。

（13）通过肺功能检查确诊肺小疱或肺大疱，或大疱性肺气肿。但针对肺小疱及肺大疱，若通过手术已痊愈并且肺功能检查正常的，即可从不合格条件中排除。

（14）多发性囊肿性肺疾病或大小有碍于空勤的单发性囊肿。

（15）有肺脓肿病史。

（16）肺部慢性真菌感染（球孢子菌病、组织胞浆菌病、芽生菌病等）或感染之后的残留病变。但肺实质或肺门部位散在结节状钙化，即可从不合格条件中排除。

（17）气管、支气管、肺、纵隔及胸壁内异物。

（18）引起肺功能障碍或通过胸透可确诊病变的慢性、粘连性、纤维素性胸膜炎。

（19）有肺叶切除术或数个肺小叶切除术的病史，具有诊断意义的肺活量、时间肺活量或最大呼吸量降低或剩余肺部有病变（但若切除了一个以上肺叶，即使无残留病变也属于不合格条件）。

（20）有胸廓内手术病史时，若已经痊愈、肺功能检查正常、胸透及医学检查无异常的，即可从不合格条件中排除。

（21）气管、支气管、肺、胸膜或纵隔的良性及恶性肿瘤。但如果是良性病变，手术史不一定成为不合格条件，如果是单纯的肺结节（肿瘤小于6cm，胸透显示的是被正常肺空气阴影围绕的某种形态的结节），2年以上胸透结果无异常，并且呈现良性钙化现象的，即可从不合格条件中排除。但是，针对35岁以上非吸烟者、整个年龄段的吸烟者及35岁未满的非吸烟者，应由航空军医负责进行胸透检查，检查次数为，第一年隔3个月1次，次年隔半年1次。通过胸透若观察到具有诊断意义的变异时，需做组织检查，并根据其结果做出判断。

（22）乳房或胸壁的良性肿瘤（请参照肿瘤及恶性疾病）。

（23）能确定肋骨、胸骨、锁骨、肩胛骨或脊椎化脓性骨膜炎、骨髓炎等的病变。

（24）包括男性乳房发育，大小或位置有碍于穿着军装或配备军用装备的乳房良性肿瘤或胸壁良性肿瘤。

（25）因先天性畸形或后天性变形引起胸腔容积减少或呼吸功能及心脏功能低下，进而影响空勤。

（26）轻度急性乳头炎，或慢性囊性乳头炎，或有其类症状的。

（27）肺栓塞。

（28）乳房内注入或置入硅树脂。

（29）引起胸廓内部器官不适的外伤性疾病。

2. 空勤Ⅰ级

基于空勤Ⅱ、Ⅲ级标准上，附加以下项目。

（1）自发性气胸病史。

（2）通过胸透偶然发现肺浸润。但如果与过去的胸透结果相比，可确定是非活动性或放射线学上确定为典型非活动性病变，并且肺功能检查正常时，即可从不合格条件中排除。

（3）呈现中度以上肋膈角钝化的粘连性胸膜炎。

（4）肺小疱或肺大疱。

腹部及内脏

1. 空勤Ⅱ、Ⅲ级

（1）食管

1）有自发性溃疡、静脉曲张、贲门失弛缓症、其他运动障碍性食管疾病等病史。

2）包括反流性食管炎的慢性或复发性食管炎。但不再需要胃食管反流性疾病的药物治疗并无相关症状时，即可从不合格条件中排除；无症状但需要硫糖铝等药物治疗时，可考虑飞行任务观察（特许）；受过外科治疗的人员，停止所有药物并于4个月之后进行评价，若无症状并呈现正常的食管运动的，即可从不合格条件中排除。

（2）胃及十二指肠

1）有碍于空勤的慢性胃肠疾病。

2）消化性溃疡（病因不清、复发性，伴有合并症，类似于幽门螺杆菌呈阴性并未服用非甾体抗炎药时的症状）。但幽门螺杆菌感染情况的检查结果符合以下所有条件时，即可从不合格条件中排除。① Uncomplicated PUD（复杂型消化溃疡）。幽门螺杆菌呈阳性：幽门螺杆菌根除治疗之后，病菌完全被根除；停止服用非甾体抗炎药；通过胃内视镜检查等，确定溃疡是否痊愈；停止药物之后，无症状；第一次治疗后复发时，应通过活检查明幽门螺杆菌复发原因，并在使用第一次治疗未用过的药物进行治疗之后，以内视镜检查及活检确认病菌是否被根除。幽门螺杆菌呈阴性并服用非甾体抗炎药：停止服用非甾体抗炎药；6周或8周，进行溃疡传统治疗；通过胃内视镜检查等，确定溃疡是否痊愈；停止药物之后，无症状；即使不服用非甾体抗炎药，也会复发时，以 H2 blocker、sucralfate 等，坚持药物治疗。幽门螺杆菌呈阴性并未服用非甾体抗炎药：6周或8周，进行溃疡传统治疗；通过胃内视镜检查等，确定溃疡是否痊愈；停止药物之后，无症状；复发时，以 H_2 受体阻滞剂、硫糖铝等，坚持药物治疗并确认血清的促胃液素水平。② Complicated PUD（复杂型消化溃疡）。幽门螺杆菌呈阳性：幽门螺杆菌根除治疗之后，病菌完全被根除；停止服用非甾体抗炎药；通过胃内视镜检查等，确定溃疡是否痊愈；通过活检确认幽门螺杆菌是否呈阴性。幽门螺杆菌呈阴性并服用非甾体抗炎药：停止服用非甾体抗炎药；6周或8周，进行溃疡传统治疗；通过胃内视镜检查等，确定溃疡是否痊愈。

3）有包括胃部分切除术或全胃切除术、胃空肠吻合术、幽门成形术，迷走神经切断术等，胃或十二指肠的相关手术病史。

4）胃肠道出血。但 Mallory-Weiss 症候群或药物服用等引起的暂时性出血，即可从不合格条件中排除。

5）有相关症状或伴有出血、穿孔等并发症的十二指肠憩室。

6）有相关症状或需要行手术的胃异常或十二指肠先天性异常。但幼儿期的肥厚性幽门狭窄手术可除外。

7）息肉伴出血。但无并发症并通过内视镜下的切除术已切除的，即可排除。

（3）小肠及大肠

1）肠梗阻。

2）伴有相关症状的梅克尔憩室。

3）轻度以上巨结肠。

4）溃疡性结肠炎，包括克罗恩病的炎性肠病。

5）憩室炎，局限性肠炎。

6）肠切除及其病史。但针对无并发症的少量肠切除，根据航空医学上的评价，考虑是否从不合格条件中排除。

7）肠吸收不良综合征。

8）肠易激综合征。但针对症状为依据的肠易激综合征，如果以符合飞行规定的药物，能够调节病情并无心理问题时，即可从不合格条件中排除。

9）与病因无关的所有慢性腹泻。

10）伴有出血、腹痛等症状的息肉。但无并发症并通过内视镜切除术已切除的，可排除。

（4）肝脏、胰腺及胆道

1）病毒性肝炎：①急性肝炎需停止空勤，直到肝功能恢复正常，之后进行的全身状态及肝功能检查结果正常时，即可从不合格条件中排除。②乙型肝炎健康带菌者 [HBsAg（＋）、HBsAb（＋/－）、HBeAg（－）、无相关症状、肝功能指标正常、超声检查正常] 可从不合格条件中排除。③针对 HBsAg（＋）或 HCV Ab（＋），1 个月以上出现肝功能异常时，不论病因，应停止空勤，并根据以下标准进行判断。但针对以干扰素、拉米夫定等进行积极治疗的人员，根据其结果进行判断。肝穿刺结果显示，轻度炎症活动（组织学上的炎症活动度低于 8）、未形成肝纤维化（纤维化分数是 0）、无门脉高压症（食管静脉曲张、脾大、腹水等）时，即可从不合格条件中排除；肝穿刺结果显示，中度以上炎症活动（组织学上的炎症活动度 9 以上）或轻度以上肝纤维化（纤维化分数 1 以上）或间接性门脉高压症时，属于不合格条件。

2）先天性或包括寄生虫病在内的后天性慢性肝病及肝囊肿疾病。

3）伴有黄疸、腹水、食管静脉曲张、肝功能异常的肝硬化。但肝功能正常、血凝试验正常、无间接性门脉高压迹象的代偿期肝硬化，可从不合格条件中排除。

4）胆囊切除术之后，出现胆总管狭窄、胆道结石再形成、切口疝、胆囊切除术后综合征等后遗症。

5）不管是否伴有胆结石，确实有过相关病史或通过精密检查确诊为急性或慢性胆囊炎。

6）有相关症状或伴有并发症的胆结石（但针对行手术治疗的人员，治疗结束后重新做评价），胆囊运动障碍及胆管异常或狭窄。

7）胆囊息肉。但临床疑似为胆固醇性息肉并且存在直径低于 1cm 的情况及切除胆囊之后无并发症时，即可从不合格条件中排除。

8）急性或慢性胰腺炎及其既往病史。

9）先天性胰腺畸形或其他胰腺病。

10）黄疸或复发性黄疸的既往病史。

（5）脾脏

1）病因不清的中度以上脾大。

2）脾脏摘除术。但,脾脏摘除起因是外伤或遗传性球形红细胞增多症,而不是疾病时,可从不合格条件中排除。

（6）腹壁

1）瘢痕：①可能引起腹壁功能障碍的创伤、损伤、瘢痕或肌肉衰弱；②影响腹壁或内部器官功能的瘢痕疼痛；③包括脐尿管和卵黄管的腹壁窦道或瘘。

2）疝气：①除无症状的小型脐疝及裂孔疝以外的所有疝气；②从外科矫正结束起，至少 30d 以后才能从不合格条件中排除。

（7）胃肠道肿瘤（请参照肿瘤及恶性疾病）。

（8）胃肠道手术之后，引起胃肠道功能障碍。

（9）影响空勤的其他胃肠道疾病或其病史。

2. 空勤 I 级

基于空勤 II、III 级标准之上，附加以下项目：

（1）通过病史或精密检查确定的胃或十二指肠溃疡。但药物服用引起的一次性溃疡或已根除幽门螺杆菌的一次性溃疡，可排除在外。

（2）胃肠道出血或有既往病史。

（3）肝炎抗原携带者。

（4）针对异常肝功能，适用以下标准。

（5）GOT 和 GPT 低于 75 时，可从不合格条件中排除。

（6）GOT 或 GPT 超过 75、低于 100 的人员，如果 HBsAg，HCV Ab，其他肝功能检查（ALP，GGT）等的血清检查和腹部超声波检查均呈现正常，即可从不合格条件中排除。

（7）GOT 或 GPT 超过 100 时，不合格。

（8）如果有服用药物（与特定疾病治疗无关的感冒药、中药、民间方药等）的病史，至少停止 1 周以上药物服用之后再进行检查，并根据上述标准做出判断。

（9）肝功能异常持续 6 个月以上的慢性肝炎。

肛门及直肠

空勤 I、II、III 级

（1）直肠炎。

（2）脱肛。

（3）直肠狭窄。

（4）大小影响到空勤的外痔。

（5）伴有出血等合并症的间歇性或永久性内痔脱出。

（6）肛门括约肌异常引起的大便失禁。

（7）肛瘘。但通过手术痊愈的低位肛瘘可从不合格条件中排除。

（8）慢性肛裂。

（9）坐骨直肠窝脓肿。

（10）持续 2 年以上炎症或分泌的藏毛窦。

内分泌及代谢疾病

空勤 Ⅰ、Ⅱ、Ⅲ级

（1）糖尿病或包括原发性肾性葡萄糖尿的所有持续性糖尿。但针对空勤 Ⅱ、Ⅲ级，适用以下标准。①空勤 Ⅱ级：可以考虑执行飞行任务的糖尿标准，仅通过饮食疗法和减体重，空腹血糖维持在 126 mg/dl 以下；各种体检中未发现糖尿并发症。使用胰岛素或口服降糖药，或发现糖尿并发症时，属于不合格条件。②空勤 Ⅲ级：基于空勤 Ⅱ级标准上，再加一项，即只使用二甲双胍（不会诱导胰岛素分泌，因此很少出现低血糖的降血糖药物），维持正常血糖时，可从不合格条件中排除。

（2）有压迫感或影响空勤的甲状腺肿。

（3）甲状腺功能亢进或甲状腺中毒。

（4）甲状腺功能低下。

（5）各类甲状腺炎。

（6）包括嗜铬细胞瘤的肾上腺功能障碍。

（7）尿崩症。

（8）肥胖性生殖无能综合征。

（9）巨人症或肢端肥大症。

（10）痛风。

（11）伴有症状的胰岛素过多症。

（12）甲状旁腺功能异常。

（13）垂体功能异常。

（14）手术后或自然产生的黏液性水肿。

（15）轻度以上营养缺乏病，不易治疗或伴有永久性病变。

（16）家族性高脂血症。但针对空勤 Ⅰ级，符合以下项目时属于不合格条件；针对空勤 Ⅱ、Ⅲ级，通过一年一次的血脂检查，评价身患动脉硬化或冠状动脉疾病的可能性，并根据其结果判断是否合格。① HDL- 胆固醇占总胆固醇的 15% 以下；②总胆固醇超过 300mg/dl；③睑黄瘤或黄色瘤；④ 60 岁以下直系亲属患冠状动脉疾病的家族病史。

（17）只凭高脂血症本身，不能判断为不合格，根据高脂血症的调节方法（饮食疗法、运动疗法、药物疗法）和是否伴有并发症，判断是暂时性不合格，还是永久性不合格。

血液及造血系统

1. 空勤Ⅱ、Ⅲ级

（1）各种原因引起的贫血：能够执行空勤的正常范围是，男性：血细胞比容超过38% 低于 50%，女性：血细胞比容超过 36% 低于 47%，血细胞比容至少超过 32% 的，才能从不合格条件中排除。但是，即使血细胞比容在正常范围内，如果有过 200ml 出血或做过单采血小板的，属于暂时性不合格条件。但针对出血引起的暂时性贫血，如果病因能痊愈并能纠正贫血，可从不合格条件中排除。

（2）红细胞增多症。

（3）包括镰状细胞贫血或地中海贫血的各血红蛋白病。但针对镰状细胞遗传性状，结合低压舱飞行等低氧环境下的症状或既往病史，进行判断。

（4）出血性疾病：①包括血友病的凝血系统异常。②血小板减少或血小板增多。血小板数量低于 10 万 /mm^3 或超过 40 万 /mm^3 时，应进行精密检查，血小板数量超过 75 万 /mm^3 时，属于不合格条件。③血小板功能异常。④心血管疾病。

（5）白细胞减少。但白细胞数量超过 750/mm^3、低于 3500/mm^3 时，应进行精密检查，白细胞数量低于 750/mm^3 时，属于不合格条件。

（6）各类白血病。

（7）各类骨髓增殖性疾病。

（8）各类淋巴瘤。

（9）血栓栓塞病。但急性且不复发时，可从不合格条件中排除。

（10）被证明患有 HIV 或 HIVAb 的获得性免疫缺陷综合征。

2. 空勤Ⅰ级

基于空勤Ⅱ及Ⅲ级的标准上，附加以下项目：在各类空勤人员选拔体格检查的血液检查中，血红蛋白低于 10g/dl、血细胞比容低于 30% 时，不论原因为何，均属于不合格条件。

神经系统

1. 空勤Ⅱ、Ⅲ级

（1）中枢神经系统感染。但经充分适当的治疗之后，如果神经学检查结果正常、症状彻底消除、查清病因并无复发可能性，且神经系统放射性核素检查、脑电图、脑脊髓液检查结果均正常时，根据评价对空勤的影响程度，可从不合格条件中排除。

1）中枢神经系统化脓性细菌感染。

2）中枢神经系统的急性病毒感染。

3）包括结核病菌感染的亚急性或慢性脑膜炎。

4）神经梅毒。

5）神经系统真菌、立克次体、寄生虫感染。

6）类似于退行性疾病的亚急性或慢性病毒感染。

（2）脑血管疾病

1）包括动脉硬化、粥样血栓性脑梗死、短暂性脑缺血发作、栓塞性脑梗死、阻塞性脑血管病的所有缺血性脑卒中。

2）包括高血压性脑内出血、蛛网膜下腔出血、中枢神经系统动静脉畸形或动脉瘤引起的脑出血等，所有颅内出血或相关既往病史。

3）高血压性脑病。

4）脑动脉炎性疾病。

5）脑静脉及动脉血栓病。

（3）包括脑积水和脑膜反应的脑脊髓液循环障碍。

（4）侵犯脑实质及脑膜的颅内肿瘤和副肿瘤综合征。

（5）脑部放射损伤。

（6）多发性硬化症或其他脱髓鞘病。

（7）神经系统遗传代谢病。

（8）神经系统发育异常。脊柱裂，母斑症（结节性硬化、神经纤维瘤），伴有中枢神经系统异常的皮肤血管瘤病，脑底凹陷，脊膜膨出，大脑或小脑发育不全等。

（9）神经系统变性疾病

1）进行性痴呆或其他神经系统异常相关的痴呆。

2）异常姿势和运动为特征的疾病。

3）限制性运动障碍疾病和肌张力障碍。

4）进行性共济失调。

5）遗传性多发性肌阵挛。

6）包括妨碍正常运动功能的震颤、舞蹈症、肌张力障碍或其他不随意运动的运动系统疾病。

（10）神经系统后天性代谢病

1）错乱、昏迷或昏睡等的症候群，进行性锥体外系症候群，小脑性共济失调，或引起精神病和痴呆的代谢病。

2）一氧化碳或铅等毒性物质引起的中枢神经及末梢神经急性中毒。

（11）营养缺乏引起的神经系统疾病。

（12）脊髓疾病。

1）脊髓炎。

2）脊髓血管疾病（脊髓梗死、脊髓及椎管内出血）。

3）亚急性或慢性双瘫。

4）伴有臂肌萎缩、节段性分离性感觉障碍的脊髓空洞症。

（13）末梢神经疾病

1）神经炎、神经痛、神经性疾病或神经根疾病。但已消除症状、病因清楚并无复发可能性、血清及脑脊髓液检查、神经生理学检查结果均正常的，可从不合格条件中排除。

2）多发性神经炎。但对于一次性患病、自急性症状消除已开始一年以上、血清检查及神经生理学检查结果均正常时，可从不合格条件中排除。

（14）癫痫及痉挛性疾病

1）各类痉挛性疾病或其既往病史。

2）脑电波结果异常：①癫痫样异常脑电图，包括清醒、困倦或睡眠状态下出现的棘波、尖皮、棘慢波，但是小的尖波、14Hz 和 6Hz 的正向阳性棘波、6Hz 棘慢波、门状棘波等一过性的波形，可能是良性的合格；②清醒状态下出现的原因不明的连续多态性 δ 波。

（15）晕厥及意识丧失

1）神经源性，血管减压性及血管迷走神经性反应引起。

2）心排血量减少及血管内容量不适引起。

3）交感神经系统功能不全而引起。

4）静脉穿刺或类似刺激引起的一次迷走血管性晕厥，1min 内迅速恢复之后，由航空军医进行的神经学及心血管学检查结果均无异常时，可从不合格条件中排除。

5）在加速度训练中，在高加速度作用下发生的意识丧失（G-LOC），如果其原因不是其他疾病或解剖学原理的异常时，可从不合格条件中排除。

6）针对飞行途中发生的 G-LOC，其起因如果是不适当的抗 G 动作或抗 G 设备的原因时，则被视为生理性意识丧失，即可从不合格条件中排除，除此以外的原因不清的意识丧失属于不合格条件。

（16）伴有自律神经完全麻痹、肉毒菌中度、原发性自律神经衰竭（特发性直立性低血压）、继发性直立性低血压的末梢神经疾病，霍纳综合征和星状神经节综合征等，自律神经系统障碍。

（17）包括嗜睡症和猝倒症，原发性睡眠过多的睡眠障碍。

（18）头痛和颅面痛

1）偏头痛和偏头痛变异。

2）丛集性头痛。

3）颞动脉炎、良性颅内高血压、脑肿瘤引起的头痛及有碍于空勤的其他原因引起的头痛。

4）三叉神经痛、舌咽神经痛、疱疹引起的神经痛及有碍于空勤其他颅面痛。但已彻底消除症状、病因清楚并无复发可能性、无影响空勤的后遗症时，可从不合格条件中排除。

（19）有头部外伤病史并有以下并发症

1）全身或局部痉挛。

2）轻偏瘫（hemiparesis）、偏盲（hemianopsia）等，显示中枢神经系统实质性损伤的持续性障碍。

3）脑损伤引起的高度智障或性格变化等，器质性脑损伤症状。

4）不限于疾病，做过中枢神经系统分流术。

（20）包括以下项目的重度头部损伤。但针对有望痊愈的损伤，5 年内再次进行评价，如果神经学检查、损伤部位的放射线学检查、神经心理学检查均正常时，可从不合格条件中排除。

1）X 线显示体内的金属碎片或骨片。

2）软脑膜囊肿，气流，脑肿瘤或动静脉瘤。

3）持续 24h 以上失去意识或记忆。

4）头盖骨凹陷、骨折，与硬脑膜侵犯与否无关。

5）外伤或手术引起的硬脑膜创伤或脑挫伤、穿通性外伤等病史。

6）局部神经系统障碍。

7）硬脑膜外，硬脑膜下，蛛网膜下或脑实质内血肿。但硬脑膜外小血肿，只能通过 CT 或 MRI 观察得到、神经学及放射线学检查均无脑实质损伤的所见、不行手术自然消失时，视为中度头部损伤。

8）头部损伤之后 6 个月内产生的化脓或脑膜炎等中枢神经系统感染。

9）脑脊髓液从鼻或耳渗出 7d 以上。

（21）包括以下项目的中度头部损伤。但针对有望痊愈的损伤，2 年内再次进行评价，如果神经学检查、损伤部位的放射线学检查、神经心理学检查均正常时，可从不合格条件中排除。

1）失去意识或记忆的症状持续时间超过 30min、低于 24h。但受伤 2d 后进行的 CT 结果显示正常时，经 6 个月观察期后，再次进行评价。

2）头盖骨骨裂。

（22）轻度头部损伤。但针对有望痊愈的损伤，1 个月内再次进行评价，如果神经学检查、损伤部位的放射线学检查、神经心理学检查均正常时，可从不合格条件中排除。

（23）开颅术及头盖骨缺损病史。

（24）外伤性且多发性末梢神经损伤。

2. 空勤 I 级

基于空勤 II、III 级标准上，附加以下项目。

（1）原因不清的晕厥（syncope）。

（2）抽搐发作（convulsive seizure）。但针对 5 岁以下、伴有热性疾病的发作，脑电图无异常时，可从不合格条件中排除。

（3）血管性、偏头痛性、丛集性的复发性头痛病史。

（4）中枢神经系统的新生物病史。

（5）诊断或治疗为目的的开颅术既往病史。

1）空勤 II、III 级项目中提及的重度头部损伤。

2）空勤 II、III 级项目中提及的中度头部损伤。但受伤之后，已过 2 年以上，再评价结果显示神经学检查、损伤部位的放射线学检查、神经心理学检查均正常时，可从不合格条件中排除。

3）空勤 II、III 级轻度头部损伤的病史。但受伤之后，已过 1 个月以上，再评价结果显示神经学检查、损伤部位的放射线学检查、神经心理学检查均正常时，可从不合格条件中排除。

精 神 疾 病

1. 空勤 II、III 级

（1）有碍于空勤的器质性精神障碍。

1）痴呆。

2）谵妄。

3）遗忘及认知障碍。

4）普通疾病引起的器质性精神障碍。

（2）有碍于空勤的物质使用障碍。

1）服用精神活性物质（酒精、甲基苯丙胺、大麻、可卡因、鸦片、PCP、镇静药吸入剂、幻觉剂、咖啡因、尼古丁等）引起的精神及行为障碍。

2）精神活性物质中毒及滥用。

（3）精神分裂症、精神分裂症样精神障碍、情感分裂性精神障碍，妄想性障碍或既往病史。

（4）（1）～（3）项以外的精神病性障碍或既往病史。

（5）Ⅰ型及Ⅱ型双向人格障碍或既往病史。

（6）重度抑郁症或既往病史。

（7）有碍于空勤的（1）～（5）、（6）项以外的情感障碍。

（8）有碍于空勤的焦虑性障碍。

（9）有碍于空勤的身体症状性疾病。

（10）有碍于空勤的分离性障碍。

（11）有碍于空勤的行为性疾病。

（12）有碍于空勤的冲动控制障碍。

（13）有碍于空勤的适应性障碍。但需要至少6个月以上的精神学观察，且不需要长期治疗的单纯适应性障碍，可从不合格条件中排除。

（14）有碍于空勤的进食障碍。

（15）有碍于空勤的睡眠障碍，但仅限于需要30d以上长期治疗的。

（16）性障碍

1）性别认同障碍。

2）无碍于空勤的其他性障碍，可从不合格条中排除。

（17）有碍于空勤的人格障碍。

（18）以客观资料证实的智力临界及智力迟钝。

（19）有碍于空勤的心理发展障碍和儿童青少年期的心理障碍。但以现状为判断标准，而不是期望病史。

1）广泛性发育障碍。

2）学习障碍。

3）运动技能障碍。

4）语言障碍。

5）注意力缺陷及破坏性行为障碍。

6）幼少儿期进食障碍。

7）抽动症。

8）排泄障碍等。

（20）自杀未遂史。

2. 空勤Ⅰ级

基于空勤Ⅱ、Ⅲ级标准上，附加以下项目。

（1）直系亲属中有明确的精神病史。

（2）持续性学习能力障碍。

（3）有碍于空勤的其他精神障碍。

泌尿生殖系统

1. 空勤Ⅱ、Ⅲ级

（1）尿路结石

1）结石消除之前是不合格条件，但结石消除之后，肾功能正常且无其他病症时，可从不合格条件中排除。

2）限于肾实质钙化及肾钙化，肾X线检查结果提示，钙化产生于肾实质内或肾囊内，钙化点移到尿道的可能性为零时，可从不合格条件中排除。

3）代谢性结石或伴有解剖变异（肾盏憩室、输尿管憩室、输尿管重复畸形、输尿管狭窄）的结石属于不合格条件。

（2）每年2次以上或2年3次以上复发的尿路结石。

（3）肾炎、肾盂肾炎。但无并发症且痊愈的急性疾病，可从不合格条件中排除。

（4）单侧肾缺损。但限于空勤Ⅱ、Ⅲ级，针对孤立肾（renal agenesis）或肾发育不良（renal hypoplasia），确诊肾功能正常，且无引起肾功能恶化的潜在疾病时，可从不合格条件中排除。

（5）单侧或双侧肾功能障碍。

（6）马蹄肾（horseshoe kidney）。

（7）多囊肾（polycystic kidney）。

（8）肾积水（hydronephrosis）或肾积脓（pyonephrosis）。

（9）泌尿生殖器肿瘤及病史（请参照肿瘤及恶性疾病）。

（10）持续或复发性血尿。但肾超声波、IVP，24h尿检等检查结果无异常或组织学上未确认的单纯特发性血尿，可从不合格条件中排除。

（11）管型尿（cylindruria），血红蛋白尿（hemoglobinuria）或提示其他重要肾异常的所见。

（12）正常活动下的蛋白尿指标超过200mg/24h。

（13）慢性膀胱炎。

（14）尿道狭窄。但行内视镜下的尿道切开术之后，痊愈并未复发时，可从不合格条件中排除。

（15）尿道上裂，尿道下裂。但如患处是阴茎头，可从不合格条件中排除。

（16）阴茎截肢（penile amputation）。

（17）双性同体（hermaphrodite）。

（18）尿瘘（urinary fistula）。

（19）尿失禁（urinary incontinence）。

（20）尿流改道（urinary diversion）。

（21）阴囊积水（hydrocele）。但经手术已痊愈时，可从不合格条件中排除。

（22）精索静脉曲张。但无病因且术后痊愈时，可从不合格条件中排除。

（23）隐睾症（undescended testicle），双侧无睾丸。

（24）慢性睾丸炎及慢性附睾炎。

（25）性转换或需要外科纠正的并发症（粘连或大面积伤痕等）。

（26）先天性或后天性生殖器明显异常及缺陷。

（27）治疗无效且器质性缺陷引起的遗尿（enuresis）。

2. 空勤Ⅰ级

基于空勤Ⅱ、Ⅲ级标准上，附加以下项目。

（1）泌尿生殖系统的急性感染及炎性疾病。但如痊愈，可从不合格条件中排除。

（2）最近12个月以内的肾结石病史。

（3）最近24个月以内的结石手术史。

女性生殖系统

1. 空勤Ⅱ、Ⅲ级

（1）怀孕或其他原因引起的子宫增大。

1）从怀孕确定之日起，到产后至少过6个月以上的时间，视为部队内病假。

2）产后，在医务副队长的要求下，根据飞行能力咨询流程解除产假，必要时，实施加速度及低压舱训练。战斗机操控师：包括加速度及低压舱训练；支援机操控师：包括低压舱训练。

3）在无并发症的妊娠13～24周，可以考虑特许。这期间应满足，配有座舱压力调节器、数名乘务员、数个发动机、不配备弹出座椅、保证相关空勤人员的自由移动等要求，同时对飞行任务的对应方式，除了个人意愿以外，还需要飞行队长和航空军医的同意。

（2）伴有症状的慢性阴道炎。

（3）慢性输卵管炎或卵巢炎。

（4）伴有症状的子宫肌瘤。

（5）卵巢囊肿。但单纯的功能性卵巢囊肿可除外。

（6）伴有症状的所有先天性生殖器异常。

（7）有碍于空勤的生理周期痛。

（8）月经不调，包括月经频繁，无月经、月经过多或生理周期不均。

（9）伴有明显症状的生理性或术后闭经症候群。

（10）伴有症状或需要药物治疗的子宫内膜疾病。

（11）伴有症状的子宫位置异常。

（12）慢性外阴炎。

2. 空勤Ⅰ级

基于空勤Ⅱ、Ⅲ级标准上，附加以下项目：子宫内膜疾病的病史。

肌肉骨骼系统

1. 空勤 Ⅱ、Ⅲ 级

（1）针对急性、亚急性或慢性关节炎，根据功能障碍程度进行评价。

（2）主要关节的外伤性关节炎重症。如患处不受体重负荷，可考虑机种转换。但是，患处在下肢主要关节，并根据 X 线检查，推断出是外伤性关节炎或观察到变形及临床症状时，属于不合格条件。

（3）确诊为类风湿关节炎及主要关节的功能障碍。伴轻度症状的类风湿关节炎可从不合格条件中排除，但如需要免疫抑制药物治疗，则属于不合格条件。如果伴有颈部疼痛和肌肉僵硬，需要进行精密检查，如其结果正常时可从不合格条件中排除，结果异常时属于空勤身体等级 Ⅱ A 的不合格条件。

（4）活动性骨髓炎或其病史。但即使有既往病史，如已治疗痊愈，即可从不合格条件中排除。

（5）肌肉骨骼系统的所有恶性肿瘤或既往病史（请参照肿瘤及恶性疾病）。

（6）肌肉骨骼系统的良性肿瘤，如果有肿瘤变大的可能性或伴有功能性障碍或有骨折的风险，经包括手术等积极治疗之后，判断为痊愈时，可从不合格条件中排除。

（7）骨质疏松。但如果确诊是可治愈的骨质疏松,在飞行任务观察（特许）处理之后，可根据骨密度正常值进行药物治疗，若治疗后的骨密度恢复正常，可从不合格条件中排除。

（8）骨软骨瘤病（osteochondromatosis）或外生骨疣（exostosis）。但外科处置后可能痊愈时，可从不合格条件中排除。

（9）关节及骨折治疗之后，发生功能性障碍或有再次骨折的高风险。

（10）符合以下标准的骨折后遗症。

1）屈伸时，旋转变形超过 20°。

2）除肘关节以外的四肢长管骨骨折引起的变形超过 11°。

3）肘关节变形超过 21°（包括肘内翻，肘外翻）。

4）引致严重功能障碍的愈合不正。但不管体内矫正金属存在与否，经外科矫正实现彻底愈合，且无再次骨折的风险时，可从不合格条件中排除。

（11）骨不愈合。但在几乎不受体重负荷的不愈合部位，在进行内固定之后，X 线检查提示彻底愈合时，可从不合格条件中排除，但是，在消除金属固定之前，不能安排飞行任务。

（12）假关节（pseudoarthrosis）。但限于已经彻底愈合，且周边关节功能正常时，经航空医学方面评价之后，可从不合格条件中排除。

（13）有碍于空勤的关节僵硬（由相关部门判断）。所谓关节僵硬，即运动幅度减少至正常关节运动的 1/3 以下，运动幅度测试以解剖学方位为标准。

（14）外固定器固定在骨折部位或为骨折固定使用体内金属的情况下，产生骨缺损时，属于不合格条件，同时，临床上，骨折部位未彻底愈合或有再次骨折的隐患时，也属于不合格条件。在骨折部位配有体内金属的情况下，确定愈合时，可考虑飞行任务观察（特许），长管骨骨髓腔内金属钉、股骨及胫骨金属板、髌骨螺钉及钉固定均属于不合格条件，简单的螺丝固定或 K 钢线固定，愈合之后，不管固定物是否去除，即可从不合格条件中排除。

（15）症状出现后，通过医学检查或特殊检查可以确定的习惯性再脱位、无复位脱位、半脱位。但经外科处置，恢复关节稳定性且无功能障碍时，在空勤身体等级 Ⅱ A 的标准下，可考虑机种转换，发生髋关节单纯脱位时，有可能发生股骨头缺血性坏死，因此复位之后 3 个月内，无法执行空勤，3 个月之后，无症状且已恢复关节的稳定性及运动幅度正常时，可从不合格条件中排除。但是，脱位的同时关节内产生琉璃体时，需行外科处置，并确定稳定性之后，才能从不合格条件中排除。如果因伴有髋臼骨折，需要金属固定或骨移植时，6 个月不能执行空勤，且应进行再次评价。

（16）为恢复上肢主要关节的脱位，行外科处置。但经处置后，运动幅度正常、功能正常、确保关节的稳定性时，才可从不合格条件中排除。但是，针对肩关节脱位，经外科手术之后，1 年期间未发生复发，且运动幅度及肌肉恢复正常时，可考虑特许。

（17）存在主要关节的不稳定性或发生明显的萎缩，或因这些症状需要定期检查。但只发生单纯的膝关节侧副韧带损伤时，3 个月内不能执行空勤，经适当期间的处置后，依然持续不稳定性时，行外科处置，彻底矫正之后才能从不合格条件中排除。此外，针对十字韧带损伤，韧带再建术后恢复正常并无并发症和症状时，经航空医学方面的评价之后，可从不合格条件中排除，但是，行手术后，需要进行并发症相关的定期检查。

（18）肌肉麻痹、局部麻痹、挛缩（contracture），肌肉萎缩的发作或恶化，影响空勤。

（19）肌肉消失或萎缩。但肌肉损失或缺损不伴有全身或局部病变，且未引致功能障碍时，即可排除。相对健康肌肉，其功能有功能障碍时，6 个月后的再次评价中，若判断为肌肉不可能恢复，即属于不合格条件。

（20）伴有症状且未治疗的关节内产生琉璃体。

（21）伴有持续肿胀，运动障碍等的中度以上关节滑膜炎。但限于经外科处置，在症状改善时，通过 3 个月的观察并确定已痊愈，即可从不合格条件中排除。

（22）因腱鞘炎或滑膜炎需要 2 次手术或这些疾病属多发性。

（23）四肢单侧有慢性水肿。

（24）手部或主要部位的陈旧性腱损伤引起的功能障碍。但已进行腱损伤再建术，且判断为功能障碍但不影响空勤时，可从不合格条件中排除，但是，丧失手部三大功能的任何一个功能，即属于不合格条件。

（25）任意部位发生骨坏死。

（26）做过人工关节置换手术。但置换人工关节后，充分的康复训练及软组织稳定性的恢复之后，在再次评价中，关节运动或稳定性均正常时，可从不合格条件中排除，但是，针对髋关节，影响到紧急逃脱（ejection），在空勤身体等级 Ⅱ A 标准下，需考虑机种转换。

（27）皮肤严重粘连或粘连引起的运动障碍。但运动幅度正常时，可从不合格条件中排除，此外，即使运动幅度正常，如果因粘连引起感丧失或因血管损伤引起末梢循环障碍时，则仍属于不合格条件。

（28）严重的四肢神经瘤。但经手术消除了疼痛或放射痛后，可从不合格条件中排除。

（29）上肢（upper extremity）

1）拇指末端指骨截肢超过 1/3 或食指、中指、无名指中，至少有一个以上中节指骨截肢或 2 个以上手指末端指骨以上截肢。

2）外伤等引起的循环系统障碍或功能障碍，妨碍空勤。

3）治疗后（至少 6 个月）的上肢肌肉评价中，上肢肌肉低于 75%。

4）运动限制（运动幅度低于或超过以下条件时，属不合格条件）：①肩关节（正常：0°～180°）。前屈举上：90°；外展举上：90°。②肘关节（正常：0°～145°）。弯曲：100°；伸展：15°。③肘部旋转：40°。④手指关节（正常：弯曲 70°，伸展 80°）。弯曲或伸展低于 30° 或弯曲和伸展角度之和低于 60° 或桡尺骨弧度低于 30°。⑤指间关节，丧失手部 3 大功能中任何一个功能或拇指无法与其他手指对立。

（30）下肢（lower extremity）

1）下肢缺损。但包括单侧𧿹趾或 2 个以上足趾缺失。

2）除柔韧性扁平足以外的所有类型的扁平足。

3）伴有症状或无症状的所有外翻足、内翻足、马蹄内翻足、高弓足、尖足、纵弓。

4）有碍于穿军鞋的槌状趾。但如已彻底纠正，即可从不合格条件中排除。

5）𧿹趾外翻影响步行或引致并发症。但如已彻底纠正及消除并发症，即可从不合格条件中排除。

6）伴有症状的跖疣（plantar wart）或鸡眼。但如果经外科处置彻底治疗，即可从不合格条件中排除。

7）𧿹趾僵硬或其他 2 个以上足趾的僵硬。

8）无法治疗的足趾甲内长。但如果经外科处置彻底治愈，即可从不合格条件中排除。

9）因髋关节脱位进而确诊出关节炎或确诊出股骨头变形、退行性关节炎。

10）下肢主要关节脱位相关的外科恢复及矫正病史。但如果运动幅度属于正常范围内，且确保关节稳定性，即可从不合格条件中排除。但是，如有体内金属固定，在空勤身体等级ⅡA标准下，需考虑机种转化。

11）下肢长度的缩短低于 2.5cm（两侧下肢长度之差）。

12）伴有症状，并通过 X 线检查观察到的重症以上的膝内翻或膝外翻。

13）半月板撕裂或做过关节镜手术。但半月板撕裂后，经手术恢复正常，并无并发症时，经航空医学方面评价，可从不合格条件中排除，但手术之后也需要定期的并发症相关检查。

14）有碍于空勤的膝内部障碍或膝关节不稳定。

15）侵犯体重负荷面积 1/4 以上的剥脱性骨软骨炎。

16）伴有症状的软骨软化。但经充分治疗彻底恢复时，可从不合格条件中排除。

17）骨针转移明显且伴有滑膜囊炎等并发症的胫骨粗隆骨软骨病。但经外科处置可完全恢复时，可不合格条件中排除。

18）运动限制（运动幅度低于或超过以下标准时，属不合格条件）。①髋关节（正常：0°～120°）：髋关节前屈时，运动幅度低于 90°；伸展时，运动幅度超过 10°；内外侧旋转度之和为 60°。②膝关节（正常：0°～135°）：弯曲时 90°；伸展时不能完全伸展。③足部关节：背屈，10°；跖屈，30°；内翻、外翻之和为 5°。

※ 受伤 6 个月之后，以 Cybex -340，进行肌力评价，轻度（mild）是指肌电图检查确认肌肉麻痹，且肌力相当于正常肌力的 75% 以下，重度（severe）是指肌力相当于正常肌力的 50% 以下。

※ 主要关节不稳定性的定义如下。

（1）膝关节：任意韧带损伤，在医学检查中提示不稳定性。

（2）足部关节：外翻负荷检查结果超过 35° 或内翻负荷检查结果超过 30°，与健康关节相比，显示距骨倾斜。

（3）腕关节：术后有后遗症或 X 线检查结果提示三角纤维软骨复合体损伤。

2. 空勤 I 级

（1）急性、亚急性或慢性关节炎。

（2）有碍于空勤的主要关节的外伤性关节炎。

（3）已确诊的类风湿关节炎及相关既往病史。

（4）活动性骨髓炎或相关既往病史。

（5）肌肉骨骼系统的所有恶性肿瘤或相关病史（请参照肿瘤及恶性疾病）。

（6）肌肉骨骼系统的良性肿瘤，如果有肿瘤变大的可能性或伴有功能性障碍或有骨折的风险。

（7）骨质疏松。

（8）骨软骨瘤病（osteochondromatosis）或外生骨疣（exostosis）。

（9）关节及骨折治疗之后，发生功能性障碍或有再次骨折的高风险。

（10）符合以下标准的骨折后遗症。

1）弯曲时，旋转变形超过 20°。

2）除肘关节以外的四肢长管骨骨折引起的变形超过 11°。

3）肘关节变形超过 21°（包括肘内翻、肘外翻）。

4）引致严重功能障碍的愈合不正。

（11）骨不愈合。

（12）假关节（pseudoarthrosis）。

（13）有碍于空勤的关节僵硬（由相关部门判断）。但所谓关节僵硬，即运动幅度减少至正常关节运动的 1/3 以下，运动幅度测试以解剖位为标准。

（14）外固定器固定在骨折部位或为骨折固定使用体内金属。

（15）症状出现后，通过医学检查或特殊检查可以确定的习惯性再脱位、无复位脱位、半脱位。

（16）为恢复上肢主要关节的脱位，行外科处置。

（17）存在主要关节的不稳定性或发生明显的萎缩，或因这些症状需要定期检查。但在最初选拔体检中，如果检查出曾做过膝关节韧带破裂相关手术，归类于不合格条件，针对各项飞行训练入门体检，适用 II、III 级标准。

（18）肌肉麻痹、局部麻痹、挛缩（contracture），肌肉萎缩的发作或恶化，影响空勤。

（19）肌肉消失或萎缩。但肌肉损失或缺损不伴有全身或局部病变，且未引致功能障碍时，即可排除。相对健康肌肉，有功能障碍时，6 个月后的再次评价中，若判断为肌肉恢复不可能，即属于不合格条件。

（20）伴有症状且未治疗的关节内产生琉璃体。

（21）伴有持续肿胀，运动障碍等的中度以上关节滑膜炎。

（22）因腱鞘炎或滑膜炎需要 2 次手术或这些疾病属多发性。

（23）四肢单侧有慢性水肿。

（24）手部或主要部位的陈旧性腱损伤引起的功能障碍。

（25）在任何一个部位，发生骨坏死。

（26）做过人工关节置换手术。

（27）皮肤严重粘连或粘连引起的运动障碍。

（28）严重的四肢神经瘤。

（29）包括功能障碍、循环障碍，有碍于空勤的先天性缺陷。

（30）上肢（upper extremity）

1）手部任意部位的缺损。

2）多指症、手指粘连、并指等先天性畸形。

3）外伤引起的循环障碍或功能障碍，妨碍空勤。

4）治疗后（至少 6 个月）的上肢肌肉评价中，上肢肌肉低于 75%。

5）运动限制（运动幅度低于或超过以下条件时，属不合格条件），①肩关节（正常：0°～180°）：前屈举上，150°；外展举上，150°。②肘关节（正常：0°～145°）：弯曲，120°；伸展，10°。③肘部旋转：40°。④手指关节（正常：弯曲 70°，伸展 80°）：弯曲或伸展低于 30°或弯曲和伸展角度之和低于 60°或桡尺骨弧度低于 30°。⑤指间关节：丧失手部三大功能中任何 1 个功能或拇指无法与其他手指对位。

（31）下肢（lower extremity）

1）下肢任意部位的缺损。但第 4、5 趾远节趾骨以下缺损，可从不合格条件中排除。

2）胶质粘连、多趾症等先天性畸形。

3）除柔韧性扁平足以外的所有类型的扁平足。但即使是柔韧性扁平足，对垂直侧面的 X 线检查结果显示，距骨纵轴与舟状骨、第 1 中足骨纵轴形成的角度低于 15°时，属于不合格条件。

4）伴有症状或无症状的所有外翻足、内翻足、马蹄内翻足、高弓足、尖足、纵弓。

5）有碍于穿军鞋的槌状趾。

6）蹈趾外翻影响步行或引致并发症。

7）伴有症状的跖疣（plantar wart）或鸡眼。

8）蹈趾僵硬或其他 2 个以上足趾的僵硬。

9）无法治疗的足趾甲内长。但如果经外科处置彻底治愈，即可从不合格条件中排除。

10）因髋关节脱位进而确诊出关节炎或确诊出股骨头变形、退行性关节炎。

11）先天性髋关节脱位。

12）下肢主要关节脱位相关的外科恢复及矫正病史。

13）下肢长度的缩短低于 1.5cm（两侧下肢长度之差）。

14）伴有症状，并通过 X 线检查观察到的重症以上的膝内翻或膝外翻（5cm 以上）。

15）最初选拔体检中，查出做过半月板撕裂手术病史时，即归类于不合格条件，针对各项飞行训练入门体检，适用Ⅱ、Ⅲ级标准。

16）有碍于空勤的膝盖内部障碍或膝关节不稳定。

17）已确诊的剥脱性骨软骨炎。

18）伴有症状的软骨软化。

19）有碍于空勤的胫骨粗隆骨软骨病。

20）运动限制（运动幅度低于或超过以下标准时，属不合格条件）。①髋关节（正常：0°～120°）。髋关节前屈时，运动幅度低于100°；伸展时，运动幅度超过10°；内外侧旋转度之和为60°。②膝关节（正常：0°～135°）。弯曲，120°；伸展，不能完全伸展。③足部关节：背屈，10°；跖屈，30°；内翻、外翻之和为10°。

脊柱及其他骨骼系统

空勤Ⅰ、Ⅱ、Ⅲ级

（1）有碍于空勤的脊椎或骶髂关节疾病或相关病史。

（2）各类脊椎关节炎。

（3）活动性或已痊愈的肉芽肿性疾病。

（4）Cobb角20°以上脊柱侧弯。

（5）导致穿着飞行服之后的不雅或疼痛，或伴有功能障碍的进行性脊椎异常弯曲。

（6）伴有症状的脊椎前移或椎骨滑脱。

（7）腰椎间盘。但限于空勤Ⅱ、Ⅲ级，积极治疗之后需要航空医学方面的评价时，经飞行能力咨询赋予一定期限的病假之后进行评价。

1）经治疗还是伴有症状，且医学检查结果有异常时，属于不合格条件。但经治疗之后，若可判断为痊愈并无后遗症：①行肌电图和神经传导速度检查；②由专业航空军医负责进行的神经学、医学检查结果完全正常；③其他X线检查（MRI等）结果表明神经根压迫等病变的好转时，可考虑特许。

2）针对赋予特许处理的空勤人员，出现腰椎间盘症状或可以确定复发时，不能从不合格条件中排除。

3）在做出以上判断时，根据飞行能力评价的要求，不可以进行腰椎间盘手术，此外，颈椎间盘突出，不许进行手术治疗。

（8）脊椎脱位或骨折。但针对空勤Ⅱ、Ⅲ级，腰椎横突骨折超过3个月、1个以上椎体的50%以下压缩骨折超过1年，且无骨折相关症状时，可从不合格条件中排除。

（9）侵犯1个以上脊椎的脊柱裂（spina bifida），患处产生皮肤凹陷或有脊柱裂矫正手术的既往病史。

（10）X线检查结果异常，或伴有脊柱后凸的幼年型骨骺炎（Juvenile epiphysitis）。

（11）引起肩胛部功能障碍的高位肩胛（Sprengel deformity）。

（12）为了腰部固定或减轻腰部疼痛，需要腰部支架器。

（13）重度复发性下腰痛或颈部疼痛。

（14）经外科处置的脊椎融合。

（15）炎性肌病。但一次性发作且急性症状消除超过 1 年，同时血清检查、神经生理学检查结果均正常时，可从不合格条件中排除。

（16）肌营养不良症。

（17）代谢性及中毒性肌病。

（18）重症肌无力及神经肌肉接头疾病。

（19）肌强直和周期性瘫痪。

（20）痉挛、抽筋、疼痛及肿块为特征的肌肉疾病。

皮　肤

1. 空勤Ⅱ、Ⅲ级

（1）过敏性皮炎（atopic dermatitis）。但活动性皮炎或面部、颈部、腘窝等特定部位有残留病灶，或既往病史，合格。

（2）囊肿性皮肤病。

1）妨碍穿着军装（头盔、口罩、降落伞安全带等）的囊肿性皮肤病。

2）肿瘤性或排脓性藏毛囊肿（pilonidal cyst）。

（3）符合以下标准的色素痣、血管痣及血管瘤。

1）长在裸露部位，影响外观。

2）引起功能障碍。

3）受到持续性刺激进而形成溃疡。

（4）人为皮炎（factitious dermatitis）。

（5）疱疹样皮炎（dermatitis herpetiformis）。

（6）治疗无效的慢性湿疹。

（7）象皮肿（elephantiasis）或慢性淋巴水肿（lymphedema）。

（8）大疱性表皮松解（epidermolysis bullosa）或天疱疮（pemphigus）。

（9）大面积或治疗无效的全身或浅表性真菌感染。

（10）大面积或复发性慢性疖病（furunculosis）。

（11）手足慢性或重度多汗症（hyperhidrosis）或臭汗症（osmidrosis）。

（12）重度鱼鳞病（ichthyosis）。

（13）有碍于穿着军装的重度瘢痕疙瘩。

（14）麻风病（leprosy）。

（15）皮肤白血病（leukemia cutis）或蕈样肉芽肿（mycosis fungoides）。

（16）扁平苔藓（lichen planus）。

（17）急性、亚急性或慢性红斑狼疮。

（18）多发性神经纤维瘤病（von recklinghausen's disease）。

（19）多形性光线疹或日光性荨麻疹等光过敏性皮肤病。

（20）牛皮癣（psoriasis）。

（21）放射性皮炎（radiodermatitis）。

（22）满足以下标准的烧伤或外伤后瘢痕（scar）。

1）引起运动障碍。

2）有碍于穿着军装。

3）有可能引发溃疡的大面积深度粘连性瘢痕。

4）长在裸露部位，影响外观。

（23）硬皮病（scleroderma）。

（24）文身。

（25）皮肤结核。

（26）除单纯皮肤划纹症以外的慢性或复发性麻疹及血管性水肿。

（27）有碍于空勤的跖疣（verruca plantaris）。

（28）伴有症状及高脂血症的黄瘤（xanthoma）。

（29）中度以上且侵犯器官的肉样瘤（sarcoid）。

（30）有碍于空勤的其他慢性皮肤病。

（31）伴有并发症的过敏紫癜（henoch-schonlein purpura）。

2. 空勤Ⅰ级

基于空勤Ⅱ、Ⅲ级标准上，附加以下项目：牛皮癣既往病史。

肿瘤及恶性疾病

空勤Ⅰ、Ⅱ、Ⅲ级：良性肿瘤。

（1）有碍于佩戴面部保护罩、防毒面罩或头盔的头部及面部良性肿瘤。

（2）伴有功能障碍的眼部、耳部、上气道良性肿瘤。

（3）伴有功能障碍或有碍于穿着军装及佩戴军用装备的甲状腺或其他颈部良性肿瘤。

（4）有碍于空勤人员的乳房、胸壁及腹壁良性肿瘤。

（5）有碍于穿着军装及佩戴军用装备的呼吸器官、胃肠道，泌尿生殖器或肌肉骨骼系统良性肿瘤。

（6）有恶性病变可能性或进行性的肌肉骨骼系统良性肿瘤。

（7）有碍于服役、穿着军装、佩戴军用装备的皮肤良性肿瘤，并且伴有功能障碍或有恶性病变可能性的。

（8）经组织病理学验证的恶性肿瘤。但无转移迹象、无复发隐患、无治疗后的功能障碍及并发症等，判断为痊愈时，经充分观察之后，进行航空医学方面的再次评价：经各项检查确诊为早期胃癌时，考虑到良性过程，如果可以确定，通过胃黏膜切除术、激光或电烧灼等内科处置彻底治愈，即可从不合格条件中排除，针对手术治疗，根据相关规定进行判断。针对属于宫颈恶性肿瘤的基质细胞、鳞状细胞癌或原位癌，组织病理学上可以彻底切除并痊愈时，可从不合格条件中排除。

全身疾病及其他

空勤Ⅰ、Ⅱ、Ⅲ级

（1）肉瘤样病（sarcoidosis）。

（2）嗜酸性肉芽肿（eosinophilic granuloma）。

（3）葡糖脑苷贮积症（gaucher's disease）。

（4）汉 - 许 - 克病（Schuller-Christian disease）。

（5）莱特勒 - 西韦病（Letterer-Siwe's disease）。

（6）卟啉症（porphyria）。

（7）血色素沉着症（hemochromatosis）。

（8）淀粉样变性病（amyloidosis）。

（9）强直性脊柱炎（ankylosing spondylitis）。

（10）急性、亚急性或慢性红斑狼疮（lupus erythematosus）。

（11）混合性结缔组织病（inflammatory idiopathic diseases of connective tissue）。

（12）干燥综合征（Sjögren's syndrome）。

（13）内脏器官真菌感染。

（14）慢性金属中毒。

（15）二硫化碳，二氯化乙烯，四氯化碳及甲基纤维素等产业溶剂及其他化学物质的慢性中毒。

（16）伴有以下情况的冻伤后遗症。

1）深度疼痛。

2）异常感觉。

3）发汗过多。

4）发绀（cyanosis）。

5）冷性荨麻疹。

6）关节僵硬。

7）手指或足趾截肢。

（17）有低体温症病史且确诊出非正常热耐力。

（18）先天性或后天性梅毒。但满足以下条件的Ⅰ型或Ⅱ型梅毒病史，可从不合格条件中排除。

1）检查对象无症状。

2）无活动性疾病及后遗症。

3）血液及脊髓液 VDRL 检查呈阴性。

4）可以证明接受过正确的梅毒治疗。

5）无侵犯中枢神经系统的证据及病史。

（19）对治疗无反应的疟疾。但属于以下情况的疟疾病史，可从不合格条件中排除。

1）可以证明接受过正确的疟疾治疗。

2）检查对象者在最近 6 个月以上，未行治疗也无症状。

3）红细胞数量或形态正常，且无贫血症状。

4）血涂片检查结果病虫呈阴性。

（20）需要脱敏疗法（desensitization therapy）的过敏性疾病（allergic disorders）。

（21）有预防接种过敏反应的病史，不能做任何预防接种。

（22）一次性或后天性免疫缺陷综合征（immunodeficiency syndromes）

（23）除以下情况以外的药物（medications）使用，属于不合格条件或飞行任务观察（特许）对象，直到疾病痊愈和停止药物使用为止。

1）无航空军医处方,也可以使用的药物:①抗生素软膏;②抗真菌软膏;③抗病毒软膏;④1% 氢化可的松软膏;⑤为患处消毒使用的过氧苯甲酰;⑥为患处轻度镇痛，一次性服用阿司匹林、布洛芬、对乙酰氨基酚;⑦为消除轻度上腹不适，使用的抗酸剂（antacids）;⑧为治疗肛门疾病的栓剂（suppositories）;⑨为治疗无发热症状的腹泻，使用的次水杨酸铋;⑩综合维生素药物（一种药物且1天1粒）。

2）在航空军医的处方下，在飞行任务中可以服用的药物。但必要时，为确认药物反应设置观察期，且飞行任务执行之前必须确认是否有药物过敏：①疟疾预防药物氯喹、伯氨喹、多西环素;②化学战剂预防药物溴吡斯的明;③针对轻度急性感染性疾病的短期口服药青霉素、氨苄西林、苯唑西林、双氯西林、红霉素、甲氧苄啶、四环素、多西环素;④高脂血药物考来烯胺（resin binding agents）;⑤无症状阴道炎软膏或栓剂（vaginal creams，suppositories）;⑥口服避孕药（oral contraceptives）;⑦抗病毒药物（topical acyclovir）;⑧尼古丁禁烟辅助剂（但至少需要72h地面观察期）;⑨预防晕机的经皮药物东莨菪碱（但单人飞行时禁用）。

3）需要服用上述以外的药物或持续性药物疗法时，通过飞行能力咨询，申请并批准飞行任务观察（特许）之后，方可服用。

韩国飞行员体格检查标准变动通知

1. 招生时间：自2014年第一次不定期考试开始适用。

2. 低视力人员中，适合视力矫正手术者（PRK）也可以报名航空航运专业。

我校航空航运专业体检中，眼科视力（裸眼视力0.5以上，矫正视力1.0以上等）低于标准的低视力者，经航空医院检查后被判断为适合视力矫正手术者，以21周岁后接受视力矫正手术为条件，可以享受和满足眼科标准人员相同的选拔条件。

3. 适合视力矫正手术者条件

第一，最高矫正视力应超过1.0（体检时，请携带检查最高矫正视力所需的眼镜）。

第二，应满足散光、角膜地形图检查、视野检查等视功能相关基准。

第三，没有可能影响手术的眼科疾病或者病史。

第四，无怀孕和哺乳。

第五，不能使用可能影响手术的眼药或口服药，或者患有需要治疗的疾病。

第六，手术对象选拔相关的检查在航空医院眼科由眼科航空军医进行。

第七，新生招生工作后的手术，待年满21周岁后，在航空医院协助下进行手术。